華志文化

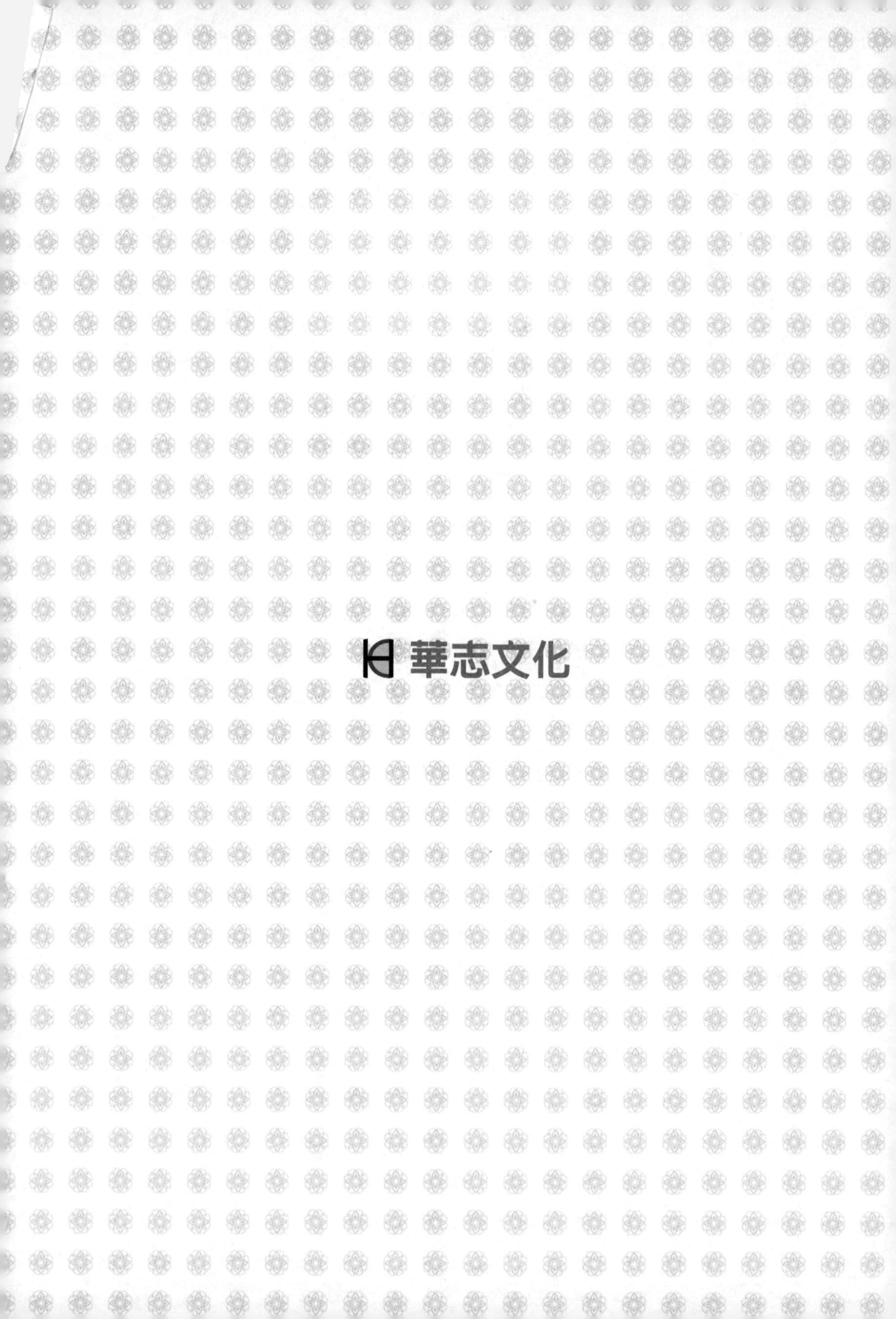
華志文化

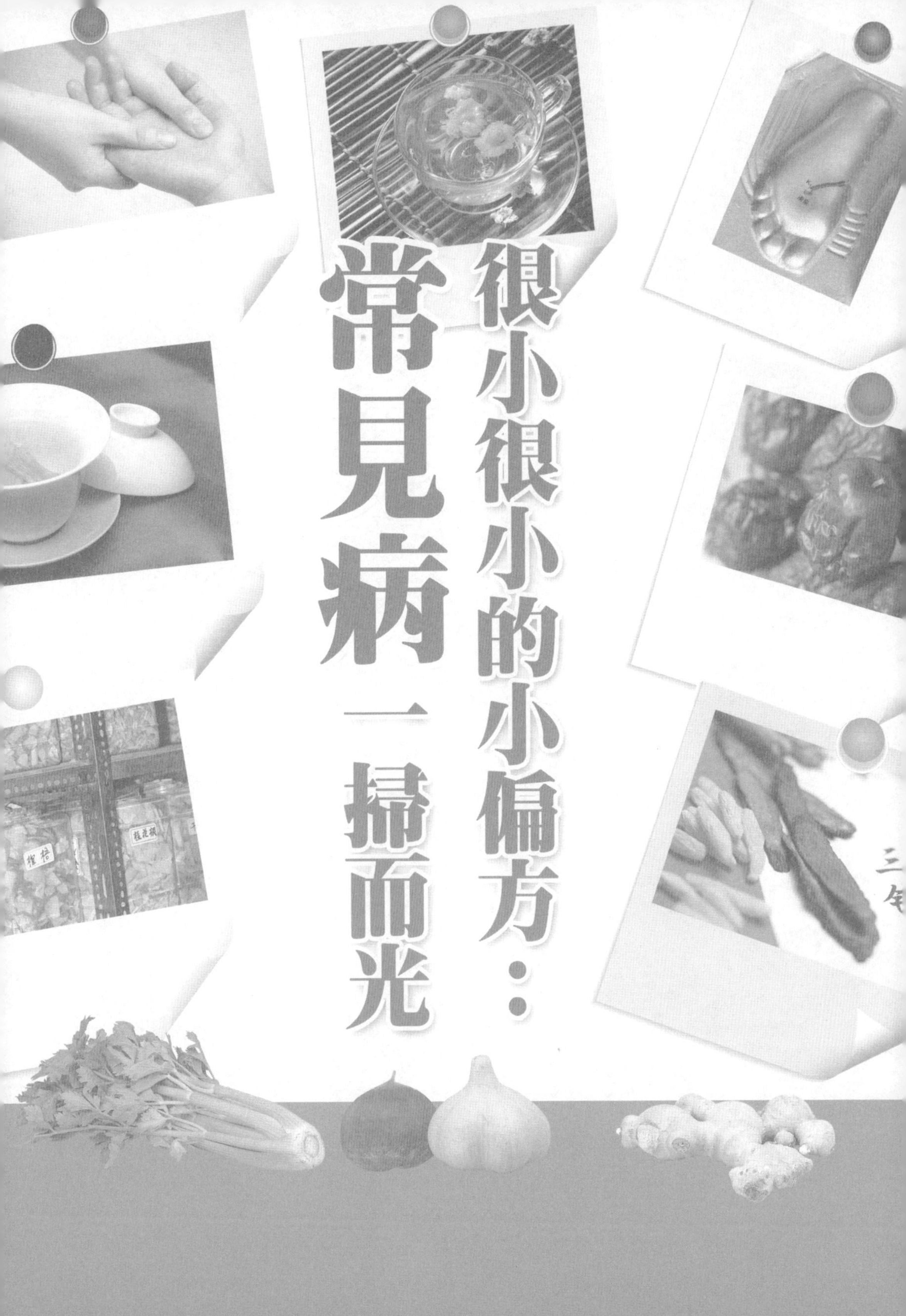
很小很小的小偏方：
常見病一掃而光

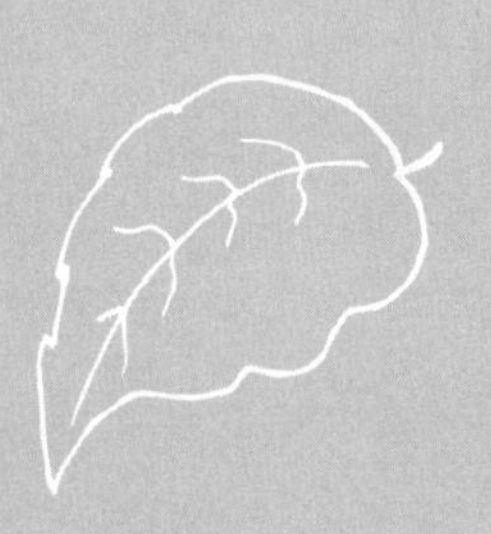

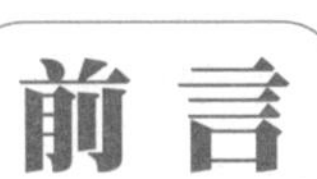

前言

去醫院看病，時間、交通費、掛號費、治療費、住院費、伙食費等等，少則幾百元，多則幾千甚至數以萬計。昂貴的醫療費用已超出了普通人常見病和多發病的治療負擔範圍，形成了醫療資源浪費，而這種浪費卻又是出於醫療機構的利益需要。一些醫院為了追求利潤最大化，在提高藥物價格和治療費用的同時，更是利用患者對醫生的信任及依賴，引導患者進行過度醫療和過度消費。

怎麼辦？難道有病不治嗎？如果你能掌握一些醫療小偏方，日常生活中的一些小病就能夠輕鬆自己解決。

基於此因，我們依據現實狀況，本著「療效好、易操作」的原則，編寫了這本《很小很小的小偏方——常見病一掃而光》，所謂的「小」，意在說明這些方劑所用原料信手拈來，而且製作起來也很簡便。此外，這裡的「小」還有一層意思，即普遍性高，是說這些方劑原料都不貴，甚至在菜市場就能買到，真正實現「小偏方大健康」的效果。

例如：

❶ 一塊生薑能治身體內的百病

❷ 一杯芍藥甘草茶能止住抽筋

❸ 桃葉與枇杷葉能祛除濕疹病

❹ 蜂蜜能平息哮喘的確有奇效

❺ 巧用食醋法去除頭屑沒煩惱

❻ 鹽水和醋來漱口治好咽喉炎

❼ 祛雀斑馬鈴薯讓你瑩肌如玉

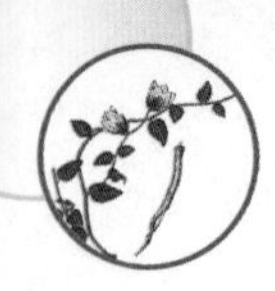

❽ 趕走疲勞乏力薄荷茶有奇效

❾ 卵巢囊腫可抱腿按壓湧泉穴

❿ 腎結石補充鈣質多喝檸檬汁

……以上這上百種民間的偏方簡單易行，療效顯著，方便實用，很多偏方不花分文就能治好疑難雜症，以至於讓現代醫學同步研發使用。

本書適合廣大民眾自學自用，無論你有無醫學知識，讓你一看就懂、一用見效。我們也期待《很小很小的小偏方——常見病一掃而光》能深入到每個家庭，可作為各讀者的家庭「醫療顧問」。

基於對廣大讀者負責任的態度，本書推薦給慢性病或者初病的患者，對於較重的病症，編者建議患者接受專業醫師的診治，以免延誤病情。

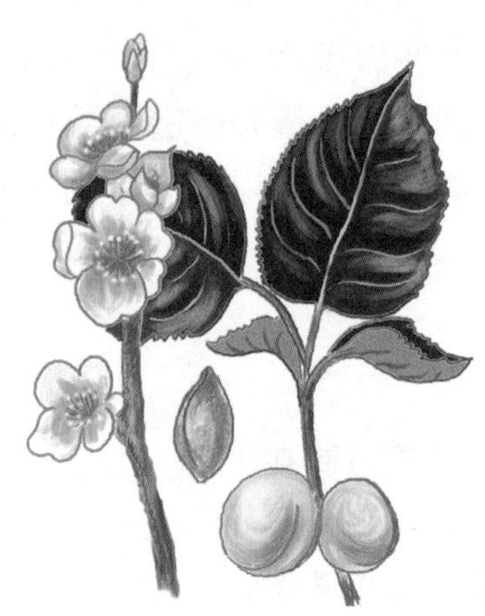

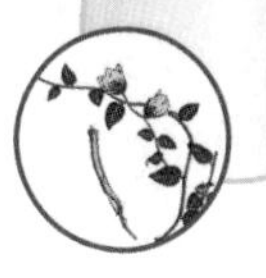

目錄

第一章 內科小偏方，由表及裡保健康

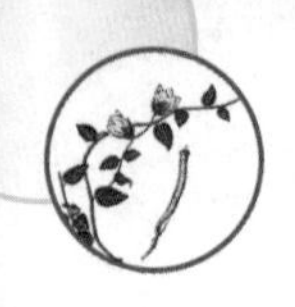

第二章　外科小偏方，日常傷痛一掃而光

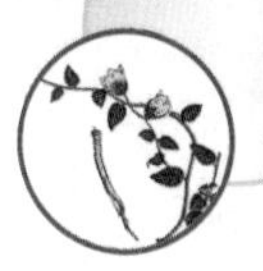

第三章 婦科小偏方，輕鬆做女人

第四章 男科小偏方，還男人自尊

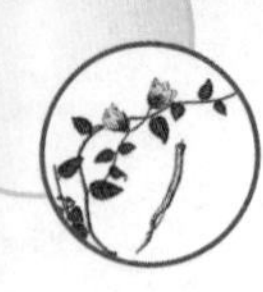

第五章 五官科小偏方，笑臉迎人更自信

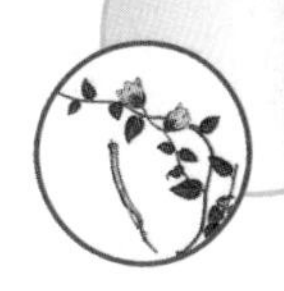

第六章 皮膚科小偏方，面子問題全解決

第七章 生活小偏方，處處幫大忙

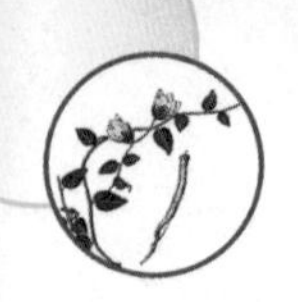

第一章

內科小偏方，由表及裡保健康

體內是健康問題的多發區，一定要建立預測、防治、護理等立體防護體制。本章為你介紹一些防治內科病的小偏方，讓你為健康的身體築起防護網。

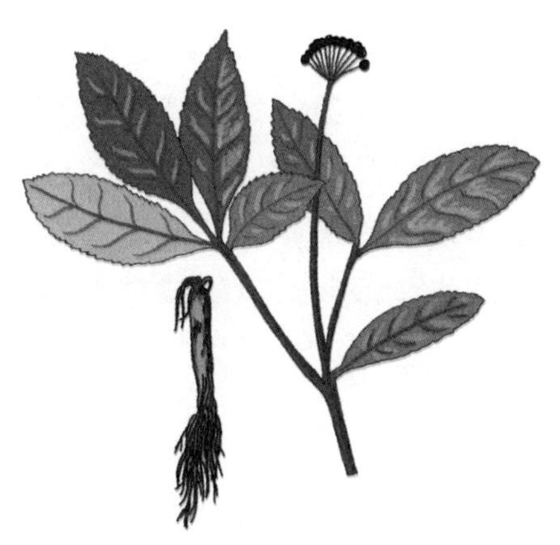

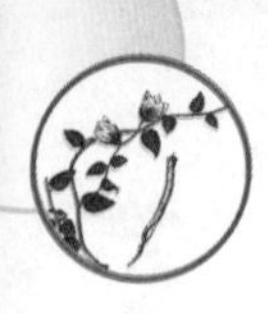

1 巧用生薑，預防經常性感冒

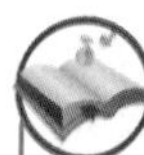

患者小檔案

症狀：感冒，輕則鼻子不通氣，或者流鼻涕、打噴嚏，重則流淚、咽喉不適。

應驗小偏方：取老薑30克切片，蔥白6根切片，搗碎，和豆豉12克一起入鍋，加一杯水熬至半杯的濃度，瀝出殘渣，趁熱喝下，多穿衣服或悶在棉被中，使身體出汗即癒。

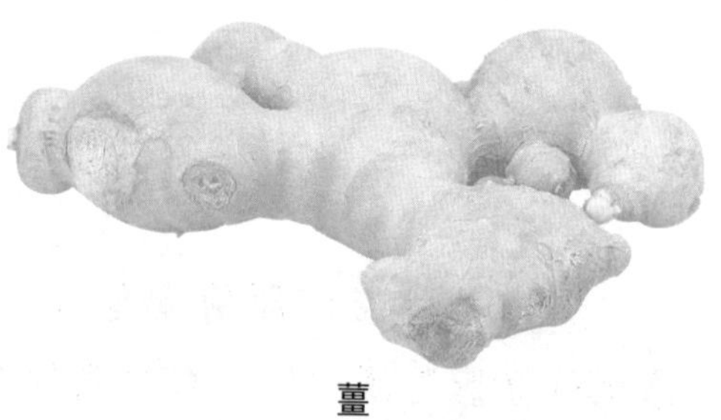

薑

劉美麗小倆口經營著一家公司，平時工作很忙，懶得運動，即使偶爾去一次健身房，也是不一會兒就體力不支，大汗淋漓，氣喘吁吁，最後不得不回家休息。由於體質差，每次流感來襲，她是必逃不掉的。輕則鼻子不通氣，或者流鼻涕、打噴嚏，重則流淚、咽喉不適，有時也伴有發熱、咽喉痛、扁桃腺發炎以及淋巴結腫大。這情況也給她的工作帶來了麻煩：一感冒就要打點滴的她不得不在病好之後加班工作。

人體免疫系統每天都要面對各種各樣病毒的侵害，最常見的要數感冒病毒了。各種不同的感冒病毒高達200多種，免疫系統在每次面對不同病毒侵害時，難免有疏漏。一旦免疫系統薄弱時，感冒就容易乘虛而入。如果能將免疫的堤防修得更牢固，就能有效預防感冒的發生。

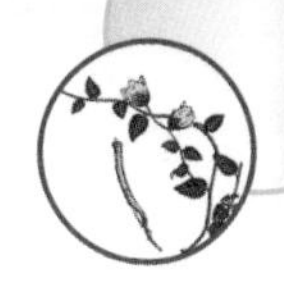

劉美麗該怎麼辦？其實像她這樣因為忙於工作忽略了身體保養，三不五時就生病的人還不少，對此，我教給她一個偏方，就是應用日常當佐料用的生薑。

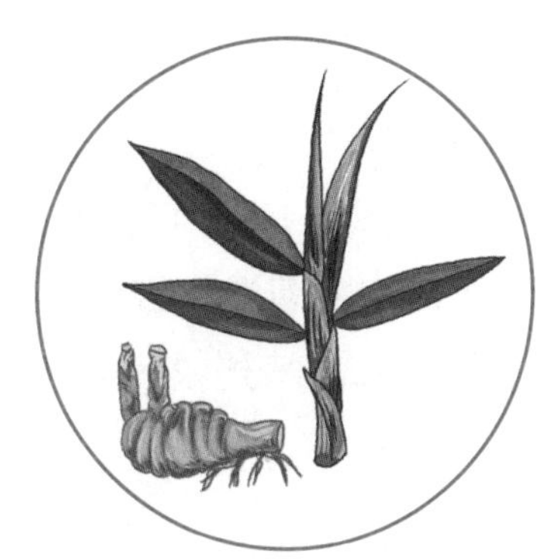

具體作法：每天早上起來，先飲一杯溫開水以潤腸胃。再將生薑洗淨刮皮，切得像一元硬幣一樣薄。將切好的薑片用開水沖泡，再放在嘴裡含10～30分鐘，不要一下吞下去，要慢慢咀嚼、咬爛，讓生薑的氣味在口腔內散發、擴散。

為什麼生薑能防治感冒呢？中醫認為，生薑味辛性溫，入肺、脾、胃經，有解表散寒、溫中止嘔、化痰止咳的功能。常用此方，不但能把體內多餘的熱氣帶走，同時還把盤踞體內的病菌、寒氣一同帶出，從而預防感冒的發生。除了預防外，生薑也可以作為調治「藥用」。當感冒初發時，製作薑湯可提振陽氣，促發汗散濕，有利於病情好轉。取老薑30克切片，蔥白6根切片，搗碎，和豆豉12克一起入鍋，加一杯水熬至半杯的濃度，瀝出殘渣，趁熱喝下，多穿衣服或悶在棉被中，使身體出汗即癒。

劉美麗學了我的方法高興地回去了。半年後她告訴我，罹患感冒頻率大大降低了，三、四個月都不會有一次了。體質弱、容易感冒的朋友也不妨試試。

溫馨提醒

患感冒而又不願吃藥時，還可用酒浴法。即在患者的關節等處，比如耳根下方、頸部兩側、腋窩、手臂內側、手腕、大腿根處、膝蓋內側、腳踝兩側、腳心等處，用紗布蘸酒（高濃度酒）來回擦拭30～40次，然後蓋被睡一覺即可好轉。此法尤適於在懷孕期間感冒而不能服藥的婦女。

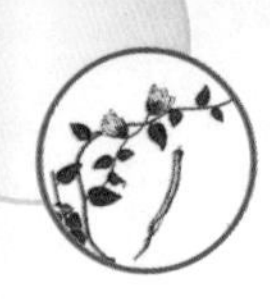

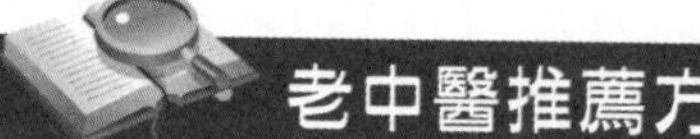

老中醫推薦方

增效食療方

大白菜根湯

【具體作法】大白菜根1塊，紅糖50克，薑3片。將上述食材一同下鍋，加水共煎湯。每日服3次。

【功效】清熱利尿，解表。治風寒感冒，症見鼻塞、頭痛、畏寒、無汗等。

西瓜番茄汁

【具體作法】西瓜、番茄各適量。西瓜取瓤，去子，用紗布絞擠汁液。番茄先用沸水燙，剝去皮，去子，也用紗布絞擠汁液。二汁合併，代茶飲用。

【功效】清熱解毒，祛暑化濕。治夏季感冒，症見發熱、口渴、煩躁、小便赤熱、食欲不佳、消化不良等。

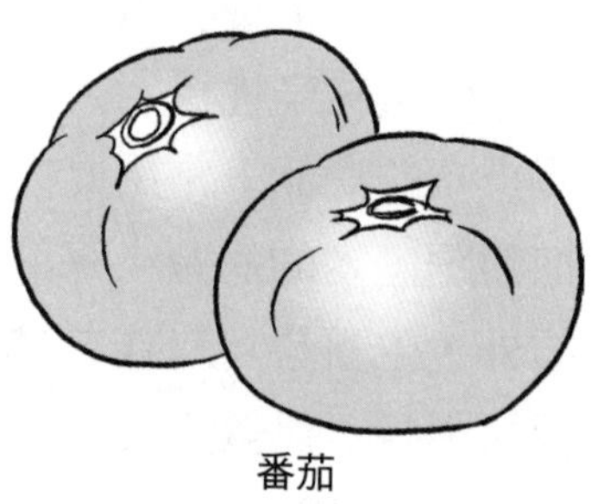

番茄

紅糖烏梅湯

【具體作法】烏梅4個，紅糖100克。加水共煮濃湯。分2次服。

【功效】解表散寒，發汗退熱。治感冒，症見發熱、畏寒等。

冰糖蛋湯

【具體作法】1顆雞蛋，冰糖5克。冰糖放在杯底，加進1顆雞蛋，然後注入滾燙的開水，用蓋子蓋好，半分鐘後，掀起蓋子，以湯匙攪拌，趁熱喝下即可。

【功效】辛溫解表，消痰解毒。治風寒襲表引起的傷風感冒症。此

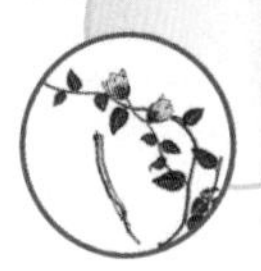

方還有增強體力、治療咳嗽的作用。

增效經穴方

【具體操作】用拇指按揉法按揉印堂、太陽兩穴，每個穴位按壓2分鐘。再用抹法從印堂穴抹到太陽穴，從印堂穴交替抹到上星，反覆抹3分鐘，用抹法分抹前額到鬢髮處3分鐘。最後再用拇指按揉法推按肺俞穴1分鐘。如果感到鼻子不通氣，可用拇指加按揉迎香穴2分鐘。感冒時，每日按摩2～3次，如果搭配食療，一般3～5日感冒即可痊癒。

【功效】辛溫解表，疏通氣血，通鼻順氣，促進感冒的恢復。

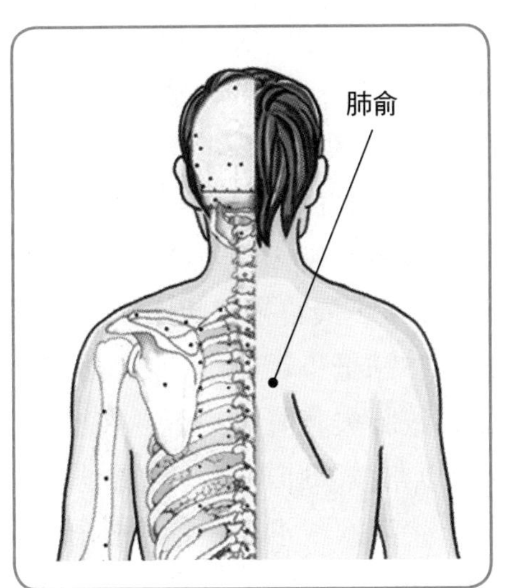

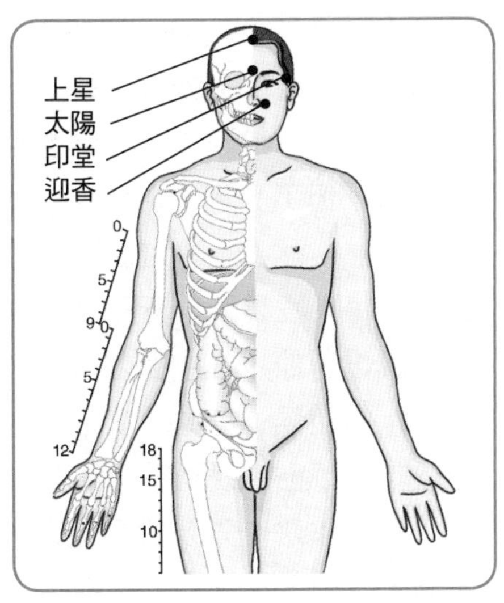

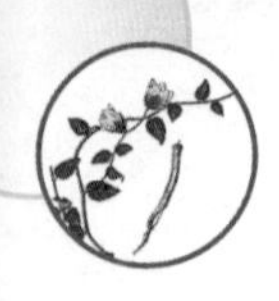

2 按摩肺經，善治咳嗽不止

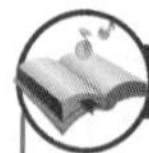

患者小檔案

症狀：咳嗽不斷，伴有發熱、頭痛、食欲不振。

應驗小偏方：❶每晚臨睡前按摩少商穴、魚際穴、太淵穴、經渠穴、孔最穴、尺澤穴。❷把生薑放入平底鍋中，蓋上鍋蓋，用小火燒，一會兒就冒出白煙，變成青煙後熄火，待鍋冷卻後，打開蓋子，於睡前取2～3克薑，用開水沖服。

咳嗽是常見病，特別是老年人，患病機率高得可怕。這一點在戲劇中最常見，你看，一些年輕人裝老年人，除了皺紋和鬍子外，一個很明顯的標誌就是一路走來一路咳，甚至未見其人先聞其聲。

前不久，我診治了一位老年患者。他於3週前受涼感冒，老是口乾咽癢，但不發燒，不流涕。吃了一些感冒藥後，逐漸有咳嗽，且伴有發熱、頭痛、食欲不振。後來感冒慢慢好轉，可是咳嗽越來越嚴重，每天凌晨四、五點鐘就會不停地咳嗽，最終被迫起床。

我告訴他，在中醫看來，凌晨3點到5點是「寅時」，是「肺經當令」的時候。如果老年人之前受涼導致肺失宣降，最容易在這個時候咳嗽不止。遇到這種情況，大家可以常按摩肺經來進行調理。

具體作法：先要找到這幾個穴位：少商穴，沿著手臂最外側一直向上沿伸，手掌上大拇指與手掌連接的部位下方1寸有魚際穴，手腕有折痕的地方有太淵穴（手腕橫紋以上、拇指大魚際以下可以感到脈搏跳動的地方）、經渠穴（經渠穴位於人體的前臂掌面橈側，橈骨莖突與橈動脈之間凹陷處，腕橫紋上1寸）等，上臂中部有孔最穴（該穴位於前臂掌面橈側，當尺澤穴與太淵穴連線上，腕橫紋上7寸處），手肘處有尺澤穴（在肘橫紋中，肱二頭肌腱橈側凹陷

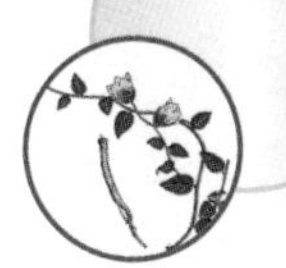

處）。

這幾個穴對於咳嗽都很有用，患者可每晚臨睡前按摩每穴3～5分鐘，可以幫助你順利進入夢鄉不再咳嗽，而且白天則可以讓你風度翩翩、談笑風生。

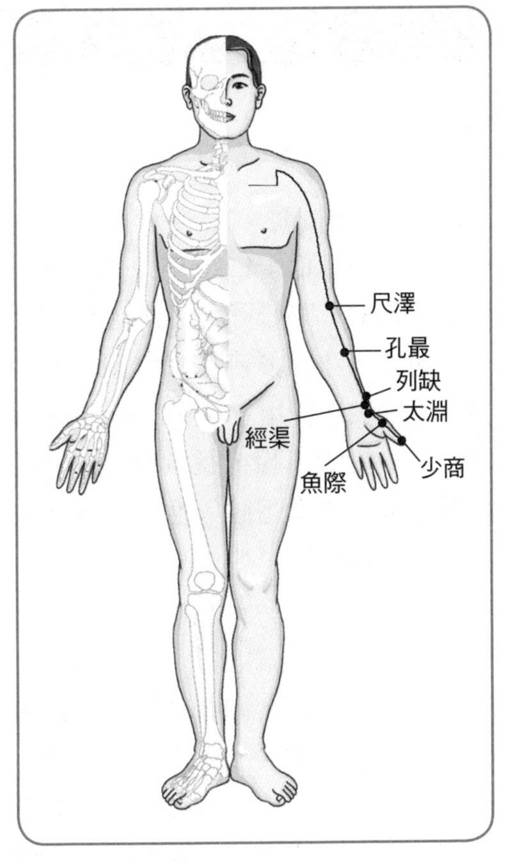

不過，這也有問題，那就是持續不斷！他問我：「除了持續不斷按摩穴位，還有沒有其他偏方呢？」我告訴他，如果無法每日持續，黑燒生薑是治療咳嗽的特效藥，特別適合他這種受涼所致的咳嗽。

具體作法：把生薑放入平底鍋中，蓋上鍋蓋，用弱火燒，等白煙轉青，這時就可熄火，待鍋冷卻後，打開蓋子，於睡前取2～3克薑，用開水沖服。一般到了次日早晨醒來，咳嗽就會痊癒。

此外，還可以去藥店買盒養陰清肺丸，將1/4養陰清肺丸按壓成一元硬幣大小，臨睡前敷於太淵穴上，用膠布固定好，第二天起床後揭下就可以了。如果氣虛症狀比較嚴重，則可在臨睡前將如患者拇指指甲大小的一片生晒參敷於太淵穴上，並固定好，生晒參最善補肺氣和脾胃之氣，能在不知不覺中將肺調理好。

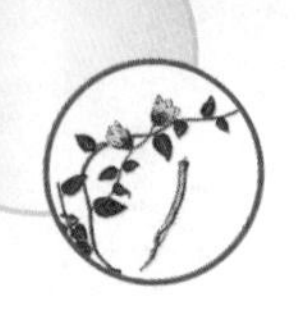

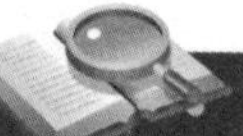

老中醫推薦方

增效食療方

松子核桃膏

【具體作法】松子仁200克，黑芝麻、核桃仁各100克，蜂蜜200克，黃酒500CC。將松子仁、黑芝麻、核桃仁同搗成膏狀，入砂鍋中，加入黃酒，小火煮沸約10分鐘，倒入蜂蜜，攪拌均勻，繼續熬煮收膏，冷卻裝瓶備用。每日2次，每次服食1湯匙，溫開水送服。

【功效】滋潤五臟，益氣養血。適用於治療肺腎虧虛、久咳不止、腰膝痠軟、頭暈目眩等症。中老年人經常服用，可滋補強壯、健腦益智、延緩衰老。

百合蓮花湯

【具體作法】百合100克，蓮子50克，黃花、冰糖各15克。將百合、黃花用水洗淨，裝入盆內；蓮子去掉皮，去心，洗淨，也放入鍋內；鍋內加入清水500CC，上籠用大火蒸熟後，放入冰糖，再蒸片刻即成。早晚空腹服，每天1劑。

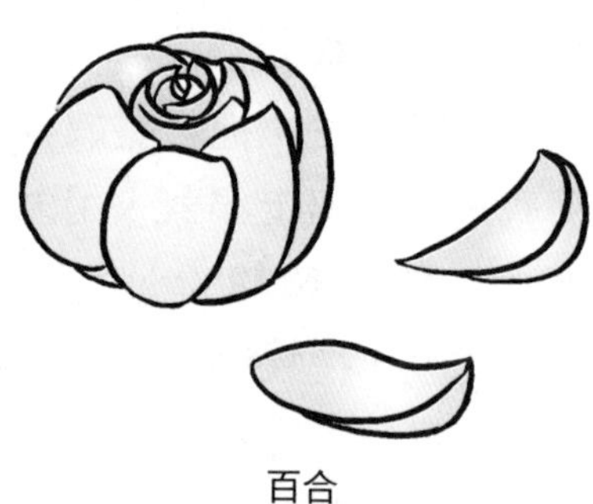

百合

【功效】百合潤肺止咳，蓮子養心安神，黃花潤肺下氣、止咳化痰，三者合用有潤肺止咳、下氣化痰之功效。適用於肺熱燥咳、健忘、早衰、皮膚粗糙、顏面皺紋增多等症。

川貝母蒸梨

【具體作法】雪梨或鴨梨1個，川貝母6克，冰糖20克。將梨於柄部切開，挖空去核，將川貝母研成粉末後，裝入雪梨內，用牙籤將柄

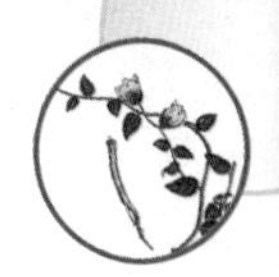

部復原固定。放大碗中加入冰糖，加少量水，隔水蒸半小時即可。將蒸透的梨和其中的川貝母一起食入。

【功效】貝母為化痰止咳良藥，與雪梨、冰糖並用，則起化痰止咳、潤肺養陰之功效。適用於治療久咳不癒、痰多、咽乾、氣短乏力等症。

增效經穴方

【具體操作】

❶取坐位，用左手拇指指尖點於天突穴，食指末節置於頸項平衡位置，指力沿胸骨柄的後緣向下點住不動1分鐘，力道不影響呼吸為宜。

❷取仰臥位，以左手大魚際或掌根貼於膻中穴處，逆時針方向按揉2分鐘，以脹麻感向胸部放射為佳。

❸取坐位，用中指點按中府穴不動，約半分鐘，然後向外揉2分鐘，即覺呼吸通暢，咳嗽症可緩解。

❹取坐位，用對側拇指指端用力向下揉列缺穴1分鐘，按後順時針方向輕揉2分鐘，以感覺到痠痛為準。

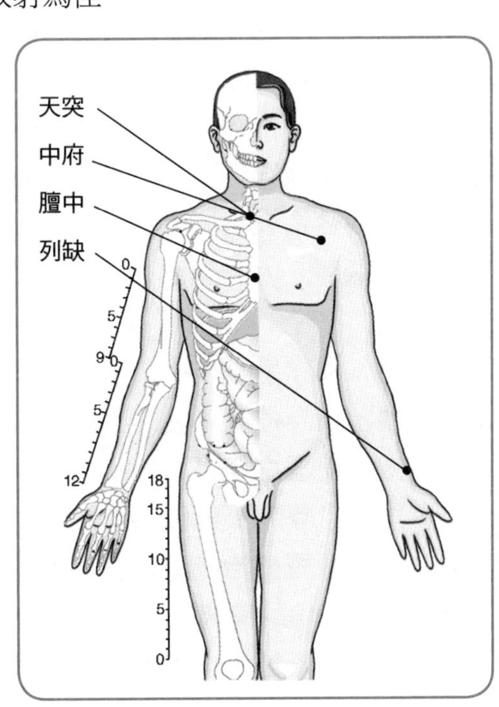

【功效】潤肺止咳，益氣養血，對治療老年人咳嗽、支氣管炎、哮喘都具有一定療效。

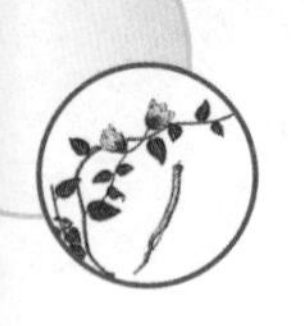

3 蜂蜜，平息哮喘很簡單

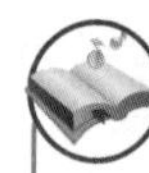

患者小檔案

症狀：咳嗽上氣不接下氣，大口喘氣後，臉憋得發青。

應驗小偏方：葡萄、蜂蜜各500克。將葡萄泡在蜂蜜裡，裝瓶泡2～4天後便可食用，每天3次，每次3～4顆。

李曉玉是一位辦公室上班族，平時不太喜歡運動。偶爾興起，週末和老公一起爬山，沒想到天公不作美，本來好好的天氣，等他們爬到半山腰，卻下起了雨。回家後她就開始打噴嚏、咳嗽，第二天越發嚴重了，鼻涕眼淚一把一把的，咳得上氣不接下氣，忽然間「呼呼」大口喘氣，臉憋得發青，這可嚇壞了家人，老公趕緊把她送到我這來了。

李曉玉的這種症狀屬於哮喘。哮喘是因為吸入刺激性氣體和有害氣體、病毒、食物和藥物等，使呼吸器官受到刺激收縮，導致呼吸不暢，身體養分不足而引起帶有哮鳴音的呼吸困難。嚴重的可延續數日或數週或呈反覆發作病症。長期反覆發作常併發慢性支氣管炎和肺氣腫。大家想像一下，如果你身邊老是有一個人不停地咳嗽，甚至「呼呼」喘氣，你肯定會退避三舍、敬而遠之吧。

那麼，當你患有哮喘時，有多痛苦也可以想像得到了。隨著醫學的發展，如今控制哮喘的發作已經容易多了。臨床上，氣管擴張劑能有效地使器官擴張，使足夠的氧氣參與血液運輸，輕輕一吸，馬上就能平息哮喘。但因為有些副作用，很多人都不太願意使用。其實，有一種既能治病又經濟實惠的食品對治療哮喘是最有效的，那就是經常食用的蜂蜜。

蜂蜜又稱蜜糖，由蜜蜂採集花粉釀製而成。蜂蜜中含有60多種

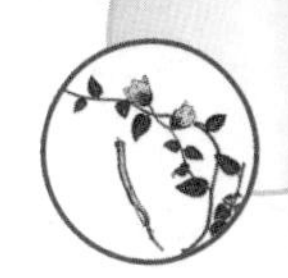

有機和無機成分；主要成分是糖類，其中果糖佔39％、葡萄糖佔34％、蔗糖佔8％；其次是蛋白質、糊精、脂肪和多種有機酸、酶類和維生素，是一種營養豐富的天然滋養食品，也是最常用的滋補品之一。

中醫認為，蜂蜜有清熱解毒、潤肺止咳、消除疲勞、強壯身體之效，而且蜂蜜低糖高營養，易於吸收，對哮喘患者具有良好的保健作用。

下面介紹幾種適用於哮喘患者的蜂蜜方，具體作法如下：

❶蜂蜜葡萄：葡萄（什麼種類的都行）、蜂蜜各500克。將葡萄泡在蜂蜜裡，裝瓶泡2～4天後便可食用，每天3次，每次3～4顆，可潤肺止咳，對治療哮喘是很有效的。

❷柚子蜂蜜飲：取柚子1個，去皮，削去內層白髓，切碎，放於蓋碗中，加適量麥芽糖或是蜂蜜，隔水煮至爛熟，每天早晚1匙，用少許熱黃酒服下，止咳定喘的效果頗佳。

❸蜂蜜黃瓜子：取蜂蜜、黃瓜子、豬板油、冰糖各200克。將黃瓜子晒乾，研成細末，與蜂蜜、豬板油、冰糖放在一起用鍋蒸1小時，撈出豬板油肉筋，裝在瓶罐中。在數九第一天開始，每天早晚各服1勺，治療冬季哮喘效果十分明顯。

❹核桃芝麻蜂蜜飲：取核桃250克，黑芝麻100克。兩物搗碎混合，加入1勺蜂蜜、2勺水進行拌勻，放在蒸籠裡蒸20分鐘，每天早、晚分兩次飲食，能治療老年性哮喘，持續多天會有效果。

得到方子以後，李曉玉特意去超市買了優質蜂蜜，過了一週以後，她打電話驚喜地告訴我，說自己的哮喘好多了，即使咳嗽也不會像以前一樣那麼厲害，我讓她接著服用一段時間，後來等我再次見到李曉玉時，她的哮喘大致上已經治好了。

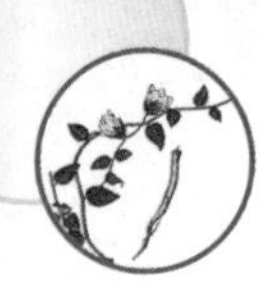

增效食療方

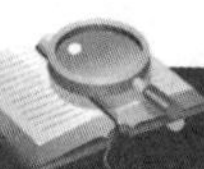

百合粥

【具體作法】百合60克，白米100克，冰糖適量。百合研粉，同白米同煮成粥，加入冰糖即成。每日2次，熱飲。

【功效】潤肺止咳，生津除煩。百合滋陰潤肺，清心除煩，配以白米、冰糖養胃生津，適用於陰虛肺熱、煩熱哮喘、燥咳之症。

芝麻冰糖水

【具體作法】生芝麻15克，冰糖10克。將芝麻與冰糖共放碗中，開水沖飲。

【功效】止渴潤喉，調治哮喘。還可治夜嗽不止、咳嗽無痰。

甜杏仁燉梨

【具體作法】甜杏仁9克，鴨梨1個。將鴨梨洗淨挖一小洞，納入杏仁，封口，加少許水煮熟。吃梨飲湯，每日1次。

【功效】潤肺止咳。治慢性氣管炎咳喘，肺虛久咳、乾咳無痰等症。

銀耳雪梨膏

【具體作法】銀耳10克，雪梨1個，冰糖15克。梨去核切片，加水適量，與銀耳同煮至湯稠，再摻入冰糖溶化即成。每日2次，熱飲服。

【功效】養陰清熱，潤肺止咳。適用於陰虛肺燥、乾咳痰稠及肺虛久咳之症。銀耳滋陰潤肺，養胃生津，為補益肺胃之上品；雪梨清肺止咳；冰糖

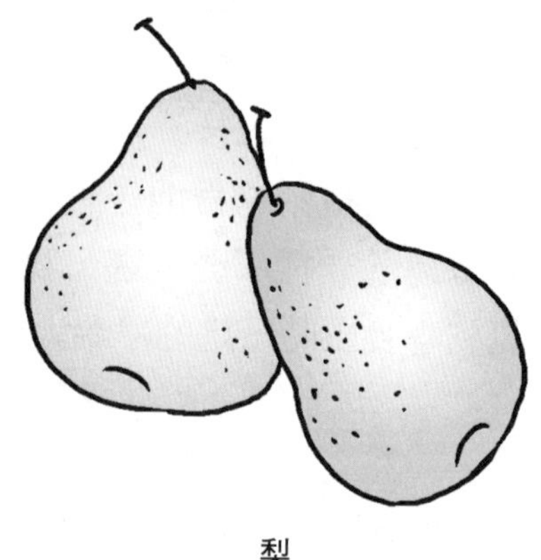

梨

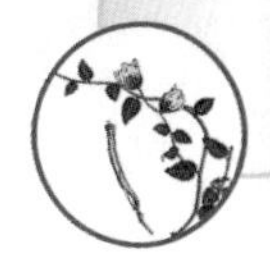

滋陰潤肺。常服此方，對哮喘、咽喉乾燥不適、喉痛失音等症有奇效。

銀耳

增效經穴方

【具體操作】

取坐位，用中指點按大椎穴20～30次；再用右手手指或中指指端按右側定喘穴，右手食指或中指按左側定喘穴，每穴按揉2分鐘，以局部有明顯的痠痛感為佳；肺氣虧虛者，需加按脾俞穴、足三里穴各10分鐘，力道不要太大，以自覺痠脹為佳；脾氣虧虛者，則需加按腎俞穴、太溪穴各5分鐘，力道以脹痛為宜。

【功效】疏通血脈，止咳定喘，提高人體防病能力，治療哮喘、咳嗽、肩背痛等症。

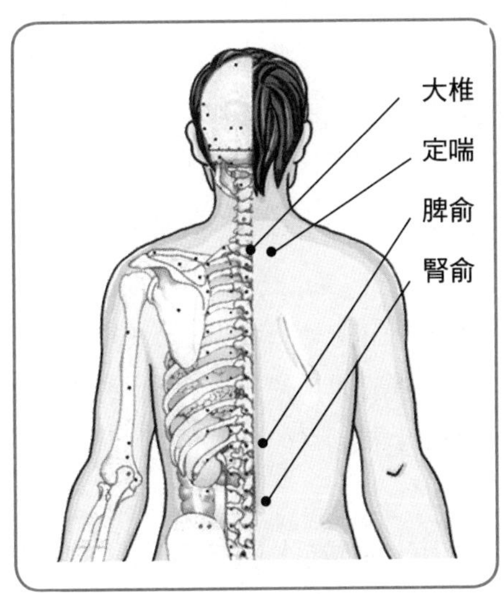

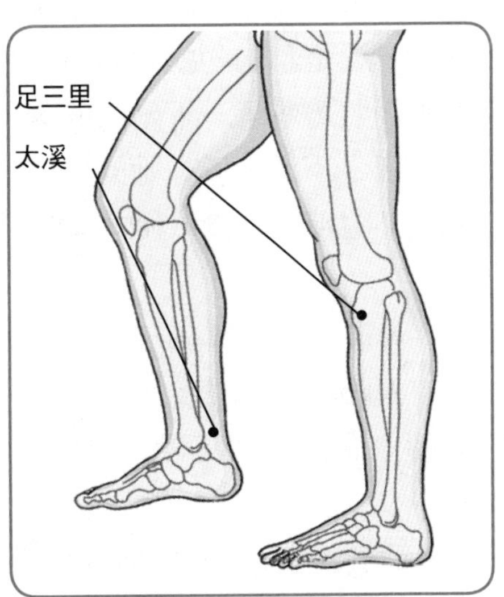

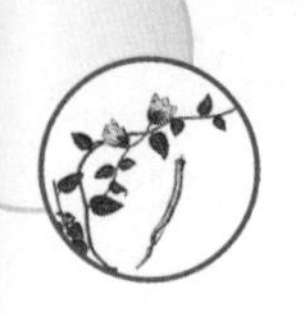

4 鹽水和醋，治好咽喉炎

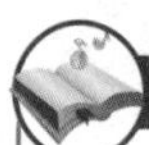

患者小檔案

症狀：咽喉炎，有痰，咳不出也嚥不下。

應驗小偏方：❶鍋內倒入100CC食醋，把一個雞蛋放到裡面煮，約煮15分鐘之後關火即可。然後把雞蛋和醋一起吃下。❷將100CC醋燒沸，放涼後備用。每次服1小匙，慢慢嚥之，日嚥數次。

曾接診過一名小有名氣的歌手，她說最近老感覺嗓子裡有痰，總是嚥不下去又咳不出來。起初她以為是上火了，也就沒把這件事放在心上，只是到藥店買了很多口含片、消炎藥吃。過了幾天，病情不但不見好轉，反而越來越嚴重了。

大家都知道，歌手需要保護自己的嗓子，更何況接下來她還有演出，於是急匆匆找我看病。我讓她張開嘴巴發出「啊」音，用小手電筒照著看了一下她的喉嚨，發現她的扁桃腺有些腫大，咽喉部也很紅。不過，幸好她的扁桃腺沒有化膿，用不著使用抗生素這種藥。針對她的病情，我向她推薦了一個偏方——濃鹽水刺激喉頭。

具體作法：準備一點濃鹽水和幾根棉花棒，然後仰頭張嘴，將蘸有濃鹽水的棉花棒，伸到咽喉部位輕輕點幾下，接著閉上嘴巴，讓鹽水慢慢地往下浸，喉嚨受到刺激產生口水後，再慢慢地嚥下去。

研究證實，鹽具有氧化性，混合一定比例的水以後有很好的殺菌消毒作用，能夠殺滅咽喉部的細菌、病毒，同時對於咽喉局部的炎症反應、水腫、滲出亦有抑制作用。如果嫌上面的方子麻煩，也

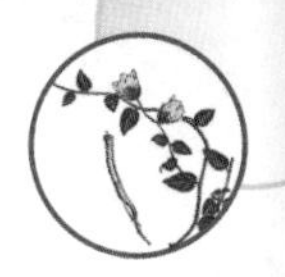

可以用濃鹽水漱口。

方法如下：先用熱水泡一杯濃鹽水，等水溫下降成溫水時，就開始漱口腔、咽喉大概20秒，然後吐掉，每隔10分鐘重複漱口一次，連續10次即可。

過了幾天，那位歌手打電話來說，採用我給的偏方，她的喉嚨腫痛症狀完全消失了。其實不僅是歌手，每個人都需要保護嗓子，這裡為大家再提供二則醋療法：

❶鍋內倒入100CC食醋，把一個雞蛋放到裡面煮，約煮15分鐘之後關火即可。然後把雞蛋和醋一起吃下。

❷將100CC醋燒沸，放涼後備用。每次服1小匙，慢慢嚥之，日嚥數次。

這兩則偏方適合因咽喉炎引起咽癢、聲音嘶啞的情況，效果立竿見影。之所以有此療效，是因為醋味酸、甘，性平，有散瘀、解毒、消腫的功用。不過，此方病癒即止，多食會損齒傷胃。且脾虛濕盛，有骨關節病痛者不宜使用此方。

溫馨提醒

每天早起後，在左手掌心塗上3～4滴白花油精，按摩（順時針方向）咽喉部位20～30次。此方對咽喉炎早期患者極為有益。

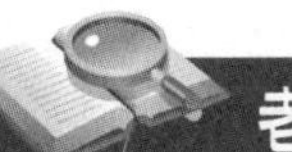

老中醫推薦方

增效食療方

膨大海生地茶

【具體作法】膨大海5枚，生地12克，冰糖30克，茶葉適量。將上藥共置熱水瓶中，沸水沖泡半瓶，蓋悶15分鐘左右，不拘次數，頻頻代茶飲。

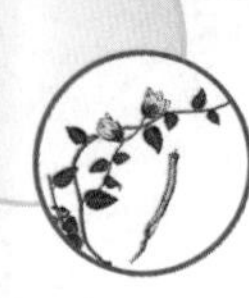

【功效】清肺化痰，止渴潤喉。適用於慢性咽喉炎屬肺陰虧虛者，如聲音嘶啞，多語則喉中燥癢或乾咳，喉部暗紅，聲帶肥厚，甚則聲門閉合不全，聲帶有小結，舌紅苔少等。

柿子燒灰蜜丸

【具體作法】乾柿子、蜂蜜各適量。將乾柿子燒灰，研為末，蜂蜜為丸。每服6～9克，日服2次，開水送下。

【功效】清肺化痰，止渴潤喉。對咽喉炎所致的咳嗽痰多有特效。

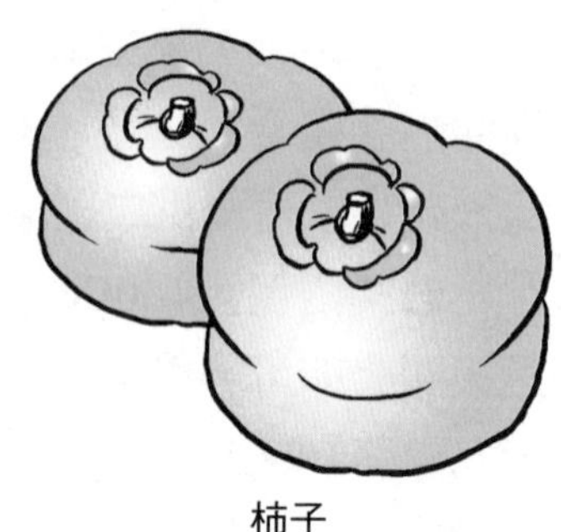
柿子

荸薺百合羹

【具體作法】荸薺（馬蹄）30克，百合1克，雪梨1個，冰糖適量。將荸薺洗淨去皮搗爛，雪梨洗淨連皮切碎去核，百合洗淨後，三者混合加水煎煮，後加適量冰糖煮至熟爛湯稠，溫熱食用。

【功效】清熱生津，涼血解毒，化痰消積。對治療咽喉疼痛、咽喉炎有較好的效果。

增效經穴方

【具體操作】

❶取肺俞穴、胃俞穴、大椎穴、曲池穴，用艾條雀啄灸，每次取3～5穴，各灸10～15分鐘，每日灸1～2次，連續5日為1個療程。

❷取大椎穴、膻中穴、肺俞穴、大杼穴、腎俞穴、合谷穴、尺澤穴，用艾條溫和灸，每次取3～5穴，各灸10～20分鐘，每日1次，5次為1個療程。

【功效】化痰消積，定喘止痛。治療慢性咽炎。

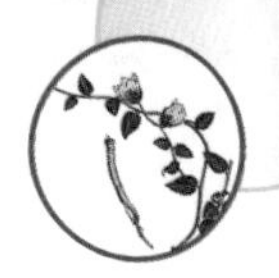

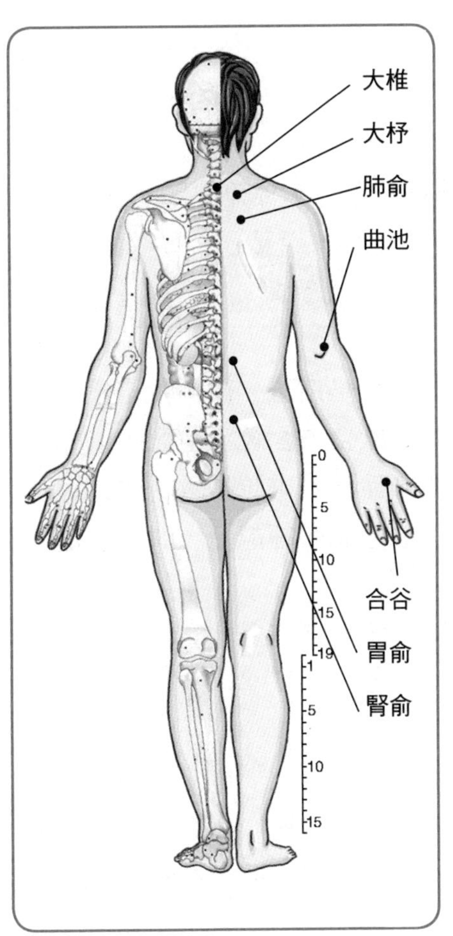
大椎
大杼
肺俞
曲池
合谷
胃俞
腎俞
0
5
10
15
19
1
5
10
15

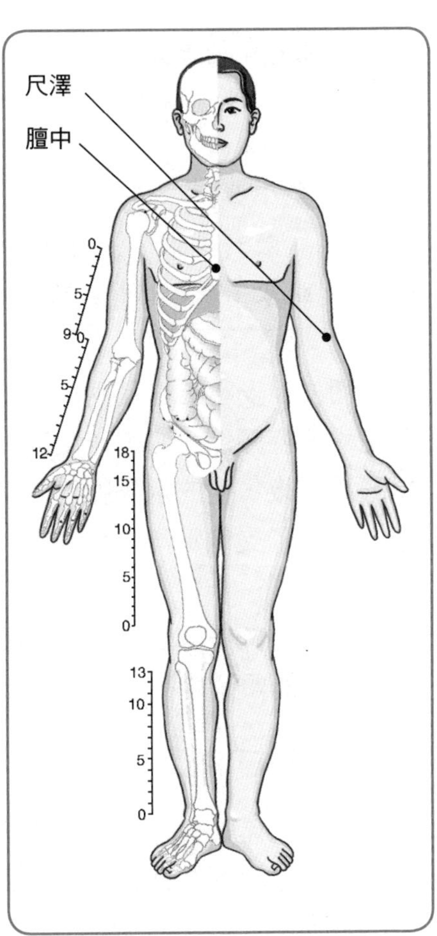
尺澤
膻中
0
5
9
0
5
12
18
15
10
5
0
13
10
5
0

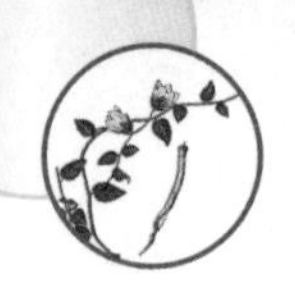

5 治療支氣管炎，生薑、蘿蔔各顯神通

患者小檔案

症狀：支氣管炎，咽喉腫痛、聲音嘶啞，發作時，咳嗽不斷，痰少。

應驗小偏方：將蘿蔔（紅皮辣蘿蔔更好）洗淨，不去皮，切成薄片，放於碗中，上面放麥芽糖2～3匙，擱置一夜，即有溶成的蘿蔔糖水，取之頻頻飲服，可治慢性支氣管炎。

朋友孫安寧工作是兩班輪換，前半月是白班，後半月是夜班，正是「日夜顛倒」的工作制度，再加上飲食方面總不注意，一陣冷風降溫過後，他的咽喉腫痛、聲音嘶啞症狀越來越嚴重，去醫院一查，他患了支氣管炎。拿到診斷書，他越想心裡越慌，尋求調治之道。

支氣管炎是身體衰弱的一種病態表象。它有急性和慢性兩種分型，不同的類型有不同的療治偏方。

❶ 急性支氣管炎

急性支氣管炎是由細菌或病毒感染，及物理、化學刺激或過敏反應所引起的氣管黏膜的急性炎症。受涼和過度疲勞會降低上呼吸道的防禦功能，故可誘發急性氣管炎。

急性氣管炎發病往往較急，先出現上呼吸道感染症狀，如鼻塞、打噴嚏、流鼻涕、咽痛、聲啞等。同時可有畏寒、發燒、頭痛、乏力。咳嗽初起並不嚴重，呈刺激性、痰少，1～2天後咳嗽加重，痰量逐漸增多，由黏液性轉成膿性。症狀較重的病例往往在晨

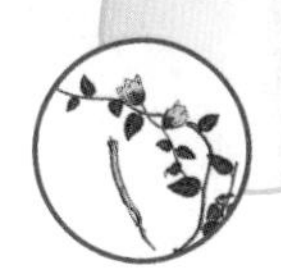

起及晚上睡覺時體位改變或吸入冷空氣、體力活動後，有陣發性咳嗽，有時甚至終日咳嗽。

可以用生薑炒雞蛋進行治療。取生薑1小塊，雞蛋1顆，香油少許。將生薑切碎，薑末撒入蛋中，煎荷包蛋熟後趁熱吃下，每日兩次，可治風寒引起的急性氣管炎。

❷ 慢性支氣管炎

慢性支氣管炎是氣管、支氣管黏膜及其周圍組織的慢性非特異性炎症，老年人發病較多，故有「老慢支」之稱。多由急性氣管炎、流感或肺炎等急性呼吸道感染轉變而來。另外，慢性氣管炎與大氣污染、吸菸、感染及過敏有關。

咳痰與氣喘是慢性支氣管炎主要症狀。大多數患者以早晨和夜間最重。痰量多少不一，一般為白色泡沫狀或黏液痰，伴急性感染時變成膿性痰，痰量也增多。咳嗽劇烈時可痰中帶血絲。反覆感染則咳嗽越來越重，痰液增多，常伴有耳鳴症狀。

治療時，可以用蘿蔔糖水。將蘿蔔（紅皮辣蘿蔔更好）洗淨，不去皮，切成薄片，放於碗中，上面放麥芽糖2～3匙，擱置一夜，即有溶成的蘿蔔糖水，取之頻頻飲服，可治慢性支氣管炎。

我仔細查看了一下孫安寧的病歷，確認他得的只是急性支氣管炎。為了增強治療效果，除了上述的方子外，又囑咐他常喝生薑蘿蔔湯。

具體作法：取白蘿蔔5片，生薑3片，蜂蜜30克。將蘿蔔、生薑加水適量煮沸約30分鐘，去渣，加蜂蜜，再煮沸即可。溫熱服下。每日1～2次。蘿蔔味辛、甘，性涼，有清熱生津、涼血止血、化痰止咳等作用。生薑是散風寒、止嘔下氣的常用藥，蜂蜜潤燥止咳，三者合用，可產生散寒宣肺、祛風止咳的作用。

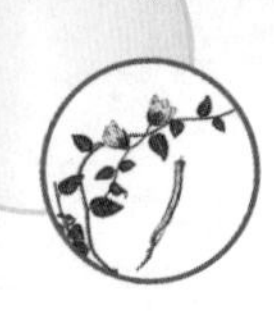

老中醫推薦方

增效食療方

甜杏仁粥

【具體作法】杏仁15克，白米50克。杏仁去皮尖，水研濾汁，加入白米，煮粥食用。

【功效】健脾消食，鎮咳化痰。適用於風寒型支氣管炎，特別是有胸悶、氣喘或便祕者。陰虛咳嗽、大便溏稀者忌食。

車前子粥

【具體作法】車前子1～30克，白米100克。將車前子用布包好後煎汁，再將白米入車前子煎汁中同煮為粥，每日早晚溫熱食。

【功效】利水消腫，養肝明目，袪痰止咳。適用於老人慢性氣管炎及高血壓、尿道炎、膀胱炎等。

大蒜食醋飲

【具體作法】大蒜250克，食醋250CC，紅糖90克。將大蒜去皮搗爛，浸泡在糖醋溶液中，一星期後取其汁服用，每次一湯匙，每日3次。

【功效】溫中散寒，潤肺定喘，止咳化痰。用於治療支氣管炎。

增效經穴方

【具體操作】

用拇指指腹放在對側中府穴上，適當用力按揉1分鐘，以有痠脹感為佳；再將上肢繞過肩後，將中指指腹放在同側肺俞穴上，適當點揉1分鐘，以有痠脹感為佳。

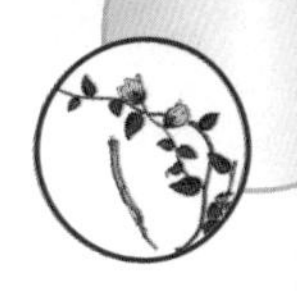

此外，還需對症按摩。

❶**風寒束肺型**：加按風池穴、尺澤穴、合谷穴各2分鐘，力道以有脹痛感為佳。

❷**風熱傷肺型**：加按魚際穴、曲池穴、少商穴各3分鐘，力道以有脹痛感為佳。

❸**風燥傷肺型**：加按陰陵泉穴、照海穴、孔最穴各3分鐘。

❹**痰濕蘊肺型**：加按肺俞穴、大椎穴、尺澤穴、太淵穴、魚際穴各2分鐘。

❺**腎虛喘促型**：加按肺俞穴、腎俞穴、脾俞穴、大椎穴、足三里穴各2分鐘。

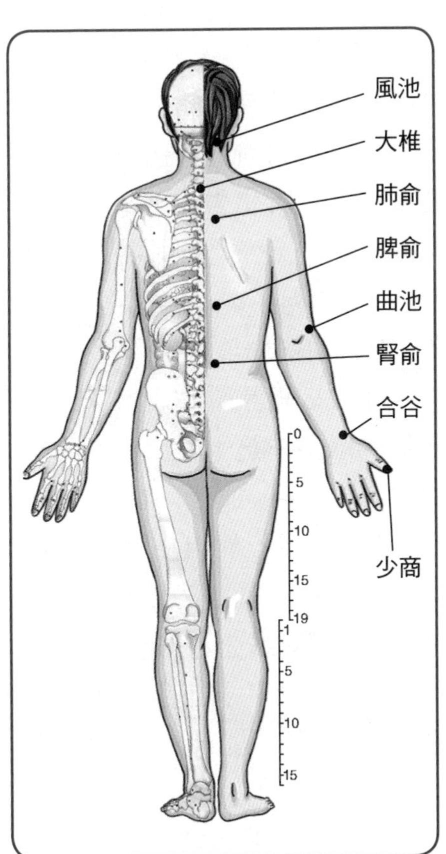

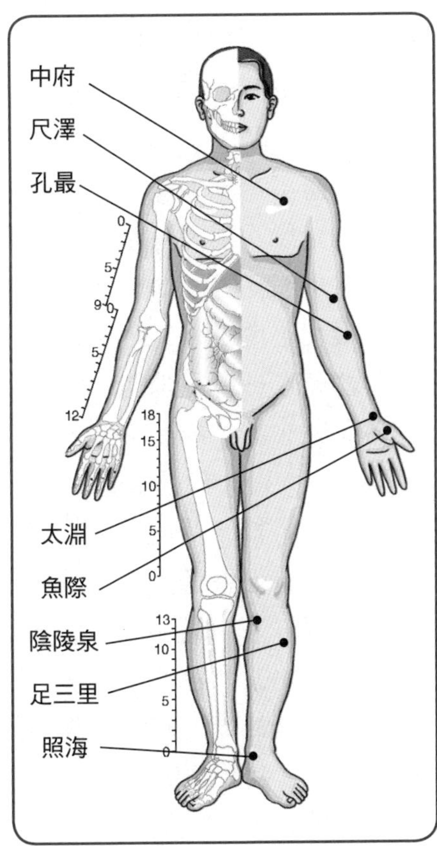

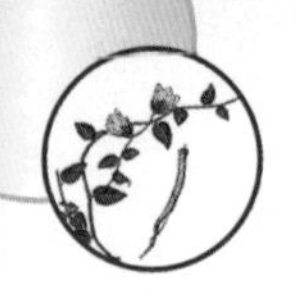

6 治療心悸、心慌，「補氣」是關鍵

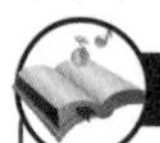

患者小檔案

症狀：心悸、心慌。

應驗小偏方：黃耆15克，開水沖泡，代茶飲用，每日1～2次。倘若整天喝黃耆水喝膩了，還可以做黃耆粥來吃。每次煮粥時一般用黃耆30克左右，配上500克米，小火燉熟即可。

最近一段時間，張女士總感覺渾身無力，想一整天都躺在床上休息；飯也不想吃，話也不想說，甚至嘴都懶得張。一開始她以為是普通的感冒，吃了兩天感冒藥，鼻塞、流涕的症狀雖然消失了，但還是胸口悶，出虛汗，有時還會胸悶心慌。眼看公司例會到了，雖然身體不適，她還是堅持參加例會。可在會議報告中，她說話有氣無力，幾次都因為氣喘不上來而中斷講話。大家心裡都猜測財務總監這是怎麼了，為什麼不像以前那樣乾脆俐落了呢？大家不解。

張女士也很著急，來我這兒看診。聽罷張女士的描述，我拿起聽診器聽了一會兒她的心跳，心跳速度極快，但是胸腔沒有雜音；又號了脈，脈象急促有力，並沒有雜亂的脈象。這下我放心了，她應該沒有大礙，只是中醫常說的心悸氣虛。

所謂心悸，是指患者自覺心中悸動，甚至不能自主的一類症狀。發生時，患者自覺心跳快而強，並伴有心前區不適感。屬醫學上「驚悸」和「怔忡」的範疇。那麼，為何氣虛會心悸呢？《素問・舉痛論》曾說：「百病生於氣也。怒則氣上，喜則氣緩，悲則氣消，恐則氣下，寒則氣收，炅則氣泄，驚則氣亂，勞則氣耗，思則氣結。」共有因氣而病者九條，稱「九氣為病」。

簡單說來，如果人體氣血陰陽平衡，就是健康，就有足夠的物

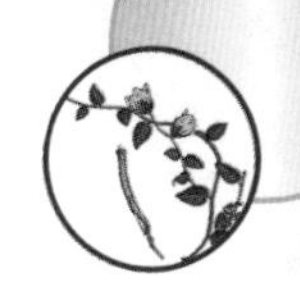

質去補充轉化為新的能量，你的氣就不會損耗。但如果臟腑內氣的分布不平衡，也就是陽氣盛、陰氣衰，又沒有更多的物質來補充，氣必然會越來越少，自然不能支持正常的呼吸運動。有些人走一段路就滿身大汗，正是氣虛的表現。

針對氣虛心悸，用中藥黃耆調理，起效雖然慢，但是比較安全而且無副作用。黃耆是有名的補氣中藥，有「補氣諸藥之最」的美譽。現代醫學研究證實，黃耆裡富含黃耆總黃酮成分，有抗心律失常的作用，它還能增加心肌營養，產生強心效果。

具體作法：取黃耆15克，開水沖泡，代茶飲用，每日1～2次。倘若整天喝黃耆水喝膩了，還可以做黃耆粥來吃。每次煮粥時一般用黃耆30克左右，配上500克米，小火燉熟即可。

張女士按我的方法每日泡黃耆水喝，一個月後打電話告訴我，用我給的方子確實有效。從那次以後，再也沒有心慌、心悸的症狀發作。

溫馨提醒

為防過勞，還要老話重提：不熬夜，要保暖，不能只要風度不要溫度。另外，還要避免劇烈運動，尤其在運動後出汗，又被風吹到，很容易感冒，會消耗元氣，反而得不償失。

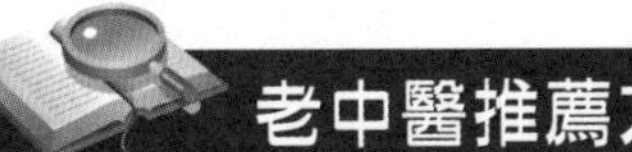

老中醫推薦方

增效食療方

小麥紅棗茶

【具體作法】小麥60～100克，炙甘草6～10克，紅棗10枚。將上述藥材一同下鍋，同煎成汁，代茶頻飲。

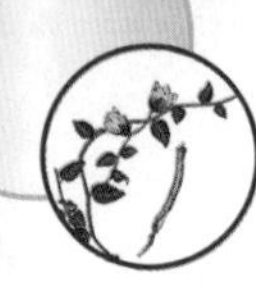

【功效】養心神，止心悸。適宜女性體虛心悸或心臟神經管症心悸不安者飲用。

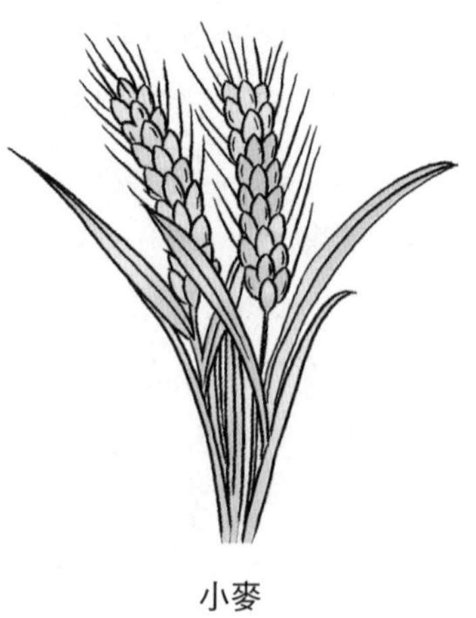

小麥

百合糖水

【具體作法】鮮百合50～60克，或乾百合30克，冰糖適量。將百合煎水，加入適量冰糖即成。每日1次。

【功效】補血益氣，滋補心神。適用於肺結核和熱性病後期患者以及失眠、心悸、精神不安、肺痿肺癰、痰火咯血等症。

熟地歸耆羊肉湯

【具體作法】熟地黃30克，黃耆25克，當歸頭、白芍各15克，陳皮10克，羊肉500克，生薑3片，紅棗5枚（去核），鹽少許。將前５味藥材用乾淨紗布包裹成藥包，羊肉洗淨、切塊；將藥包、羊肉塊、紅棗、生薑一同放入砂鍋中，加水淹過羊肉，大火煮沸，轉小火燉約2小時，肉酥爛後，加少許鹽調味，即可食用，每日1劑。

【功效】補益氣血，滋養肝腎。適宜頭暈目眩、心悸怔忡、腰痠乏力者食用。

增效足浴方

合歡柴胡足浴方

【具體操作】合歡皮、柴胡、五加皮各20克，遠志、當歸、杜仲各10克。將上藥加水適量，煎煮20分鐘，去渣取汁，與1000CC開水同入盆中，先薰蒸，待溫度適宜時泡洗雙腳，每天1次，每次40分鐘。15天為1個療程。

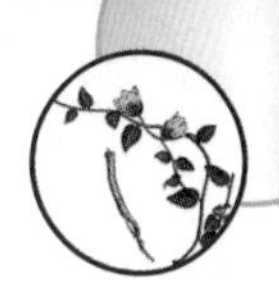

【功效】疏肝解鬱。適用於神經衰弱型心煩意亂、失眠多夢、心慌心悸等症。

黃連麥冬足浴方

【具體操作】黃連3克，棗仁、麥冬、白芍、白薇、丹參各9克，龍骨15克。將上藥加清水適量，浸泡20分鐘，煎數沸，取藥液與1500CC開水同入腳盆中，待溫度適宜時泡洗雙腳，每天2次，每次40分鐘，30天為1療程。

【功效】清心，平肝。主治婦女更年期綜合症，症見烘熱汗出、心煩易怒、口乾、失眠、心悸心慌等。

夜交藤龍骨足浴方

【具體操作】夜交藤20克，龍骨、酸棗仁、五味子、石菖蒲各15克，百合、合歡皮各12克，遠志、梔子仁各8克，珍珠母、牡蠣各6克。將上藥加清水適量，煎煮30分鐘，去渣取汁，與2000CC開水一起倒入盆中，先薰蒸，待溫度適宜時泡洗雙腳，每天1次，每次薰泡40分鐘。

【功效】鎮靜安眠，清心除煩，養心安神。適用於心神不安、失眠多夢、煩躁心悸等症。

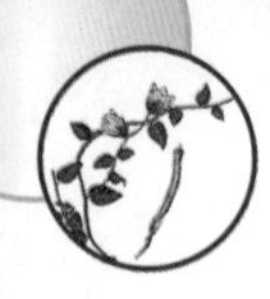

7 抑制高血壓，降壓食物面面觀

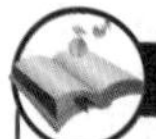

患者小檔案

症狀：後腦頭痛，伴有噁心、眩暈、失眠等。

應驗小偏方：❶取蜂蜜100克，黑芝麻75克，先將黑芝麻蒸熟搗如泥，放蜂蜜攪拌，用溫開水沖化，每日分2次服用。每日早晚各一杯，會使血壓趨於正常。❷日常生活中，常吃芹菜、苦瓜、茄子等降壓食物。

李義明在一家科技公司上班，本著「年輕就是本錢」的觀念，他經常通宵加班，睡眠沒有規律。時間一長，身體乏力、頭暈眼花就找上門了，有時還出現下午頭痛的情況。為了緩解疲乏，他一連幾天都很早就休息了，可早起仍舊睡意十足，去醫院檢查才知道是得了高血壓。這個結果使李義明非常緊張，他聽說，血壓如果持續居高不下的話，可以造成許多危險的後果，如腦血管意外、視網膜動脈狹窄、出血，心、腎功能不同程度的損害等。這些說法更讓他心驚肉跳，聽說我有不少治病的小偏方，他就專程來找我看看。

我告訴李義明，在心理上重視病情是對的，但不能過於擔心，特別是不要懼怕，要保持一顆平常心，在醫生指導下正確用藥，只有做到了這些，高血壓才可以控制住。等李義明心情平復下來，我告訴他一則偏方。

具體作法：取蜂蜜100克，黑芝麻75克，先將黑芝麻蒸熟搗如泥，放蜂蜜攪拌，用溫開水沖化，每日分2次服用。每日早晚各1杯，會使血壓趨於正常。

此外，以下幾種食物降壓效果非常好，適宜作為輔助高血壓的調理之用。

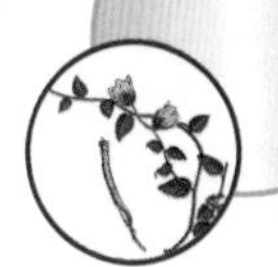

❶芹菜

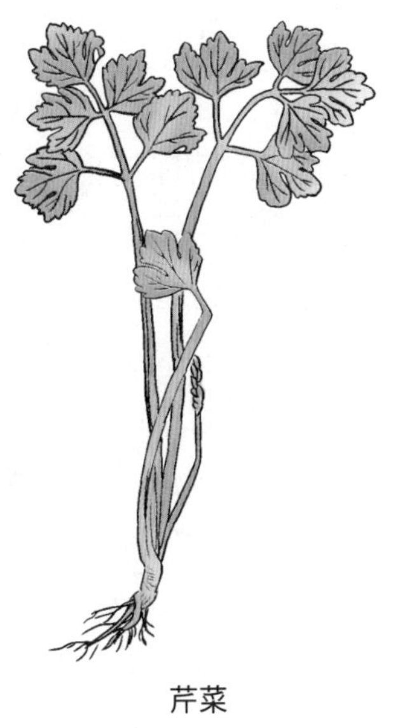

芹菜

芹菜性涼，味甘、苦，具平肝清熱、祛風利濕、醒腦提神和潤肺止咳等功效，是高血壓、動脈硬化患者的優質蔬菜。

現代醫學研究證實，芹菜中蛋白質和鈣、磷、鐵、維生素的含量高於一般蔬菜。特別值得一提的是，芹菜含有豐富的曲克蘆丁，它的特殊功能是可以降低人體微血管的脆性和通透性，增強微血管和體細胞間的黏合力，並增強修補能力，使微血管能保持正常狀態，具有降血壓和降血脂的作用。

用鮮芹菜搗汁加白糖飲用，對高血壓有明顯的防治作用。

芹菜燒豆腐

【具體作法】取芹菜100克，豆腐250克。將芹菜擇洗乾淨，去根、葉，下沸水鍋中汆一下，撈出，切成小段（長約1公分），盛入碗中備用。將豆腐漂洗乾淨，切成1公分見方的小塊，待用。炒鍋置火上，加植物油，中火燒至六分熱，加蔥花、生薑末煸炒出香，放入豆腐塊，邊煎邊散開。加清湯適量，煨煮5分鐘後，加芹菜小段，改用小火繼續煨煮15分鐘，加低納鹽、高鮮味精（斟酌使用）、五香粉拌勻，用濕澱粉勾薄芡，淋入麻油即成。可寬中益氣，清熱降壓，降血糖。適用於糖尿病、高血壓患者食用。

❷苦瓜

苦瓜性寒味苦，有消暑滌熱、益氣清心、除熱解煩、解毒明目等功效，對風熱頭痛、心煩易怒、面紅目赤、中暑下痢等症均有較

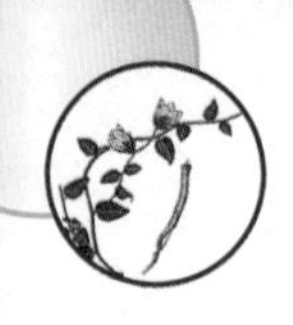

好的治療效果。

現代醫學研究證實，苦瓜中維生素C的含量在瓜類中是首屈一指的，這對保持血管彈性、維持正常生理功能以及防治高血壓、腦血管意外、冠心病等具有重要意義。特別值得一提的是，苦瓜是高鉀食物，每100克苦瓜可食部含鉀量高達256毫克，而含鈉量則相對較低，對於高血壓患者來說，有助於機體鉀因子的增高，從而產生降低血壓的作用。

清炒苦瓜，取新鮮苦瓜250克，花生油、生薑絲、蔥花、高鮮味精（斟酌使用）、低納鹽各適量。將新鮮苦瓜洗淨，去籽瓤，切成細絲，再將適量的植物油燒熱，加入適量生薑絲、蔥花，略炸一下，隨即投入苦瓜絲爆炒片刻，加低納鹽、高鮮味精略炒即成。佐餐食用。可清熱明目，促進食欲。適宜於糖尿病、高血壓病、動脈硬化症、慢性胃炎患者食用。

❸海帶

實驗研究發現，降低膳食中鈣的含量能引起血壓的升高，持續低鈣的膳食，是造成高血壓的重要原因之一。而海帶所含的海帶氨酸具有降壓作用，用海帶氨酸單枸櫞酸鹽給麻醉兔靜脈注射，可使其血壓短暫下降，且此作用不被阿托品阻斷；海帶氨酸單鹽酸鹽亦能降壓，對離體兔心臟有輕度興奮作用。有資料報導，已有生技公司利用海帶製成藥物，供臨床用於降血壓。

海帶爆木耳，取水發黑木耳250克，水發海帶100克，蒜1瓣，調料適量。將海帶、黑木耳洗淨，各切絲備用。菜油燒熱，爆香蒜、蔥花，倒入海帶、木耳絲，急速翻炒，加入醋、醬油、低納鹽、白糖，淋上香油即可。可安神降壓，活血化瘀。適宜於高血壓患者食用。

最後，提醒如小李一樣的忙人們，當你在午後經常出現不明原因的頭痛，就應當及時去醫院檢測一下血壓。為何如此呢？人體的血壓在時間上有這樣一個特點，即每天晨起後以及上午時血壓較平穩，一般上午比下午的血壓要低一些。而午飯後由於人體疲勞、腦力工作較多等原因，血壓往往要比上午高。因此，早期高血壓病患者，由於上午血壓較低，故可以沒有什麼症狀，而到了下午特別是午後，隨著血壓的升高，可出現頭痛、頭昏等一系列症狀。

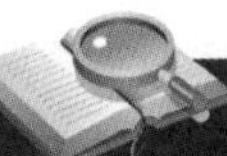

老中醫推薦方

增效經穴方

【具體操作】

❶取百會穴，用艾條雀啄灸，從遠處向百會穴接近，當患者感覺燙為1壯，然後將艾條提起，再從遠端向百會穴接近，同樣患者感覺燙為1壯，如此反覆10次為10壯。兩壯之間應間隔片刻，以免起泡，隔日灸1次。

❷取足三里穴、曲池穴、湧泉穴，用艾條溫和灸法，每穴灸5～10分鐘，每日或隔日1次，10次為1個療程。

【功效】清肝泄熱，調心和血，穩定血壓。

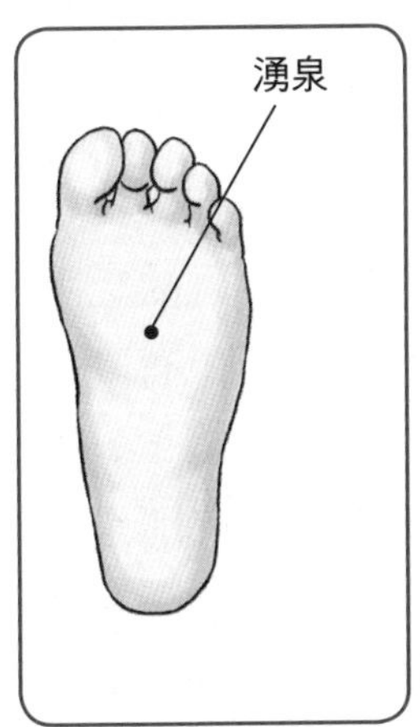

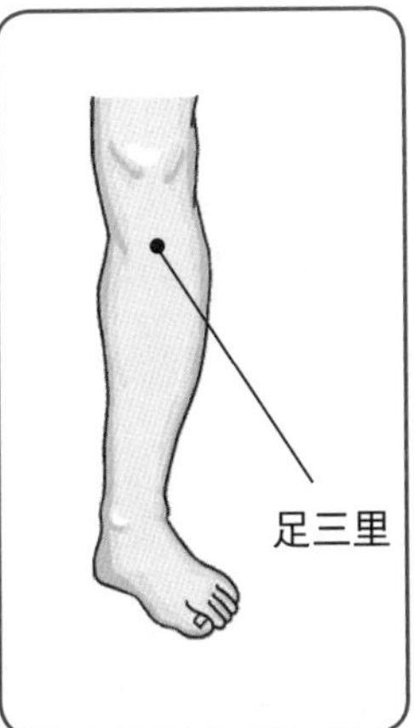

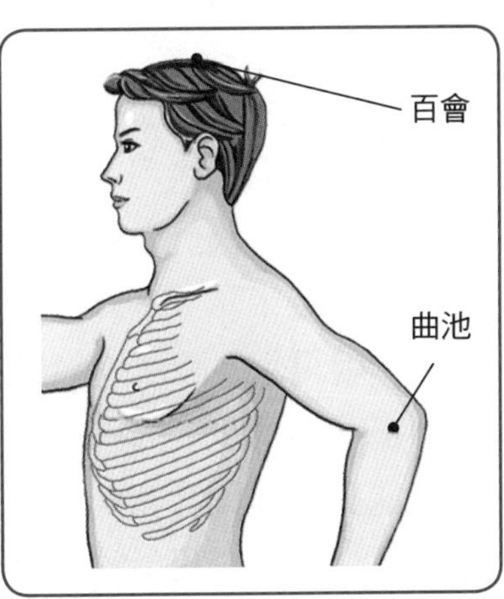

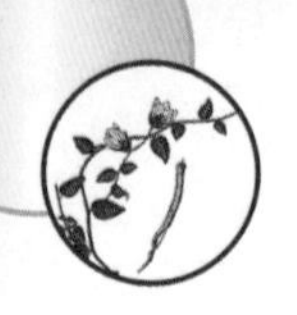

8 高血脂症，大蒜療法很簡便

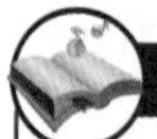

患者小檔案

症狀：高血脂症，體內三酸甘油脂濃度達200mg/dl。

應驗小偏方：取大蒜50克，新鮮白蘿蔔1根。先將大蒜細切碎末，白蘿蔔削皮後切細絲，用細鹽稍醃一下，擠去水。將蒜末與蘿蔔絲拌勻，放入小碗內，然後加入生抽（醬油的一種）、醋、香油，或少許綿白糖，和勻後當作早晚吃稀飯時的小菜。

郭先生在一家公司做銷售工作，經常忙到10點以後才回家，假日也不休息，赴飯局、陪客戶是常事。最近，他在體檢時被查出「三酸甘油脂200mg/dl」，超過了正常值。自從被宣判為「高血脂族」以後，他才發現，身邊跟他同病相憐的「難兄難弟」還真不少，飯局多、工作強度大、缺乏運動、吸菸喝酒是他們的通病。

講到這裡，我要說一句，大量的基礎研究資料和臨床實驗證明，高血脂症與動脈粥樣硬化的形成和發生發展有著極為密切的關係。而動脈粥樣硬化正是包括冠心病、腦中風在內的心腦血管疾病發病的基礎。

不僅如此，高血脂症還是高血壓、糖尿病、腎臟疾病、甲狀腺功能減退的臨床表現。這些「黑色同盟軍」一旦聯手，將進一步危害人體健康。因此，如果你有和郭先生一樣的飲食習慣，且缺乏運動，最好每半年或一年進行一次血脂檢查。一旦發現自己患有高血脂症，就得想方設法控制住病情。

那麼，如何控制病情呢？很多人都知道，多吃魚，特別是海魚，能攝取裡面豐富的不飽和脂肪酸，有降血脂和預防動脈硬化的效果。但一般人可能不知道，大蒜及大蒜製劑一樣能有效地降低血

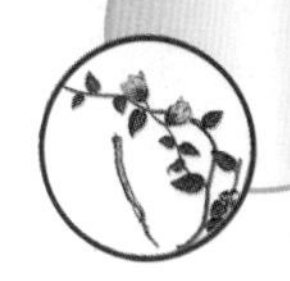

清總膽固醇和三酸甘油脂指數，是防治動脈粥樣硬化的重要食物之一。陳年大蒜更能有效地防止高膽固醇飲食所引起的家族性血清總膽固醇指數升高。因此，我勸郭先生不妨試一試用大蒜療治，也許會收到意想不到的功效。

具體作法：❶取紫皮大蒜50克，陳粟米100克。先將紫皮大蒜剝去外皮（剝大蒜之前，用水把整個蒜頭泡過，去皮就很容易了）。洗淨後切碎，剁成蒜蓉，備用。陳粟米淘洗乾淨，放入砂鍋內，加水適量，用大火煮沸後，改用小火煨煮至粟米酥爛。待粥將成時，調入紫皮大蒜蓉，拌和均勻即成。每日1次，對濕熱內蘊、氣血淤滯型高血脂症伴糖尿病患者尤為適用。

❷取大蒜50克，新鮮白蘿蔔1根。先將大蒜頭細切碎末，白蘿蔔削皮後切細絲，用細鹽稍醃一下，擠去水。將蒜末與蘿蔔絲拌勻，放入小碗內，然後加入生抽、醋、香油，或少許綿白糖，和勻後當作早晚吃稀飯時的小菜，既鮮美可口，又可治療高血脂症。

郭先生持續食用了三週以後，他就明顯感覺神清氣爽，公司體檢，他拿著體檢表一看，血脂指數已經明顯改善，恢復正常標準指日可待。

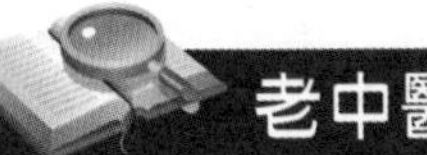

老中醫推薦方

增效食療方

苦瓜炒豆芽

【具體作法】苦瓜、綠豆芽各200克，植物油10CC，鹽3克，白醋5～10CC。將苦瓜洗淨，挖去瓜瓤及籽，切成絲，用少許鹽撒在瓜絲上略醃一下；綠豆芽用清水泡兩遍，瀝乾水分。炒鍋內放入植物油，油熱後倒入苦瓜略加翻炒，再入綠豆芽，炒至豆芽稍變軟，即可倒入白醋，炒勻即可出鍋裝盤。還可酌加些白糖，成糖醋味；對

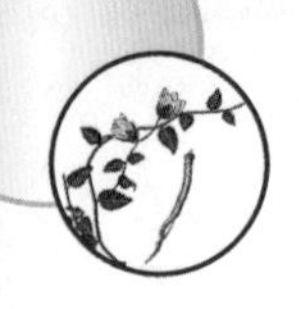

喜食甜的人較適合。

【功效】利水化濕，降脂降壓，降火開胃。綠豆芽有祛火解毒之效。苦瓜所含的纖維素和果膠可加速膽固醇在腸道的代謝，以排泄、降低血中的膽固醇。

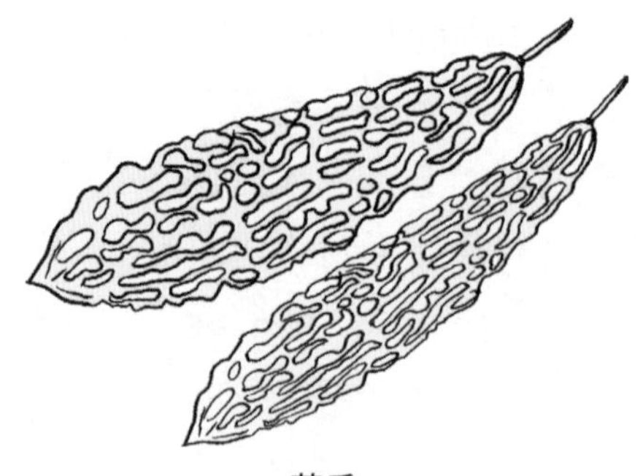

苦瓜

核桃仁鮮蝦炒韭菜

【具體作法】韭菜250克，鮮蝦150克，芝麻油150CC，核桃仁50克，低納鹽3克，黃酒、蔥、薑各適量。將韭菜擇洗乾淨，切成3公分左右長的小段；蝦剝去殼洗淨；蔥、薑洗淨分別切成段、片。將鍋置於火上，放入芝麻油，把蔥入鍋煸香，再放入桃核仁、蝦仁、黃酒，並連續翻炒，至蝦熟，加入韭菜，再翻炒片刻，加鹽調味後即成。

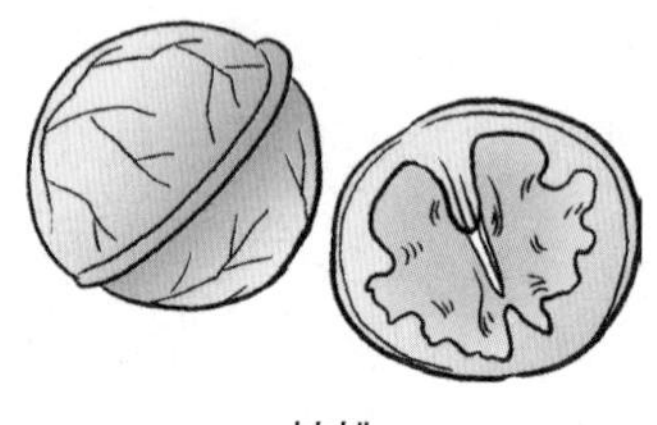

核桃

【功效】健腦，補腎，助陽。適宜於高血脂症患者食用。

芹菜炒豆腐乾

【具體作法】芹菜250克，豆腐乾50克，低納鹽、植物油、蔥、薑各少許。芹菜洗淨切成段，豆腐乾切成絲備用。鍋中加植物油少許，燒至七分熱，將芹菜、豆腐乾放入鍋內煸炒至芹菜熟透，同時放入低納鹽等調料即成。

【功效】清熱解毒，平肝息風。適宜於各種類型高血脂症，尤其適宜中老年高血脂症伴高血壓病患者食用。

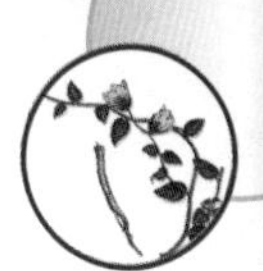

增效經穴方

【具體操作】

用手指按順時針或逆時針方向按揉太陽穴，每個方向按揉1分鐘，每天按摩10次，力道逐漸加強；然後再用拇指指端按壓中脘穴1分鐘，力道稍輕；再用雙手手指指端按揉氣海穴，做環狀運動，力道適中，可反覆操作；接著用手指指腹垂直按壓，拿捏內關，每次2分鐘，每日2次；再用雙手手指指腹用力按壓足三里，或者手掌打開，握住腿部，用拇指按壓此穴，力道可稍微大一點，每日2次，每次5分鐘；用拇指指腹按壓三陰交，每日2次，每次5分鐘左右。

【功效】化痰除痹，活血化瘀，除濕降脂。

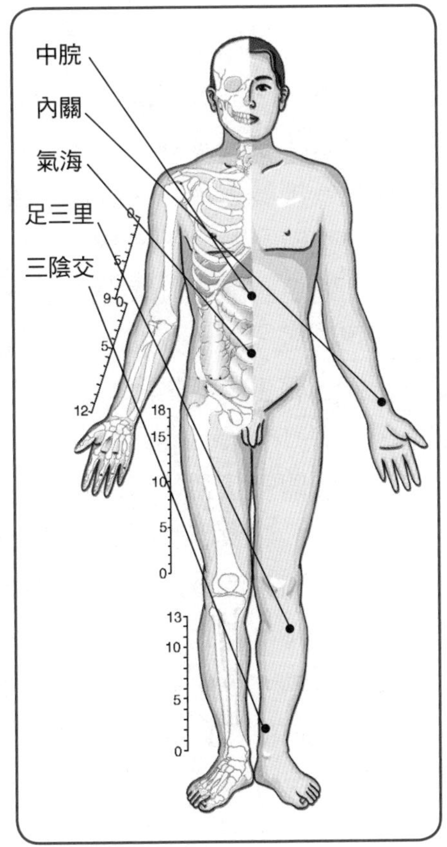

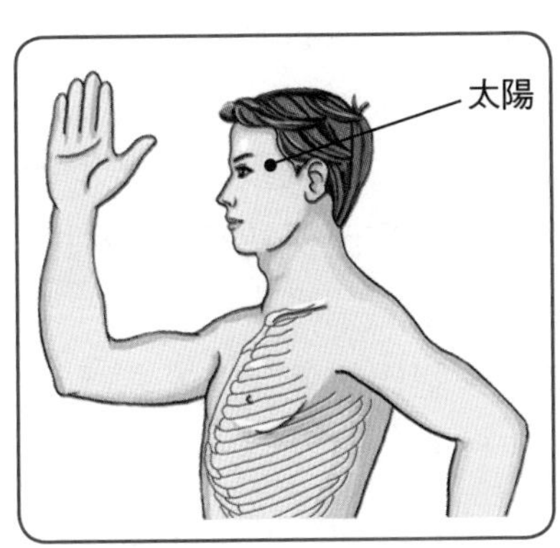

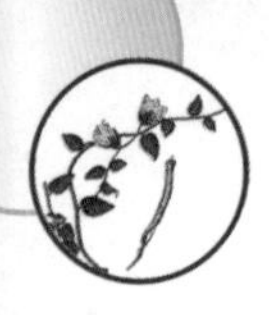

9 防治冠心病，醋泡黑豆顯神通

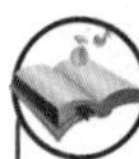

患者小檔案

症狀：冠心病，並伴有牙痛、心絞痛。

應驗小偏方：取黑豆500克（如果沒有黑豆，用普通的黃豆也行），醋100CC，將黑豆炒20～25分鐘，不能炒焦，冷後及時裝入玻璃瓶內，加醋浸泡，密封7～10日後即可食用。每日早、晚各食6粒。

隔壁張伯伯退休多年，身體一直很硬朗。有天夜裡，他突然牙痛得厲害，早晨起床後牙痛還沒能緩解，就到醫院牙科進行查治。經醫生檢查，牙齒既無齲洞、牙周炎，牙齦也不紅腫，一時難以找到牙痛原因，就轉診到內科。醫生詳細詢問病史和檢查後，認為牙痛可能是一種隱性冠心病心絞痛發作反射所引起，建議他做心電圖檢查。檢查結果顯示，張伯伯確實患了冠心病。

為了避免心臟的冠狀動脈進一步狹窄，醫生給張伯伯開了降脂藥和阿司匹靈，讓他長期吃。但張伯伯胃不好，吃了一段時間後就覺得胃痛，醫生推測是阿司匹靈的副作用，又給他換了氯吡格雷。換藥後，胸口果然不痛了！

冠心病即冠狀動脈粥樣硬化性心臟病，指冠狀動脈粥樣硬化使血管腔阻塞，導致心肌缺血、缺氧而引起的心臟病。此病的出現跟日常的飲食和生活習慣有很大的關係。於是，告誡張伯伯要均衡飲食，不要偏食，不宜過量；注意休息，尤其是要保持足夠的睡眠。生活要有規律，遇事要心平氣和，講求寬以待人。

根據張伯伯的實際情況，給他開了一個比較適用的小偏方，讓他回去以後多用用。方法很簡單。

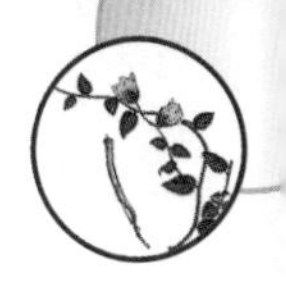

具體作法：取黑豆500克（如果沒有黑豆，用普通的黃豆也行），醋100CC，將黑豆炒20～25分鐘，不能炒焦，冷後及時裝入玻璃瓶內，加醋浸泡，密封7～10日後即可食用。每日早、晚各食6粒。這個方法不僅能防治冠心病，還能降血壓降血脂，具有多重保健作用。張伯伯用這個偏方，連吃了3個月，病情得到了控制。

這則方子為何有此奇效呢？

原因一是豆類富含亞油酸、亞麻酸、異黃酮等成分，營養價值極高。特別是異黃酮成分，可以降低血脂，抑制平滑肌細胞的增殖，避免動脈血管上的斑塊進一步增大；還能抗血小板聚集，避免血栓形成，具有類似阿司匹靈的效果。正是因為有這些好處，臨床上已經研製了從大豆裡提取異黃酮製成的藥品豆苷元片，用於治療冠心病。

另一個原因是，豆子用醋泡過之後，能顯著提高其中不飽和脂肪酸的含量，所以更有保健功效。而黑豆與黃豆相比異黃酮含量更高，這就是為什麼泡醋豆首選黑豆之因。

溫馨提醒

統計資料證實，不喝茶的冠心病發病率為3.1％，偶爾喝茶的為3％，常喝茶的（喝3年以上）只有1.4％。因此，日常生活保健中就要注意多喝茶，少喝酒，盡可能不吸菸。

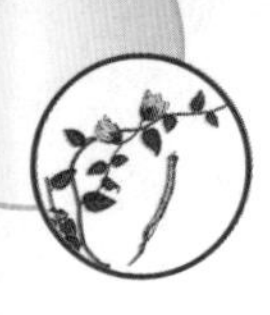

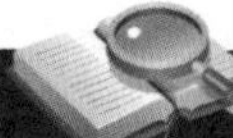

老中醫推薦方

增效經穴方

【具體操作】

❶點按內關穴：冠心病發作時，用力不停點按內關穴，每次3分鐘，間歇1分鐘，能迅速止痛或調整心律。

❷輕揉靈道穴：用拇指先輕揉靈道穴1分鐘，然後重壓按摩2分鐘，最後輕揉1分鐘，每天上下午各揉1次。

❸點按膻中、肺俞穴：用拇指做一指禪點按法按壓膻中、肺俞穴各15分鐘，每天1次，15次為1個療程。治療期間，停服強心藥及其他藥物。

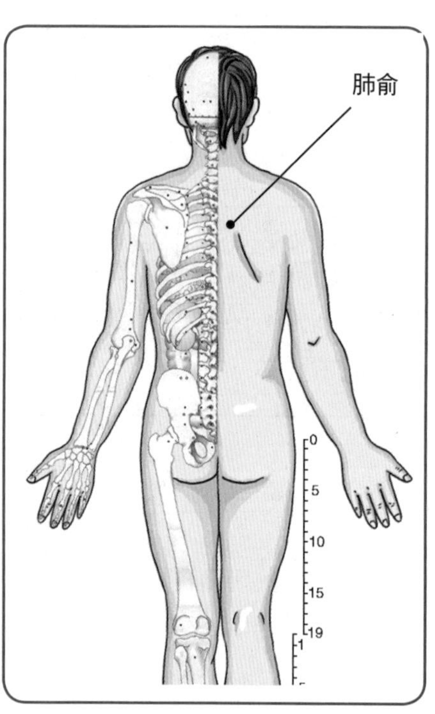

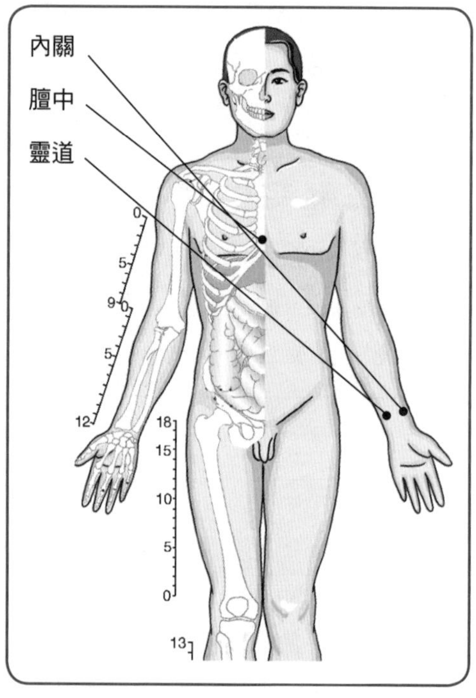

【功效】活血化瘀，調節心律，疏風止痛。緩解冠心病引起的病痛。

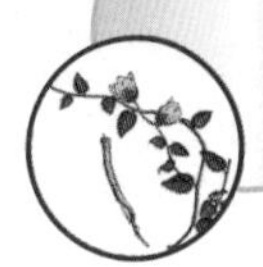

10 雞蛋殼不起眼，救治緊急胃痛不簡單

患者小檔案

症狀：急性胃痛，想吐，而且全身痠軟、無力。

應驗小偏方：把雞蛋殼用水洗淨、晾乾、壓碎，再放進勺裡用小火炒至全部呈黃色為止，注意炒時不能炒焦，然後取出搗成粉末，粉研得越細越好，包好備用。每次取半羹匙雞蛋殼粉末，溫水送服，一日2次，飯前服用。

有一天，來了一位患者，他臉色蒼白，雙手捂著心窩處，路都有點走不好了，我問他怎麼了，他說他胃痛，肚裡翻江倒海似的，直想吐，而且全身痠軟、無力，簡直難受到了極點。我先安慰他坐好，等其稍稍平靜，我便仔細詢問了他的病情。

他說他那天心情特別高興，飯菜也很合他的胃口，他就吃得比較多，吃過飯後，他和家人一塊去外邊散步，碰巧經過一個籃球場，他平時很喜歡籃球運動，於是便興致勃勃地加入了打籃球的隊伍，正打得起勁時，他突然感覺自己胃部一陣陣的疼痛，實在支撐不住了，才趕快來看醫生。

在臨床上，胃痛牽涉的範圍很廣。除了上例中的飽食後運動會引起胃痛外，胃病、十二指腸潰瘍等病症有時也可引起胃痛，但不能說凡是胃痛均是胃部出了毛病，因為有些胃的鄰近器官感受到刺激時，也可透過同一神經通路表現為胃痛，如冠心病、心肌缺血所引起的心絞痛等。另外，食道下段病變引起的疼痛、膽總管下端結石、膽道蛔蟲等，都可引起胃痛。

因此，在沒弄明白胃痛的原因之前，忌服用止痛藥和麻醉藥。

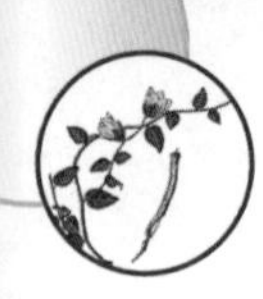

很顯然，這位患者的胃痛是由於飽餐後劇烈運動引起的，有個偏方非常適合這種情況，那就是服食雞蛋殼粉末。雞蛋殼能緩解吃蛋白質類食物過多引起的胃部不適、泛酸和蛋白質過敏等症，同時還有補鈣壯骨、滋陰肝腎的作用。

怎麼來加工雞蛋殼呢？先把雞蛋殼用水洗淨、晾乾、壓碎，再放進勺裡用小火炒至全部呈黃色為止，注意炒時不能炒焦，然後取出搗成粉末，粉研得越細越好，包好備用。每次取半湯匙雞蛋殼粉末，溫水送服，一日2次，飯前服用，對胃弱引起的胃痛以及夜間突發的胃痛等都有一定的療效。

我還告訴他，如果在出現胃痛而身邊沒有任何物品的情況下，有些簡單易行的按摩法也可派上用場，關鍵時刻不妨一試。

❶揉內關：內關穴位於手腕正中，距離腕橫紋約三橫指（三個手指併攏的寬度）處，在兩筋之間取穴。用拇指揉按，定位轉圈36次，兩手交替進行，疼痛發作時可增至200次。

❷點按足三里：足三里穴位於膝蓋邊際下三寸（相當於四個手指併攏的寬度），在脛骨和腓骨之間。以兩手拇指端部點按足三里穴，平時36次，痛時可揉200次左右，手法可略重。

❸揉按腹部：兩手交叉，男右手在上，左手在下；女左手在上，右手在下。以肚臍為中心揉按腹部畫太極圖，順時針36圈，逆時針36圈；此法可止痛消脹，增進食欲。

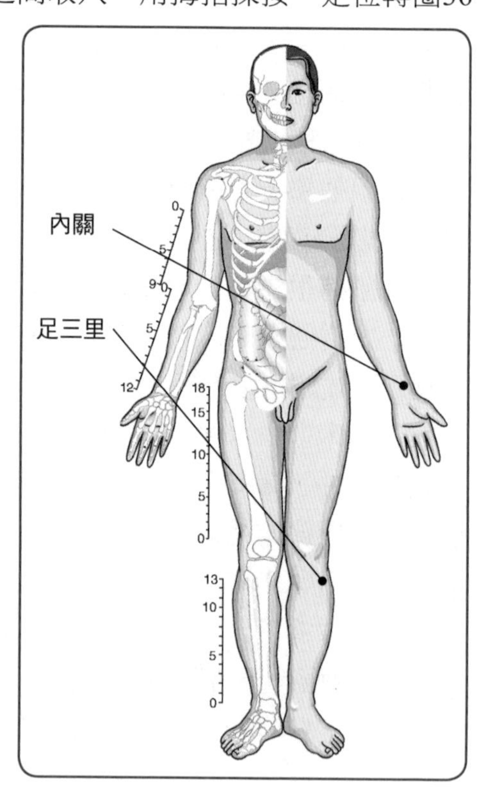

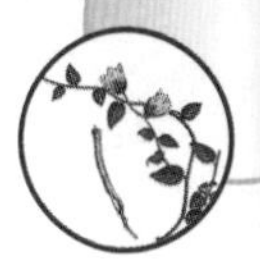

老中醫推薦方

增效食療方

玫瑰佛手粥

【具體作法】玫瑰花、佛手各15克，白米100克。將玫瑰花、佛手切細絲，白米淘洗後共放鍋中，加鹽調味即可，分2次溫服，每日一劑。

【功效】有疏肝理氣、止痛的功效，適用於氣滯胃痛病見胃脘脹痛，痛連兩肋，每因情緒波動而加重，噯氣胸悶，不思飲食，舌苔薄白，脈弦等。

蔥薑紅棗粥

【具體作法】生薑20克，蔥白15克，紅棗10克，白米100克，紅糖適量。將紅棗去核、白米淘洗後共放鍋中，加水適量煮粥，煮至粥將熟時加入紅糖、蔥、薑末，再煮沸5分鐘即可，分2次溫服，每日一劑。

【功效】有溫胃散寒、止痛的功效。適用於寒凝胃痛，症見胃痛劇烈，受寒痛增，得熱痛減，嘔吐清水，舌淡苔白，脈沉弦。

萊菔內金粥

【具體作法】雞內金、萊菔子各10克，白米100克。先將雞內金、萊菔子炒黃研末備用，再將白米淘洗後放鍋中，加水適量煮粥，煮至粥將熟時加入雞內金、萊菔子末，再煮沸5分鐘即可，分2次溫服，每天一劑。

【功效】有消食化積止痛的功效，適用於傷食胃痛，症見胃痛脹滿，疼痛拒按，脘腹脹痛，噯腐吞酸，嘔吐納呆，進食痛增。

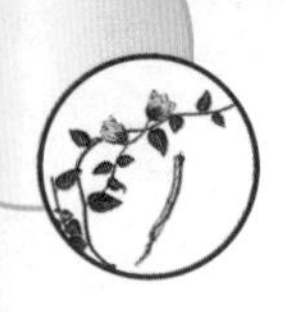

11 調理慢性胃炎，老薑物小作用大

患者小檔案

症狀：慢性胃炎，胃痛、泛酸、噯氣。

應驗小偏方：買上好的老薑，用小火烤乾，切成細塊，帶汁放入綿白糖內蘸一下，放入燒至六、七分熱的油鍋裡，炸至薑片顏色變深出鍋。每次兩片，飯前熱吃，一日3次。10天左右見效。

小米是不折不扣的快節奏一族，還是個工作狂，一工作起來就不知道時間，經常加班到過了吃飯時間，就隨便快速吃個便當燒烤什麼的，一日三餐就算打發了，週末的時候就宅在家裡兩天不下樓，除了速食麵就是微波食物。這種情況大約持續了大半年，她的胃終於「起義」了，開始時胃偶爾疼一會兒，到最後不吃止痛藥就痛得站不住了，經過診斷，患了慢性胃炎，又不想到醫院，所以，就想起了偏方。

臨床上，治療慢性胃炎最關鍵的是殺滅幽門螺桿菌，但如今濫用抗生素的現象普遍存在，幽門螺桿菌耐藥性的問題也日益突出，因此病情輕者不必將其作為治病首選。根據現代醫學研究，有多種中藥均對幽門螺桿菌有殺滅抑制作用，其中又以黃連為最強。黃連泡水連服治療慢性胃炎很有效，但黃連最大的問題是泡水後喝起來太苦，很多人受不了這種苦味，幸好還有一種廚房常用之物可幫忙。對了，就是生薑。

中醫認為，生薑是一副治療胃病的良藥。早在元代吳瑞的《日用本草》中就有生薑「去腹中寒氣」的記載。生薑切片晒乾，名為乾薑，是味常用中藥，溫胃之力更強，金元名醫李杲說它具有「辛熱散寒，除胃冷而守中」的特點。所以，寒痛的胃炎與胃潰瘍患

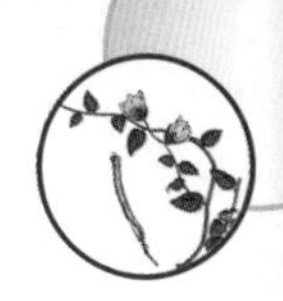

者，可試一試生薑療法：

❶買上好的老薑，用小火烤乾，切成細塊，帶汁放入綿白糖內蘸一下，放入燒至六、七分熱的油鍋裡，炸至薑片顏色變深出鍋。每次兩片，飯前熱吃，一日3次。10天左右見效。

❷取老生薑500克（越肥越大越好）不用水洗，放入灶心去煨，用燒過的木炭或木柴之紅火炭埋住，次晨將薑取出，薑已煨熟，刮除外面焦皮，也不必水洗，再把薑切成薄片，如薑中心未煨熟，把生的部分去掉，然後拿60克的冰糖研碎成粉，與薑片混合，盛於乾淨的瓶中，加蓋蓋好。約過1週，冰糖溶化而被薑吸收，取薑嚼食，每日2～4次。

小米聽了以後，回去按著這兩個方子吃了兩天，明顯感覺好多了，繼續服用不到兩週，小米就感覺自己又活力四射了，只不過這次之後，她再也不敢「虐待」自己的胃了。

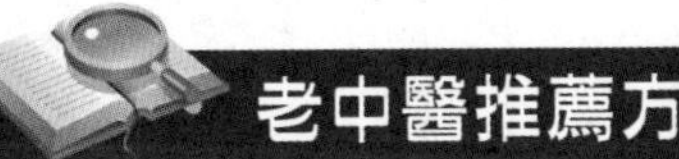

老中醫推薦方

增效經穴方

【具體操作】

張開五指，用拇指指端用力點按大腸俞穴，其餘四指抱住兩側腰部，各按摩5分鐘，以感到有痠脹為宜；患者仰臥，按摩者用力按壓患者天樞穴，並做圈狀運動，各2分鐘，以感到痠脹為宜；接著按摩者沿著患者脊柱兩側用力按摩胃俞穴1分鐘，然後自上而下反覆摩擦5遍，直至患者皮膚發紅為止。

【功效】健脾溫胃，疏肝理氣，消炎止痛，補中益氣。

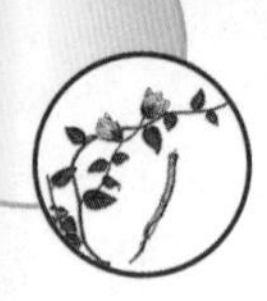

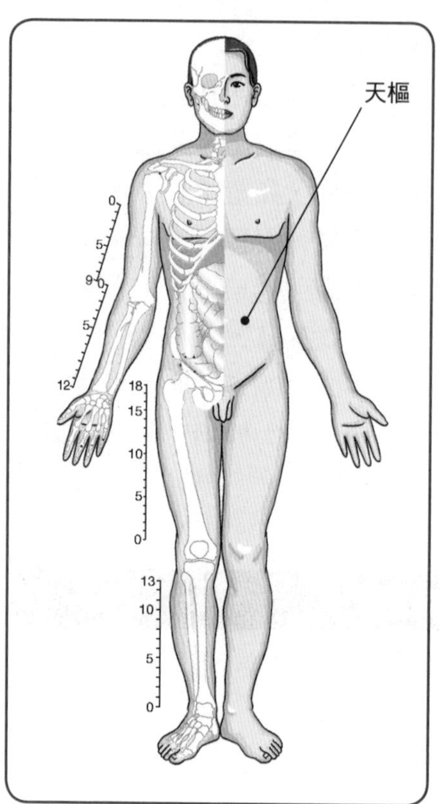
天樞

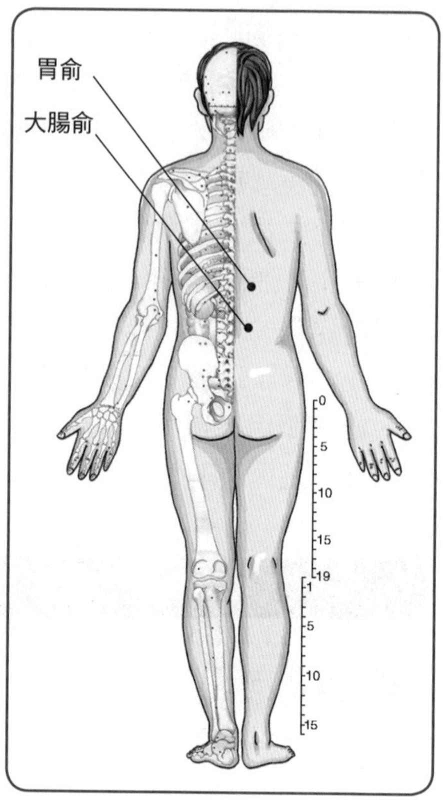
胃俞
大腸俞

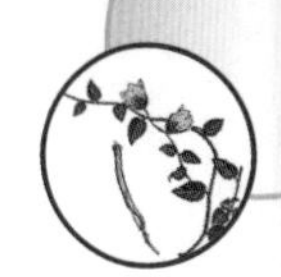

12 未雨綢繆，備戰消化道潰瘍

患者小檔案

症狀：消化道潰瘍，胃痛。

小偏方：取蘆薈葉5片，去皮，細搗，加其一倍的米酒和四分之一米酒量的蜂蜜，放置20天，即成蘆薈酒。1次 1 酒盅，1日服3次。長期服用，可根治消化性潰瘍。

所謂消化性潰瘍，是指消化道部位受到胃液腐蝕，造成黏膜受損，使黏膜層產生糜爛、潰瘍的現象。消化性潰瘍包括胃潰瘍與十二指腸潰瘍，這兩種潰瘍形態相似，成因也接近，治療藥物卻不同。其最大的不同之處在於十二指腸潰瘍多數為良性，胃潰瘍在診斷時則必須與惡性腫瘤區別。

記得有一年節日，公司聚餐，一位朋友馬功特別高興，在聚餐時吃多喝多了，回到員工宿舍就吐血了，胃痛得他直不起腰，幸虧同事發現得早，及時把他送到了醫院。經過檢查，他得了胃潰瘍，需要住院一週才出院。事後，他非常後悔，他說這真是自作自受，既花錢，又受罪，何苦呢？

的確，人人都要吃飯，但真正懂得家常便飯養生智慧的人，恐怕少之又少。如果了解自己的身體，吃對了食物，那麼，病可以吃沒；反之，沒病則可能吃出病來。後來，馬功雖然不敢大吃大喝了，但時不時還會感到腹痛、胃部泛酸、噯氣，於是便找到了我，詢問我該怎麼才能徹底養護好胃腸？我了解他的情況後，懷疑他可能是消化道又復發潰瘍了，於是給他推薦了幾樣簡單的小偏方，這樣不僅可以透過食療治好消化道潰瘍，而且還能增強胃腸功能，遠離胃病的困擾。

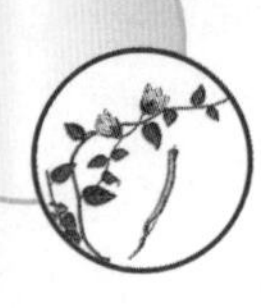

具體作法：

❶取蘆薈葉5片，去皮，細搗，加其一倍的米酒和四分之一米酒量的蜂蜜，放置20天，即成蘆薈酒。按此配置，然後1次1酒盅，1日服3次。長期服用，可根治消化性潰瘍。不過，蘆薈能瀉下通便，對於平時脾胃虛弱、食少便稀之人及孕婦忌用。

❷將紅薯粉與紅糖、小米拌和，倒入鍋中，加水適量，以中火煮，不時攪動，待全部開透，即成半透明之濃糊狀，此時倒少許高粱酒進鍋，繼續翻動數下，盛起即可食用。此物可當藥食，也可當點心，調治胃潰瘍見效快。

❸將乾淨的雞蛋殼打碎，放在鍋內炒焦（成黃黑色），然後研成粉末吞服，每次約3克，早晚各1次，對治療胃痛、胃酸過多、胃及十二指腸潰瘍很有效果。

馬功拿著方子回家了，大概過了三個多月，我再次見到馬功時，他神采奕奕地告訴我，他的胃真的好了，潰瘍沒有再復發過。

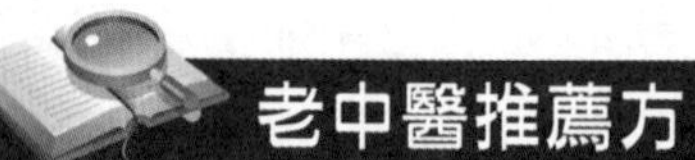

老中醫推薦方

增效經穴方

【具體操作】

取肝俞穴、脾俞穴、胃俞穴、中脘穴、梁丘穴、足三里穴。採用單純火罐法吸拔穴位，留罐10分鐘。亦可在上述穴位施行刺絡罐法，先以三稜針點刺穴位，然後將火罐吸拔在點刺穴位上，留罐5分鐘，每日1次。

此外，也可在患者背部脊柱第七胸椎至第十二胸椎旁開1.5寸處，按壓尋找壓痛點，然後用閃火法將罐吸拔在壓痛點處，留罐15分鐘；或用藥罐，即在罐內先盛貯生薑汁（約佔罐的1/3），再緊扣在壓痛點上，然後按抽氣罐操作方法，抽去空氣，使罐吸在皮膚上

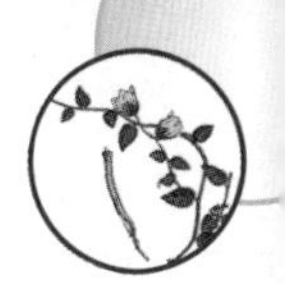

留罐5～10分鐘，隔日1次。

【功效】溫中助陽，散寒止痛，補益脾胃，增強胃腸功能。

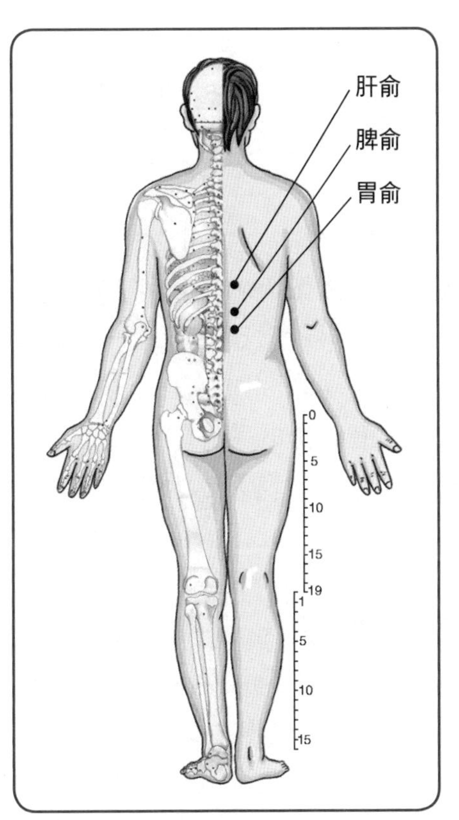

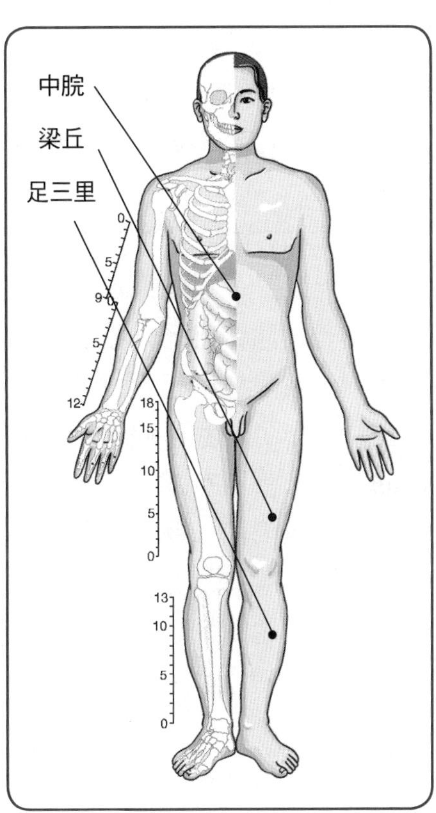

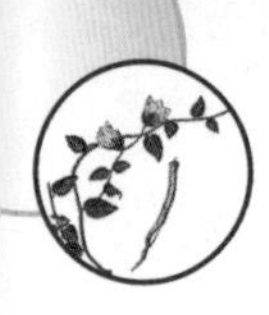

13 腹瀉別慌，小米、熟蘋果來幫忙

患者小檔案

症狀：腹瀉、腹痛。

應驗小偏方：取小米適量，研成粉末，放置鍋內用小火炒至微黃，隨即加適量的水和糖煮成糊狀，稍冷後服下，每日2～3次。

夏天到了，很多人都比較懶散，不喜歡做飯，於是就在外面吃烤肉串喝啤酒什麼的，更有甚者，吃點水果就當正餐了。一次兩次無所謂，量變會引起質變，累積多了就出現大問題了──胃部開始不正常工作了。我曾遇到過這樣一位患者，她的手好像總是冰涼冰涼的，從來都沒有暖的時候。即使是在炎熱的夏天，她都穿得比一般人多。幾天前，嘴饞吃了塊西瓜，就開始拉肚子，現在整個人像被掏空了一樣，難受無比。

透過描述，我發現這位患者怕冷有兩大原因，一是營衛失調，體表較為怕冷，怕風。另一是真寒，是氣血不足或腎陽不足的病症，不止體表畏寒，手腳乃至全身都怕冷，甚至本身就較冷。

參考這點，就不難理解，她為何只吃了塊西瓜就會腹瀉了。考量她的腎虛體質，我為她提供了小米調治方。方法如下：取小米適量，研成粉末，放置鍋內用小火炒至微黃，隨即加適量的水和糖煮成糊狀，稍冷後服下，每日2～3次。這種焦米糊甜甜的，且有焦米香，能吸附腸腔內腐敗物質，有健脾和胃、補益虛損、去毒止瀉的功效，腹瀉自然不藥而癒。

為了更好地達到調補腎陽的效果，我還為她提供了一則補養方：核桃炒紅糖。

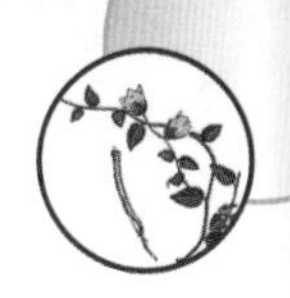

具體作法：核桃要選取新鮮的，大約7個，砸去外殼取出仁，然後切碎，在炒鍋內溫火炒至淡黃色，再放入5克左右的紅糖炒拌幾下即可出鍋，趁熱吃下。每天早晨空腹吃，半小時後才能吃飯和喝水，此方子需持續用12天，中間不可中斷。

此外，常吃煮熟的蘋果也能緩解腹瀉症狀。研究證實，蘋果為鹼性食物，內含果膠和鞣酸，具有收斂、止瀉之力。用時取蘋果1顆，連皮帶核切成小塊，置溫水中煮3～5分鐘，待溫後食用，每日2～3次，每次30～50克。值得注意的是，在食用煮熟的蘋果時，不宜加蔗糖調味，否則會加重腹瀉。

這位女士回去試用了一段時間，腸胃好了很多，現在大致上吃什麼也不會腹瀉了，她來我診所表示感謝時，還特意買了西瓜，說自己現在即使吃好幾塊也不會出問題了。

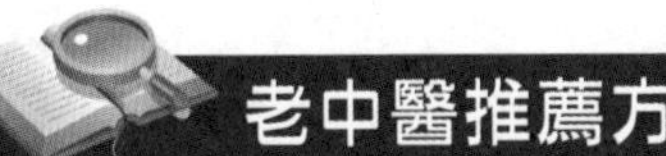

老中醫推薦方

增效經穴方

【具體操作】

❶**急性腹瀉：**取天樞穴、中脘穴、氣海穴、合谷穴、足三里穴、上巨虛穴、三陰交穴。患者仰臥位，選擇大小合適的拔罐，將罐拔在所選的穴位上，留罐10～15分鐘。每日1次，3次為1個療程。

❷**慢性腹瀉：**慢性腹瀉需先在急性腹瀉所使用穴位上留罐，然後再取脾俞穴、胃俞穴、腎俞穴、大腸俞穴上拔罐，留罐10～15分鐘，每週治療2～3次，10次為1個療程，療程間休息1週。

【功效】益脾胃，補肝腎，澀腸止瀉。

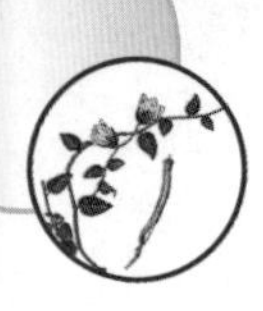

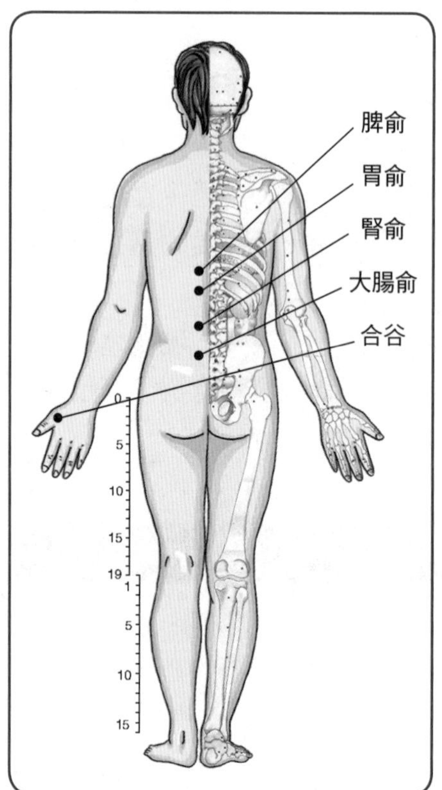
脾俞
胃俞
腎俞
大腸俞
合谷

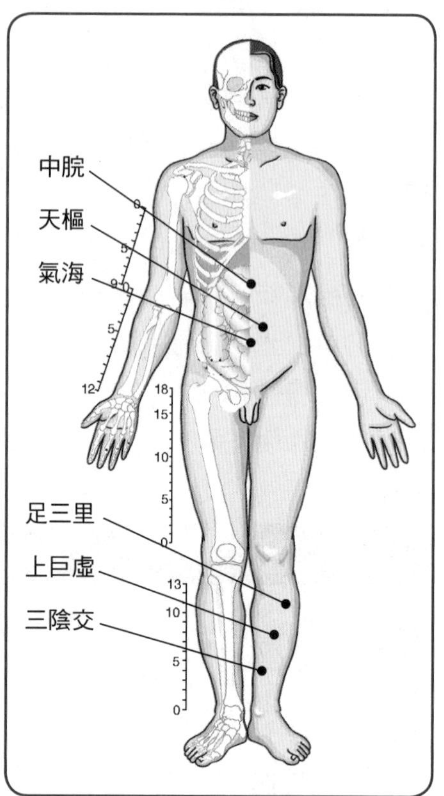
中脘
天樞
氣海
足三里
上巨虛
三陰交

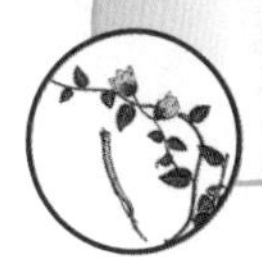

14 解除便祕，核桃、菠菜潤腸通便

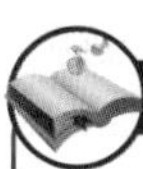

患者小檔案

症狀：便祕，大便乾燥、硬結，不易排出。

應驗小偏方：❶每天早飯前服用幾顆（塊）洗淨的核桃仁，或閒時隨嚼，能治久治不癒的便祕頑疾。❷取新鮮菠菜洗淨，放入開水中燙2～3分鐘，取出切碎後，用少許麻油、低納鹽等調味料拌食。每天1～2次，連吃數天。

便祕早已不再是老人和體弱者的專利了，曾遇到這樣一位患者，她四十來歲，正是大拚事業的年齡，卻一副弱不禁風的樣子。她說她便祕都四、五年了，每次排便總是很困難，以前常買些番瀉葉、腸清茶或果導片等藥物服用，服用後，排便會稍微順暢些，可是沒多久，這些招數就都失效了，她只有加大用量才能見效。

便祕的日子讓她每天坐也不是站也不是，肚子裡的毒素排不出來，整個人的狀態也受到了影響。我告訴這位患者，她之前所用的番瀉葉、腸清茶之類在通便藥上屬於刺激性瀉藥，透過直接刺激腸道肌肉收縮來達到排便的效果，但是用久之後會形成藥物依賴，導致大腸肌無力，所以越用效果就越差。

其實，最好的通便辦法就是增強身體的免疫力。但需要注意的是，增強免疫力不是吃補品，而是去運動，常吃些潤腸的蔬菜水果，食療搭配運動治療疾病。比如持續每天跑步，多吃些香蕉、核桃、菠菜等食物，便祕問題慢慢就能治好了。

針對這位朋友的情況，我給她推薦了兩個偏方。

具體作法：

❶**常食核桃：**每天早飯前服用幾顆（塊）洗淨的核桃仁，或閒

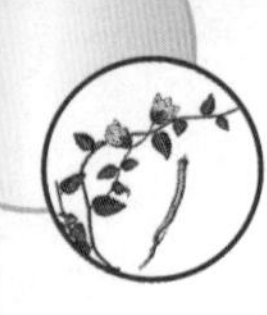

時隨嚼，能治久治不癒的便祕頑疾。這是因為核桃內含有豐富的核桃油，還有大量的粗纖維。吃進肚子裡，核桃油能軟化大便，潤滑腸道。此外，粗纖維能吸水膨脹，刺激腸道運動，對於治療中老年便祕很有療效，而且對於老年人的動脈硬化、老年性癡呆也有積極的預防作用。

❷巧食菠菜：取新鮮菠菜洗淨，放入開水中燙2～3分鐘，取出切碎後，用少許麻油、低納鹽等調味料拌食。每天1～2次，連吃數天，能夠充分發揮刺激腸蠕動、軟化大便的作用，達到通便的效果。

此外，我讓這位患者養成清晨起床後喝水的習慣，這既是對缺水的一次有效的補償，又是一種對體內液體的淨化，猶如雪中送炭，旱苗逢雨。因為清晨人的胃內已全部排空，此時喝水可沖刷胃壁上的一切殘渣，有利於通腸排便，最終將其全部排出體外。飲食方面，要盡量少吃辛辣，少喝酒，多吃大白菜、韭菜、南瓜、梨等利於排便的蔬菜和水果，一些粗糧，如蕎麥、高粱、玉米等也是不錯的選擇。

過了一週之後，這位患者開始吃核桃仁，還常用菠菜做菜，第三天早晨就排了大便，每一兩天會排上一次，大便暢通，乾濕正常。她興奮地給我打來電話，說真的見效了，我讓她持續此作法，慢慢就不會再出現便祕的毛病了。

老中醫推薦方

增效經穴方

【具體操作】

患者仰臥位，取天樞穴、支溝穴、上巨虛穴、脾俞穴、胃俞穴、大腸俞穴，選擇大小合適的拔罐，將罐拔在腹面所選的穴位上，留罐10～15分鐘。然後患者取俯臥位，採用同樣的方法在背面所選的穴位上進行治療。每週2～3次。10次為1個療程，療程間休息1週。

【功效】健脾寬腸，除濕理氣，緩解便祕症狀。

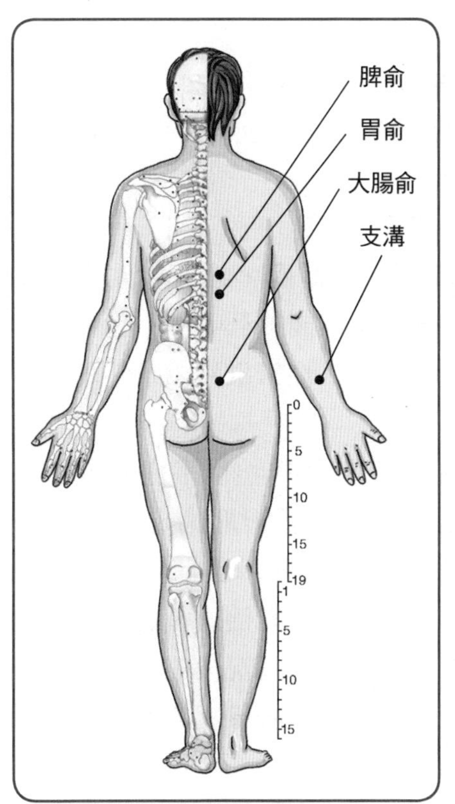

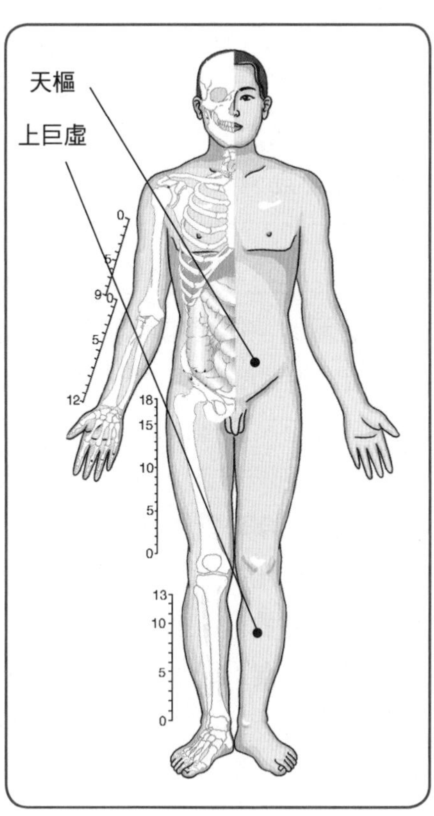

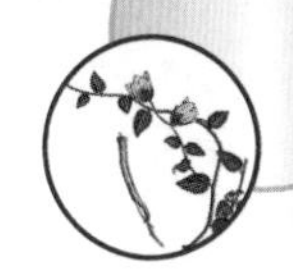

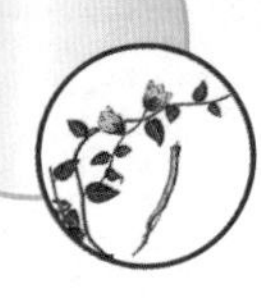

15 消滅脂肪肝，烏梅湯效果立竿見影

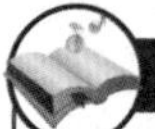

患者小檔案

症狀：脂肪肝，常感到頭暈耳鳴、失眠乏力。

應驗小偏方：❶每天吃幾顆烏梅，有改善肝臟功能的作用。❷將一小把烏梅加入水中，小火煮40分鐘後，加入桂花、白糖，放涼後即成。

方先生是公司裡的紅人，人際關係非常廣，經理對他委以重任，正因此，他經常忙於應酬客戶，大魚大肉抽菸喝酒不說，平時根本沒有時間鍛鍊身體，固定運動。最近，他常感到頭暈、耳鳴、乏力、眼花、夜裡失眠。

到醫院一檢查，讓方先生大吃一驚，他居然患了脂肪肝。接著，整個人像是驚弓之鳥一般，生怕自己脂肪肝會惡化成癌症。

說來也巧，他的一個同事在我這裡看過病，看他整天憂心忡忡，於是便勸他來我這裡看看，有什麼偏方可以治療脂肪肝。方先生聽了他朋友的建議便來我這裡看病，我了解情況後，告訴他，肝臟作為人體「化工廠」，脂肪堆積不僅僅影響肝臟本身，必定影響到全身系統，全身系統反過來又增加肝臟負擔。

脂肪肝與不良生活方式，如長期飲酒、高熱量飲食習慣等密切相關。此外，臨床許多藥物也可影響肝內合成運輸脂肪的載脂蛋白，以致中性脂肪在肝內聚集形成脂肪肝。需要特別說明的是，脂肪肝不僅僅是吃出來的，也不是人們通常所認為的那樣，只有喝酒才會有脂肪肝。

事實上，脂肪肝也可能「餓」出來，過度饑餓也會造成肝臟代謝障礙，導致脂肪大量堆積在肝部。脂肪肝屬於中醫「積證」、

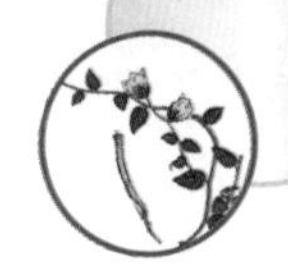

「積聚」、「痰濁」、「肥氣」等範疇，雖然難治療，但是要想治好也並不是難事，我推薦他常吃一種食物，那就是烏梅。

烏梅，別名酸梅、乾枝梅，具有氣味芬芳、口感酸甜的特點，歸肝、脾、肺、大腸經。中醫學認為，烏梅「肝主筋，酸入肝而養筋，肝得所養，則骨正筋柔，機關通利而前證除矣」。《本草經疏》說：「梅實，即今之烏梅也，最酸。」從現代醫學的角度來看，「血液鹼性者長壽」，烏梅是鹼性食品，因為它含有大量有機酸，經腸壁吸收後會很快轉變成鹼性物質。

此外，烏梅含有豐富的維生素B_2、鉀、鎂、錳、磷等有益成分，有改善肝臟功能的作用，故肝病患者宜常食之。脂肪肝患者宜每天吃幾顆烏梅，既營養又方便。夏日炎炎時，還可以自製桂花烏梅汁。

具體作法：將一小把烏梅加入水中，小火煮40分鐘後，加入桂花、白糖，放涼後即成。此品不僅可以解饞，滋養肝臟，幫助脾胃消化，煩躁時多喝，還有生津降火、保持心境平和的效果呢。

方先生聽後，便準備趕緊買烏梅試用，臨走前，我囑咐他現在仍然要持續服用醫生開的藥物，他點頭說「記下了」。我再次見到他是三個月以後了，他告訴我他剛從醫院體檢回來，檢查結果上說，病情已經有好轉了，醫生已經給他停藥了，我也替他高興，但還是囑咐他可以繼續服用烏梅湯，這樣對控制病情是很有幫助的。

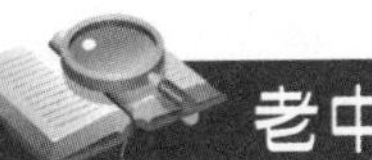

老中醫推薦方

增效經穴方

【具體操作】

陽陵泉和中脘穴在臨床上就被用來作為脂肪肝治療的要穴，效果明顯。陽陵泉位於小腿外側，當腓骨頭前下方凹陷處。中脘穴位

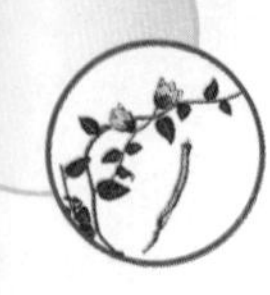

於臍上4寸（胸骨下端至臍連線之中點），是治療消化系統病症常用穴，具有健脾益氣、消食和胃的功效。每日2次強烈刺激，重重按壓，長期持續，必有奇效。

此外，還可用拇指、食指相對分別按壓內關、外關穴位，用力均勻，持續5分鐘，使局部有痠重感。如果能配合打太極拳、跑步等運動效果更好。

【功效】降脂利濕，疏肝理氣，養肝健脾。治療脂肪肝。

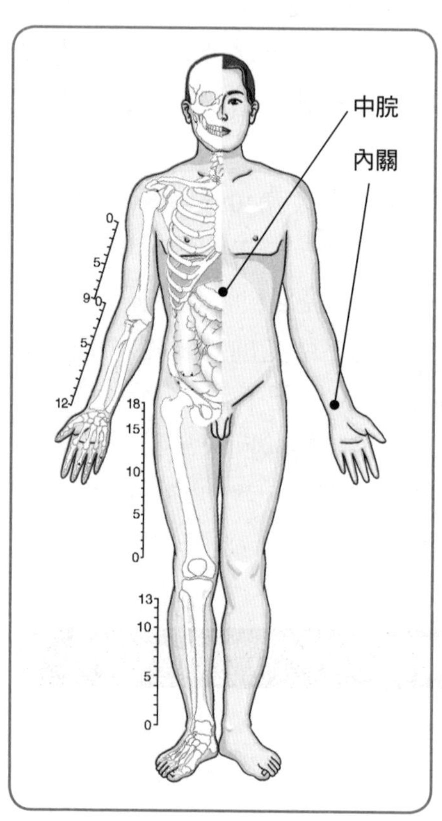

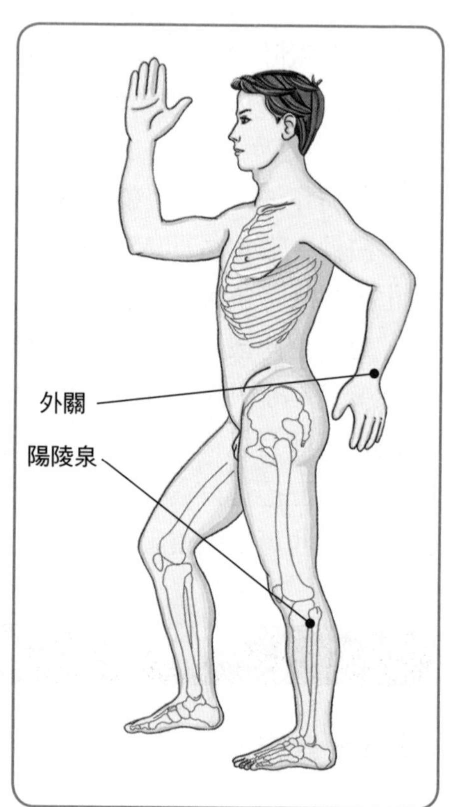

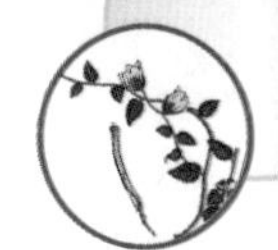

16 甘草泡茶，有效防治肝硬化

患者小檔案

症狀：肝硬化。

應驗小偏方：取甘草20克，用開水1公升左右浸泡，代茶頻飲。加班勞累時、喝酒應酬前都可以飲用，一週喝上幾次。

李先生是一位事業有成的汽車銷售商，出去應酬什麼的自然是免不了的事。時間長了，李先生發現自己很容易疲乏，去年公司體檢，發現他的肝功能指數明顯升高，有肝硬化的徵兆。得知這個結果後，李先生四處打聽這個病，當聽說肝硬化晚期會出現消化道出血、肝性腦病、繼發感染等嚴重併發症，讓人痛不欲生時，心中十分恐慌。後來，經過診斷後發現，他的情況遠沒想像的那麼嚴重，發現他並無其他大礙。這才放心給他推薦一則偏方：喝甘草茶。

具體作法：取甘草20克，用開水1公升左右浸泡，代茶頻飲。

甘草裡含有甘草酸等有效成分，有保肝作用，並透過改變細胞膜通透性阻止病毒進入肝細胞，達到抗病毒的作用。此外，它還能集中附著在肝細胞內抑制B型肝炎病毒，因此在B型肝炎的治療中具有比較好的效果。加班勞累時、喝酒應酬前都可以飲用此茶，一週喝上幾次，既能當做日常解暑的飲料，也能養肝護肝，一舉兩得。

只是事有利弊，過猶不及，如果長期服用甘草，可能會導致血壓升高和身體水腫，所以，對於高血壓、腎功能損害的患者，這個偏方要慎用才行。

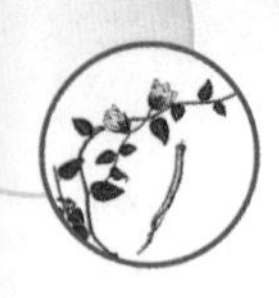

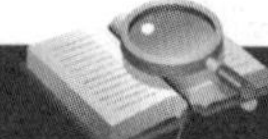

老中醫推薦方

增效經穴方

【具體操作】

患者可以刮背部的大椎穴、心俞穴、肝俞穴、膽俞穴、脾俞穴、腎俞穴。上肢部的內關穴、合谷穴。下肢部的足三里穴、陰陵泉穴、三陰交穴、行間穴。具體方法為用刮痧板和刮痧油自上而下先刮拭督脈，再刮拭足太陽膀胱經，並於肝俞、脾俞、膀胱俞、水分、氣海、陰陵泉、三陰交、太沖穴位行重點按揉，每次刮拭10～15分鐘，每週1次，8週為1個療程。

【功效】養肝健脾，活血化瘀，調節肝功能。輔助治療肝硬化。

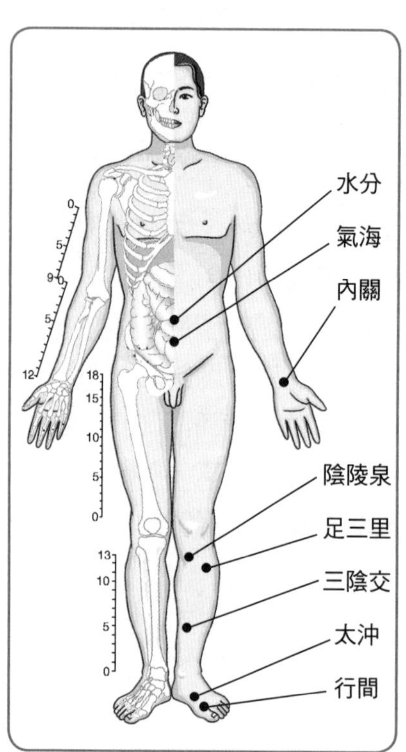

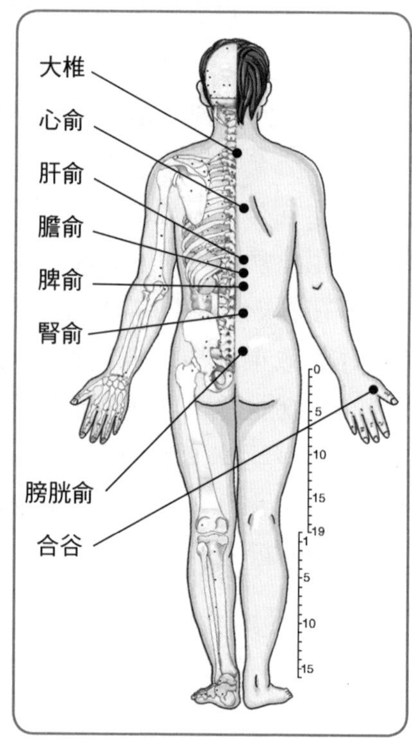

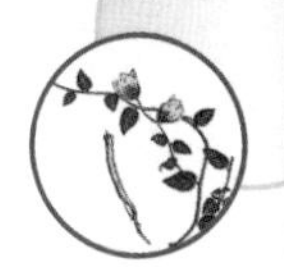

17 急性膀胱炎，按壓中極、湧泉

患者小檔案

症狀：急性膀胱炎，尿痛、小便赤澀。

應驗小偏方：首先取中極穴，即將肚臍到恥骨連成一線，由下算起1/5處的穴位稱為「中極」。一面緩緩吐氣一面慢壓此穴6秒鐘，如此重複24次。其次是指壓腳底中央稍近趾側凹處的「湧泉」，採用同樣要領指壓10次。

32歲的王小姐在一家外資企業做祕書，由於公司管理嚴格，工作多、壓力大，她為了減少上班時間上廁所的次數，很少喝水，甚至內急時也能忍則忍。最近，她感覺排尿時有異感，稍加用力排尿的話，就會疼痛難忍。起初她沒將這事放在心上，沒想到，過了幾天，尿道灼熱感越來越明顯，擦拭時都能見到血絲，這才去醫院做了檢查，檢查結果出來以後，證實患了急性膀胱炎。

急性膀胱炎是泌尿系統的常見病和多發病，尤以女性為多見。發生急性膀胱炎時，膀胱黏膜的微血管遭受破壞，症狀輕者尿道灼熱疼痛，在擦拭時看到血絲，嚴重時下腹會感到疼痛，所排出的尿如血紅，令人驚慌不已。如果再不醫治，則病症將更加惡化。

中醫學多將之歸為「熱淋下焦濕熱證」，認為其病機主要是腎虛，膀胱濕熱，氣化失司，只能是補腎，才能治標。為何如此呢？簡單來說，腎和膀胱是一對陰陽。比如腎有問題了，是實證，應該用瀉法，清濕熱。怎麼瀉？腎不宜瀉，一瀉就腎虛了。應該瀉膀胱，把濕熱從膀胱趕出去。再比如，夜尿頻多，原因在膀胱，是虛證，要用補法，可是膀胱是管排泄的，沒法補，你聽說過哪道藥是補膀胱的嗎？

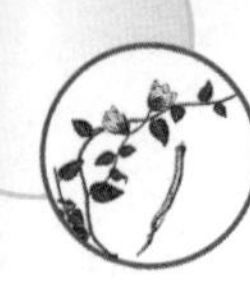

因為如此，按摩不失為一種治療良方。而在西醫看來，腳部、腰部寒冷或是體質虛弱者，則易患膀胱炎的誘發條件，首選抗生素治療。如果中西醫結合，在遵醫囑服用抗生素的同時，施以正確按摩進行治療，則能快速治標，徹底治本，不良反應小，預後好不復發。

具體作法：首先取中極穴，即將肚臍到恥骨連成一線，由下算起1/5處的穴位稱為「中極」。此穴不但能增強精力，對泌尿系統也有特效。指壓時一面緩緩吐氣一面慢壓6秒鐘，如此重複24次。其次是指壓腳底中央稍近趾側凹處的「湧泉」，採用同樣要領指壓10次。指壓治療膀胱炎必須有耐性，持之以恆效果尤佳。

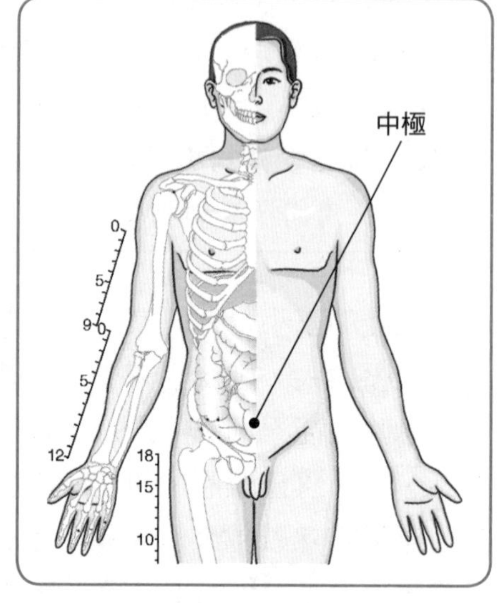

這裡要特別說一句，為了避免急性膀胱炎的發生，首先要做到不憋尿。其次是多攝取水分，多吃水果，如西瓜，因為排尿本身就可沖洗尿道，排尿少反而會使細菌滋生，導致感染。再次，要養成良好的衛生習慣，女性大小便後的擦拭一定要由前向後擦，這樣才不會將陰道及肛門的細菌帶到尿道，還要勤洗澡，勤換內褲，保持外陰清潔。

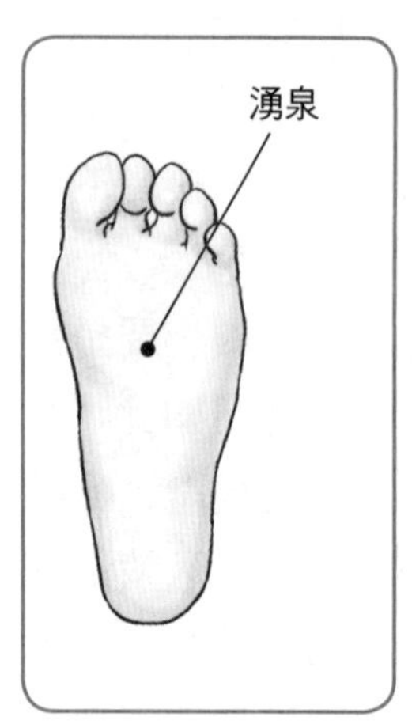

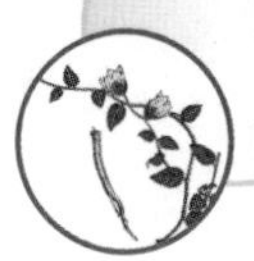

老中醫推薦方

增效食療方

冬瓜牛肉羹

【具體作法】冬瓜250克，牛肉500克，豆豉50克，蔥白、低納鹽、醋各適量。將冬瓜去皮，牛肉洗淨，二者分別切碎，加水、豆豉、蔥白共煮作羹。牛肉蘸醋食，飲湯，空腹食。

【功效】具有清熱解毒、利尿消腫的功效，適於急性膀胱炎。

青豆粥

【具體作法】青豆或者未成熟的黃豆50克，小麥50克，通草5克，白糖少許。先以水煮通草去渣取汁，用汁煮青豆、小麥為粥，加白糖少許，攪勻即可食用。

【功效】幫助緩解尿頻等膀胱炎症狀。

車前子粥

【具體作法】車前子10～15克，白米50克。車前子布包入砂鍋內，煎取汁，去車前子，加入白米，兌水，煮為稀粥。

【功效】有助於幫助膀胱炎患者恢復身體功能。

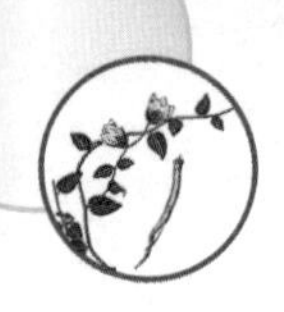

18 慢性腎炎，粥、湯調補有妙方

患者小檔案

症狀：慢性腎炎。

應驗小偏方：鮮薺菜90克，白米100克。將鮮薺菜擇洗乾淨，切成2公分的段；將白米淘洗乾淨，放入鍋中，加水適量；把切好的薺菜放入鍋中，置大火上煮沸，再用小火熬煮至熟，即可食用。每日2次，溫熱服食。適用於慢性腎炎、水腫及肺、胃出血等症。

王伯伯年輕時身體一直不錯，為了照顧年邁的父母，撫育兒女，把大多的精力都用在了家人身上，出現感冒、發燒等小病就只是自己撐著，並不看醫生。但就在去年，他總感覺反覆腰痛、腰痠，低燒，面部水腫也很嚴重，到醫院檢查後診斷為慢性腎炎。住院、用藥治療一段時間後，仍然時輕時重，反覆發作，錢花了不少，漸漸地不堪重負，回家調養，所以，家人也幫忙打聽療治偏方。

後來，聽一個朋友說我這裡有很多小偏方可以治病，於是便抱著一絲希望來到我的診所。

我了解情況後，告訴王伯伯，慢性腎炎又叫慢性腎小球腎炎，是一組多病因的慢性腎小球病變為主的腎小球疾病，但多數患者病因不明，與鏈球菌感染並無明確關係。

中醫認為，慢性腎炎主要是因為外邪傷及日久，臟腑功能虛損，尤其是脾腎虛所致。因為體虛又感外邪而引起，或因房事勞倦重傷脾腎而引起，日久可傷及肺、肝、心等臟腑，以致五臟功能受損，氣血運行滯澀，水液精津失布，形成慢性腎炎。

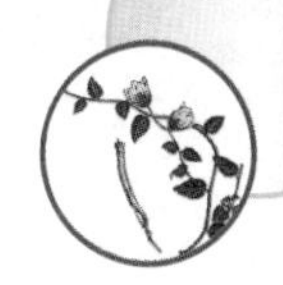

俗話說：「三分病七分養」，在配合醫生治療外，患者應做到「離中虛，坎中滿」，離中虛，指時常保持一顆謙虛之心；坎中滿，即指腎精充足。簡單地說，就是要常保持一顆謙虛之心，使心無掛礙，自由不拘，同時要兼顧陰陽調和，注意補血補氣。這才是養腎陽的最好心法。飲食方面，需要維持均衡飲食原則：優質低蛋白、低鹽、低磷、高熱量飲食，以減輕腎臟負擔，延緩腎功能的進一步減退。

接著，我推薦王伯伯常在家中食粥調養，粥食有補脾胃、養五臟、壯氣力的良好功效，這在我國唐代醫藥學家孫思邈的《千金方・食治》和《食鑑本草》中都有相似的記載。我給王伯伯推薦兩款既補腎又作法簡單的粥品。

具體作法：

❶薺菜粥：鮮薺菜90克，白米100克。將鮮薺菜擇洗乾淨，切成2公分的段；將白米淘洗乾淨，放入鍋中，加水適量；把切好的薺菜放入鍋中，置大火上煮沸，再用小火熬煮至熟，即可食用。每日2次，溫熱服食。適用於慢性腎炎、水腫及肺、胃出血等症。

❷黑芝麻茯苓粥：黑芝麻6克，茯苓20克，白米60克。茯苓切碎，放入鍋內煎湯；再放入黑芝麻、白米煮粥即成。每日2次，早晚餐食用，連服15天。適用於慢性腎炎引起的精神委靡患者。不過，喝粥不宜太燙，人的口腔、食道、胃黏膜最高只能忍受60℃的溫度，超過這個溫度就會造成黏膜燙傷甚至消化道黏膜惡變。

老中醫推薦方

增效經穴方

【具體操作】

❶取俯臥位，以捏法在膀胱經和督脈循行線上施行手法，每一

手法由3遍增至5遍，多用輕緩的補法。

❷**取俯臥位**，在腎俞、氣海俞、大腸俞、小腸俞、腰俞、腰眼、命門等穴用力按揉，以痠脹為準。

❸**取仰臥位**，在腹部氣海、關元等穴揉摩，以局部發熱為準。

【功效】滋補肝腎，活血化瘀，調養慢性腎炎。

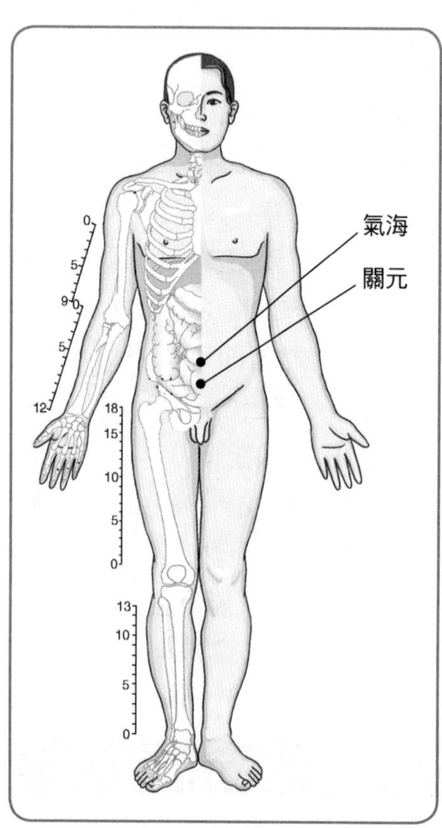

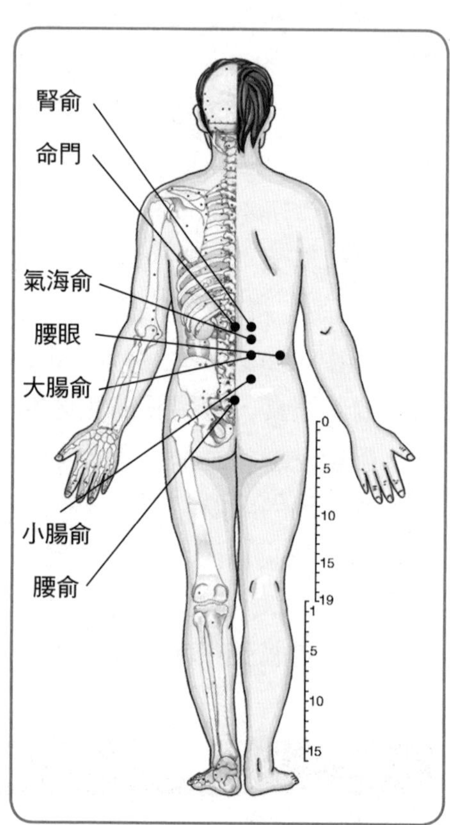

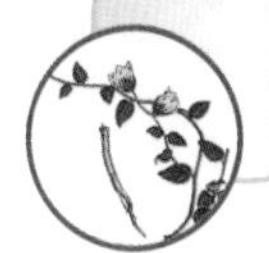

19 得了腎結石，補充鈣質，多喝檸檬汁

患者小檔案

症狀：腎結石，伴有腹痛、腰痠。

應驗小偏方：新鮮檸檬1個，鹽少許。將檸檬用鹽水浸泡30分鐘，洗淨外皮，切成小塊，放入果蔬攪拌機中，榨成汁，濾出，兑適量涼開水即可飲用。

小孟大學學的是電腦專業，畢業以後又自學了程式設計，現在在一家IT公司上班。她身材匀稱，體重標準，例行體檢也沒發現什麼問題。但幾個月前，總是肚子脹，肚子痛，去醫院檢查，左腎竟然有一顆0.6×0.5公分大小的結石。當時醫生給開了些藥，儘管應付差事吃了一點，卻因為效果不佳而放棄了。

最近又有腰痛感，這才來找我調治。據統計，10位男士中就有1個是腎結石患者，而20位女士中才有1位是腎結石患者。「小孟，你不用有什麼心理負擔。」我安慰她，要想治好腎結石並不困難。當然，要預防它的復發，則的確需要付出很大精力。我這裡就有個有效且味美的排結石偏方，已經幫助了很多腎結石患者。你不妨常喝檸檬汁，這是一個控制腎結石復發的好方法。

研究發現，檸檬汁能讓有著腎結石的患者較慢生出新的結石。對那些易於形成腎結石的人來說，檸檬汁也有其他的作用，檸檬汁提高了尿液中檸檬酸鹽的濃度，從而達到了抑制腎結石形成的效果。

具體作法：

取新鮮檸檬1個，鹽少許。將檸檬用鹽水浸泡30分鐘，洗淨外

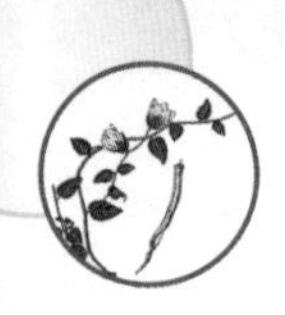

皮，切成小塊，放入果蔬攪拌機中，榨成汁，濾出，兌適量涼開水即可飲用。小孟回去後，按照我說的方法，再配合西藥治療，果然病情得到控制，並日漸好轉。

這裡再多說幾句，要想徹底與腎結石說拜拜，需要養成良好的日常習慣。一是多喝水，在氣候炎熱的季節或大量運動、出汗後更應多飲水，避免尿液過分濃縮，防止尿中晶體沉積；二是減少高尿酸及高草酸等食物的攝取，例如少吃豆腐、濃茶、濃咖啡等；三是定期進行尿常規檢查，及早發現並進行治療。

老中醫推薦方

增效食療方

冬瓜燉鯉魚

【具體作法】鯉魚1條，黃豆50克，冬瓜200克，蔥白適量。鯉魚刮鱗去內臟，同黃豆、冬瓜共煮湯，調入蔥末、低納鹽少許食用。每天1劑，半月為1療程。

【功效】對腎結石水腫者適宜。

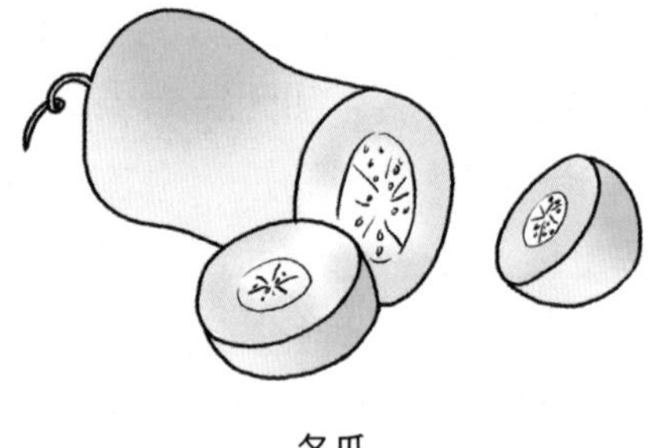

冬瓜

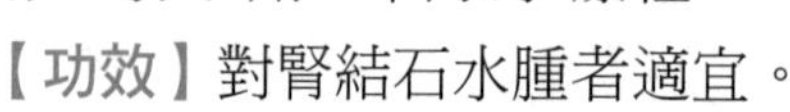

白糖芹菜汁

【具體作法】芹菜100克，白糖20克。芹菜切碎擠汁，每次15CC，加糖調味飲服。每天2~3次，10天為1療程。

【功效】適宜腎結石伴高血壓者。

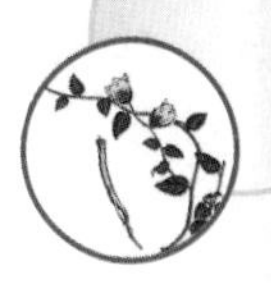

20 患上腎囊腫，面部按摩手到病除

患者小檔案

症狀：腎囊腫。

應驗小偏方：❶將兩手搓熱，手指併攏，手掌攤開，緊貼面部，以雙手中指的指腹部為先導，分別從鼻翼兩旁的迎香穴開始，沿鼻柱兩側緣向上推擦，經目內眥、眉頭等處到達前額部。然後兩手左右分開，橫推至兩鬢，兩掌心也隨之掩眼而過，由兩鬢再向下，經過顳部的太陽穴及耳前、面頰等部，返回到鼻翼兩旁之起點。❷服用六味地黃湯（或金匱腎氣湯）。

33歲的陳漢最近為一件事坐立不安，他在公司體檢報告中看到：他的腎上有一個小囊腫。儘管體檢的醫生告訴他沒什麼大問題，可是陳漢還是有很多顧慮：這囊腫裡面是什麼？是不是還要做手術切除？不切會不會惡變成腫瘤？

這裡，先來解答一下陳漢的問題，腎囊腫是腎臟內出現大小不等的與外界不相通的囊性腫塊的總稱。常見的腎囊腫可分為成人型多囊腎、單純性腎囊腫和獲得性腎囊腫。中醫學認為，腎囊腫發病與腎精虧虛、氣血不暢、痰濁內生、脈絡瘀阻有關。單純的手術治療治標不治本，不能從根本上抑制囊腫的增大，因此最好應用中西醫結合治療，在活血化瘀藥為主的基礎上，加以六味地黃湯（或金匱腎氣湯）等中醫方式輔助治療。

六味地黃丸是補腎名方，由熟地黃、山茱萸、山藥、澤瀉、丹皮、茯苓這六味中藥組成。

具體作法：熟地黃160克，山茱萸（製）、山藥各80克，牡丹皮、茯苓、澤瀉各60克。以上六味，粉碎成細粉，過篩，混勻。每

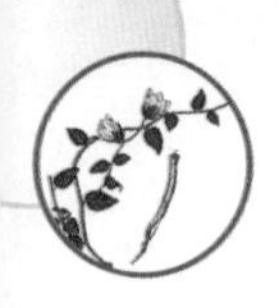

100克粉末加蜂蜜35～50克與適量的水
蜜丸；或加蜂蜜80～110克製成小蜜
味甜而酸。口服，水蜜丸每次6克，
每次9克，大蜜丸每次1丸，每日2次
咽乾、口燥、潮熱、盜汗、舌紅苔少
火上炎症狀者不宜服用。

山藥

要注意的是，日常生活中，患者應當適量的飲水，要注意飲食的營養均衡，可進食含優質蛋白的食物，多吃高纖維、高維生素、低脂低糖的食物。避免食用過鹹的食物，像是辣椒、酒類、蝦蟹等辛辣刺激的食物也不能吃。

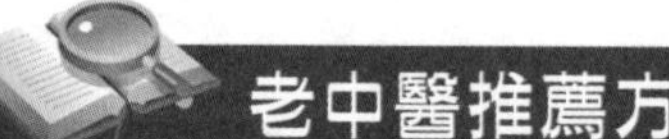

老中醫推薦方

增效經穴方

【具體操作】

將兩手搓熱，手指併攏，手掌攤開，緊貼面部，以雙手中指的指腹部為先導，分別從鼻翼兩旁的迎香穴開始，沿鼻柱兩側緣向上推擦，經目內眥、眉頭等處到達前額部。然後兩手左右分開，橫推至兩鬢，兩掌心也隨之掩眼而過，由兩鬢再向下，經過顳部的太陽穴及耳前、面頰等部，返回到鼻翼兩旁之起點。這個方法雖然做起來有些麻煩，但只要持續鍛鍊，不僅對腎囊腫有療效，身心也會倍加舒暢。

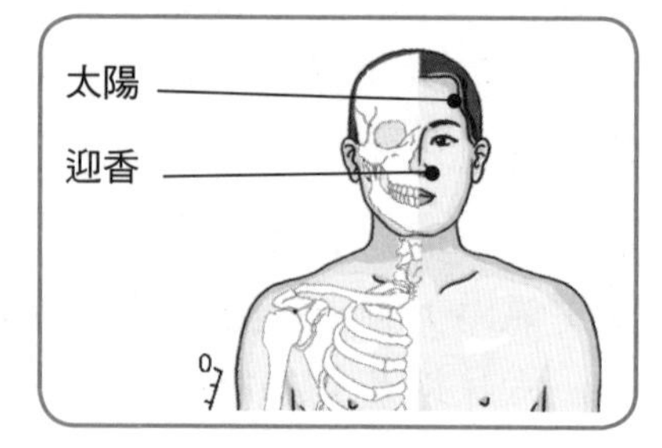

【功效】益氣養腎。輔助治療腎囊腫。

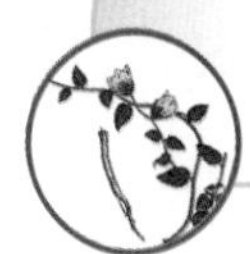

21 風濕性關節炎，生薑藥酒助保暖

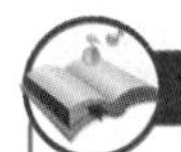

患者小檔案

症狀：風濕性關節炎。

應驗小偏方：❶生薑加蔥熱敷。取鮮生薑、鮮蔥白，按1：3的比例配用，混合搗爛如泥，趁熱敷在患處，每48小時更換一次。❷茄子根酒：取茄子根90克，高粱酒500CC，將茄子根浸高粱酒中，密封7天後即可飲用。每次25CC，1日2次。❸石菖蒲酒：取石菖蒲200克，高粱酒1000CC。將石菖蒲裝入布袋，置於容器中，加入60度左右的高粱酒密封，半月後啟用。每天早、晚飲用2～3小杯。

前一段時間，在社區公園散步的時候，經常碰到一個穿超短裙的漂亮女孩子，當時，就聽到她媽媽勸她說那樣膝蓋受不了，別把自己身體凍壞了，甚至說，現在不聽話，到老了得關節炎你就知道厲害了。但現在的孩子都任性，這是個通病，自然沒有將這樣的話放在心上。

沒過多久，就聽鄰居問她媽媽怎麼小玲沒有來，才得知她最近腿上、臀部關節處莫名其妙地腫了起來，又麻又癢的，難受極了。一碰冷水就更厲害了，甚至不停地抖動。她媽媽給她採取泡腳、理療之類的方法，折騰了兩個月都沒什麼效果。既然是炎症，就要儘快消腫止痛。

我告訴了她媽媽一個值得試試的方法：生薑加蔥熱敷。取鮮生薑、鮮蔥白，按1：3的比例配用，混合搗爛如泥，趁熱敷在患處，每48小時更換一次。生薑味辛性溫，能發散風寒，化痰止咳，還能溫中止嘔，解毒，刺激微血管的感官，加快血液循環，帶走血液中

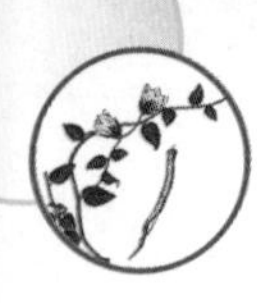

新陳代謝的垃圾，對於風濕性關節炎有很大的輔助療效。

此外，一些古方藥酒對風濕性關節炎也有不錯的治療效果。在此為大家介紹兩種：

❶**茄子根酒**：取茄子根90克，高粱酒500CC，將茄子根浸高粱酒中，密封7天後即可飲用。每次25CC，1日2次。

❷**石菖蒲酒**：取石菖蒲200克，高粱酒1000CC。將石菖蒲裝入布袋，至於容器中，加入60度左右的高粱酒密封，半月後啟用。每天早、晚飲用2～3小杯，1000CC藥酒可飲1個月。

溫馨提醒

古人常說：「寒多自下而生。」這與現代醫學所認為的人體下部血液循環較上部為差，易受寒冷侵襲的觀點相吻合。因此，要預防風濕性關節炎，就要適時增添衣物，特別注意下半身保暖。

老中醫推薦方

增效經穴方

【具體操作】

❶**火罐法**：腰上部位及上肢關節炎取大椎、身柱、膈俞以及病變局部穴位（肩關節選肩外俞、肩貞、天宗；肘關節選曲澤、曲池、天井、手三里；腕關節選陽池、外關、陽溪）；腰下部位及下肢關節炎取脾俞、三焦俞、志室、腎俞以及病變局部穴位（膝關節選血海、膝眼、梁丘、陽陵泉、委中；踝及蹠關節選三陰交、承山、崑崙），用閃火法拔罐或用抽氣罐法。

❷**針罐法**：取大椎、肝俞、腎俞、關元、膝眼、陽陵泉、崑

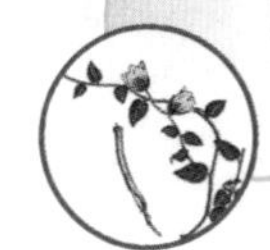

崙、局部壓痛點（阿是穴），消毒後，用毫針針刺，再用閃火法拔罐。

【功效】活血化瘀，消腫止痛。治療風濕性關節炎。

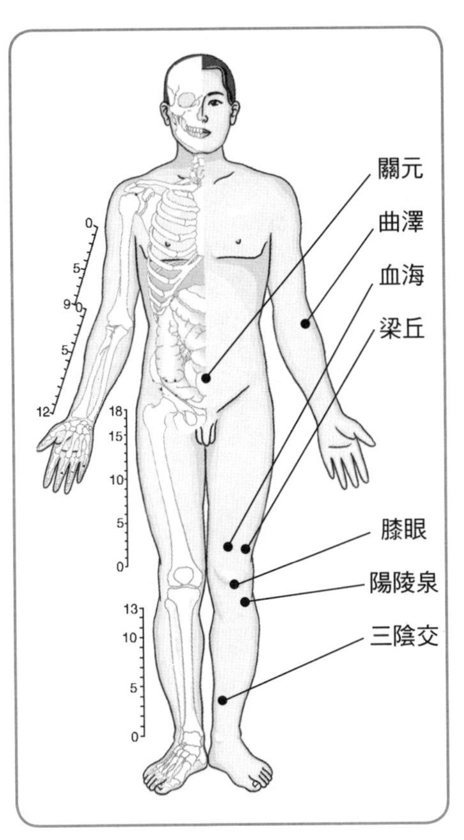

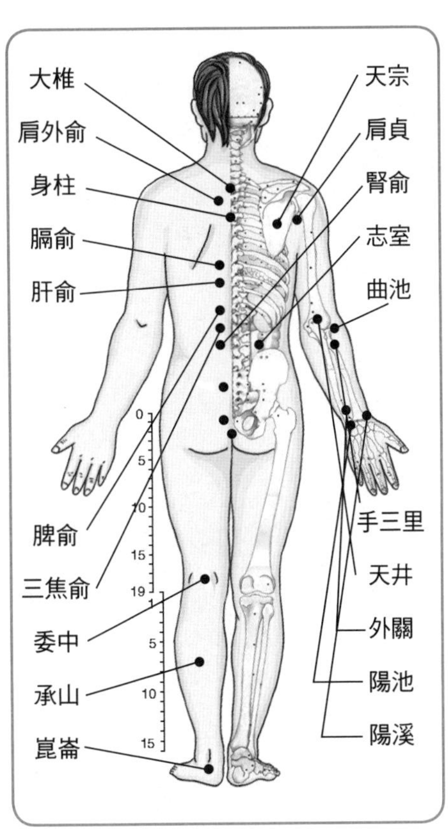

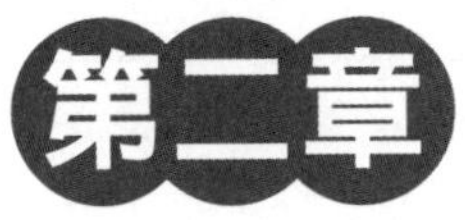

第二章

外科小偏方，日常傷痛一掃而光

外科疾病總讓我們坐立不安，本章為你介紹一些防治外科病的小偏方，讓你輕鬆解決它們，健康舒適地生活！

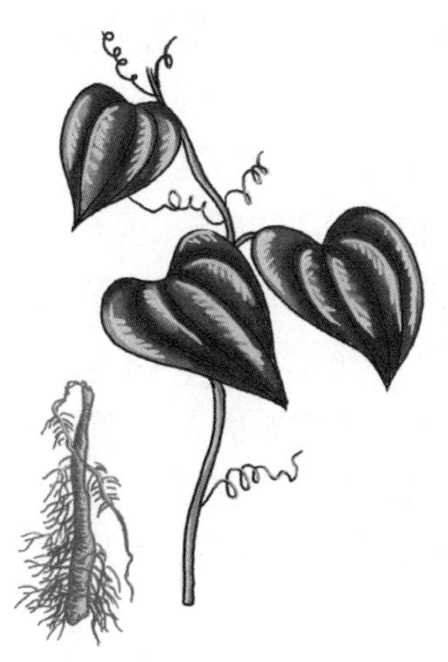

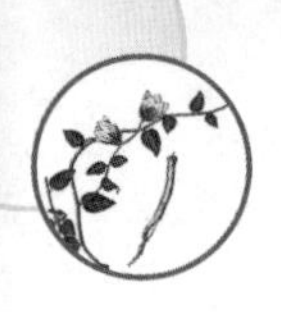

1 輕鬆除痔瘡，更顯人生本色

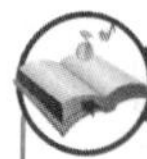

患者小檔案

症狀：痔瘡。

應驗小偏方：水菖蒲根200克，加2公升水，煎沸後10分鐘去渣，取藥液先熏後坐浴10~20分鐘。每日2次，連洗1~3天。

小輝是四川人，特別愛吃麻辣，抽菸、喝酒也來者不拒。也許正因如此「火辣」的飲食習慣，導致他便後疼痛難忍。起初，他買了點藥外敷肛門，效果還不錯，可後來除了能輕度止血和輕度止痛外，幾乎就和安慰劑無異。

他這才發現肛門周圍長了一些肉狀物質，一查才知道是痔瘡。隨著時間的推移，痔瘡越來越嚴重，疼痛也越來越難忍，治療時輕些，不治時復發，屢治屢發，總難奏效。小輝連做手術的想法都有了，可是考慮到手術的復發率和不良反應還是忍了，幾經周折後想起了偏方。

小偏方也能治療痔瘡？其實痔瘡就是在肛門或肛門附近因為壓力而伸出隆起的正常血管，類似腿部的靜脈曲張。此病多由不正當的動作（比如上廁所看書報、久站久坐）、飲食生活沒有規律所致。由於痔的發生部位不同，可分內痔、外痔和混合痔。內痔生於肛門齒線以上，外痔位於齒線以下，混合痔是指痔上靜脈叢與痔下靜脈叢吻合相通，在同一部位內外痔同時存在。

針對小輝的病情，有這麼兩個小偏方值得一試：

❶水菖蒲根200克（鮮者加倍），加水2000CC，煎沸後10分鐘去渣（藥渣可保留作第2次用，1劑藥連用2次），取藥液先薰後坐浴10～20分鐘。坐浴時取1小塊藥棉，來回擦洗肛門，洗完後藥液可保

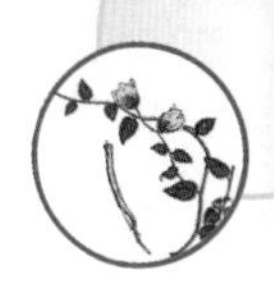

留，下次煮開消毒後可重複使用。每天2次，連洗1～3天。就臨床治療效果來看，反應甚好。

❷取生黃耆9～12克，地龍6克。將生黃耆煮水，三碗水煮成兩碗，將地龍碾成粉末或者剁成粉末，一同服用。每天睡前喝1次，連續喝3天，能除痔核附近的污垢，有效預防其產生炎症，還能促進血液循環，排出身體深處的毒素，抑制血栓的形成。一般7～10天痔瘡明顯減輕。

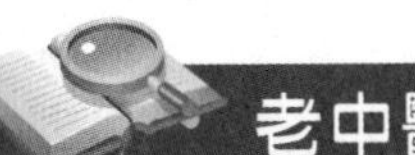

老中醫推薦方

增效食療方

銀耳紅棗湯

【具體作法】銀耳100克，紅棗50克。先將銀耳冷水脹發洗淨，與紅棗一同小火煨爛，分次服用，每日2次。

【功效】滋陰生津，益氣止血。主治內痔出血屬虛症，伴有氣短、乏力者。

馬齒莧魚腥草

【具體作法】鮮馬齒莧、鮮魚腥草各250克，麻油、醬油、醋、白糖等調味料各適量。鮮馬齒莧、鮮魚腥草同入沸水中稍汆，撈出待涼，放入調味料拌勻，分頓佐餐。

【功效】清熱解毒，散血消腫。馬齒莧清熱解毒，散血消腫；魚腥草清解熱毒。兩者配合，可增強其清熱解毒之功，適用於實熱痔瘡患者。

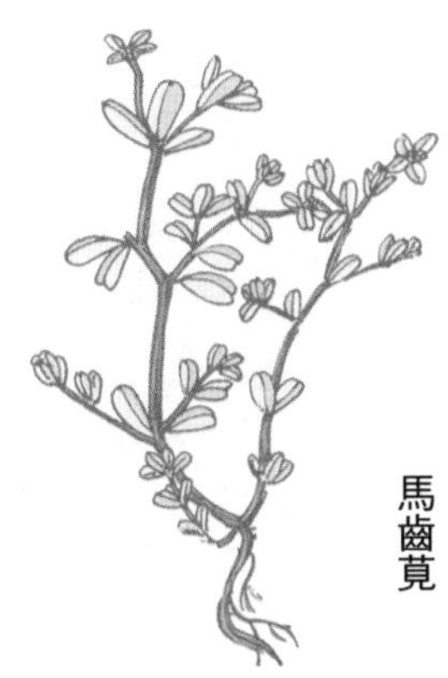
馬齒莧

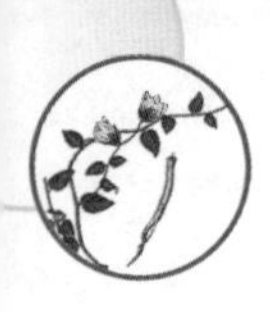

綠豆薏仁湯

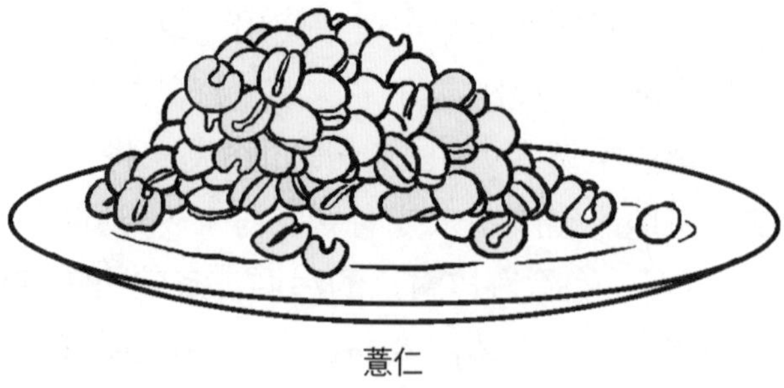

薏仁

【具體作法】綠豆50克，薏仁30克，豬大腸250克。將豬大腸洗淨，綠豆、薏仁用水浸泡，然後放入腸內並加少許水（以便煮發綠豆、薏仁），腸兩端用線紮緊，用砂鍋加水煮爛熟後食用。每日1劑，連食7～8日。

【功效】滋陰生津，潤腸通便。適用於濕熱型痔瘡。症見肛門墜脹灼痛、便血、大便乾結或溏、小便短赤、口乾苦。

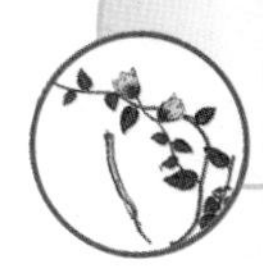

2 熱敷，治療頸椎疼痛效果好

患者小檔案

症狀：頸椎病，頸部有沉重麻木感，時而會有頭暈噁心的症狀。

應驗小偏方：❶取米醋300～500CC，準備一塊棉紗布（或純棉毛巾）浸入米醋中，然後平敷在頸部肌肉疼痛處，上面用一個70～80℃的熱水袋熱敷，保持局部溫熱20～30分鐘。❷吹風機對著頭頸慢慢地吹，邊吹邊轉動頭頸，上下左右盡量轉足，時間約5分鐘。

小李在銀行上班，常以一副「俯首甘為孺子牛」的姿勢工作。半年前，小李開始突然感覺頸部特別沉重，用手輕輕一按會有明顯的麻木疼痛感，有時還伴有頭暈、眼花。一個偶然的機會，在幫家人拿幾片感冒藥的時候，跟社區老醫生說起自己的不適，老醫生讓小李拍了X光片。X光片顯示頸椎生理曲度變直，椎體緣骨質增生，確診為「頸－心綜合症」，即頸椎病引起的心動過速。

小李聽說小偏方能治大病，所以，想起用偏方療治。「您這麼年輕，氣色也很健康，我看是由於肌肉緊張造成的。」於是，我給了他一個小偏方——米醋熱敷。

具體作法：取米醋300～500CC，準備一塊棉紗布（或純棉毛巾）浸入米醋中，然後平敷在頸部肌肉疼痛處，上面用一個70～80℃的熱水袋熱敷，保持局部溫熱20～30分鐘。熱水的溫度以局部皮膚感覺不燙為準，必要時可及時更換熱水袋中的熱水。熱敷的同時，也可以配合活動頸部。

一般治療1～2次，疼痛即可緩解。除了上面的這個方法，使用

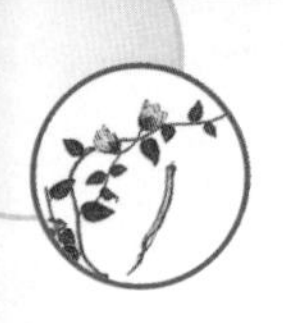

吹風機也能幫助穩定神經系統，緩解頸部肌肉緊張、痠痛狀態。當你感覺頸椎疼痛時，可以試著利用家中的吹風機對著頭頸慢慢地吹，距離以皮膚能夠適應的熱度為宜，邊吹邊轉動頭頸，上下左右盡量轉動，時間約5分鐘。

當然，吹風機使用起來比較吵鬧，上班時用的話可能會影響別人。有沒有靜悄悄的辦法呢？當然有。縫個布袋，裝一兩斤粗鹽，使用前先放在微波爐裡加熱，然後輕輕敷在頸肩部疼痛部位，再用電風扇吹就不會發出雜音了。

我還告訴小李，日常生活中，要避免枕高枕頭睡覺的不良習慣，高枕頭使頭部前屈，有加速頸椎退變的可能。在工作中，要注意休息，常做頭及雙上肢的前屈、後伸及旋轉運動，以自覺痠脹為好，這樣可改善頸部的血液循環，鬆解黏連和痙攣的軟組織，對防治頸肩痠痛有很好的輔助作用。

如果還是做不到，那就起來四處活動一下，去倒杯開水，與同事聊聊天，總之，不可以半天都坐在那不動，否則，肌肉會疲勞，整個脊椎更疲勞，用不了多久，頭痛、頭暈、乏力等隨之而來，最後向你亮起健康的警示燈。

老中醫推薦方

增效食療方

丹參山楂粥

【具體作法】生山楂50克，丹參30克，白米100克，冰糖適量。將生山楂、丹參洗淨，再將丹參入鍋，加水適量，用小火煎煮40分鐘，除渣取汁。再放山楂片與洗淨的白米，加水適量，先用大火煮沸，再用小火煮成粥，後加冰糖調勻即可。早晚2次分食。

【功效】活血化瘀，通經止痛。適用於氣滯血瘀型頸椎病。

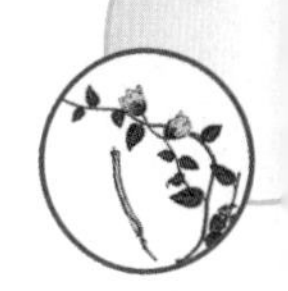

當歸川芎燉老鴨

【具體作法】老鴨1隻，當歸15克，川芎10克，紅花5克，料理酒、低納鹽、胡椒粉、薑片、蔥段各適量。將當歸、川芎、紅花洗淨，隔水蒸煮30分鐘，備用。將老鴨去毛及內臟，把當歸、川芎、紅花及洗淨的薑片、蔥段塞入鴨腹中，入鍋加清水淹沒，大火燒沸後，撇去浮沫，加入料理酒，小火煨煮30分鐘後，調入低納鹽，繼續燉煮至鴨肉酥爛，調入鹽、胡椒粉即可。佐餐當菜，隨量食用。

【功效】活血化瘀，滋補肝腎。適用於氣滯血瘀兼有肝腎虧虛型頸椎病。

葛根靈仙湯

【具體作法】葛根24克，伸筋草、白芍、丹參各15克，秦艽、靈仙、桑枝、雞血藤各12克。每日1劑，水煎，分早晚2次溫服。藥渣用布包煎湯，早晚用毛巾蘸藥熱敷頸部及肩部肌肉，每次20分鐘，10天為1個療程。

【功效】祛風散寒除濕，舒筋活血，強筋壯骨。主治各型頸椎病。

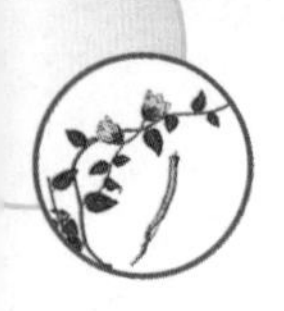

3 產後腰痠背痛，膀胱經「通則不痛」

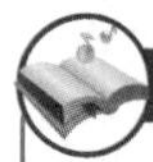

患者小檔案

症狀：產後腰痠背痛。

應驗小偏方：❶兩手四指握大拇指成拳，以拳背部有節奏地叩擊腰部脊柱兩側到骶部，左右皆叩擊36次。意守腰骶部。❷兩手相互摩擦至熱，用兩手扠腰，大拇指在前，四指按在兩則腎俞穴處，先順時針方向旋轉腰臀部9次，再逆時針方向旋轉腰臀部9次，連做36次。意想腰部盡量放鬆。❸練習倒走，將腰部和臀部反覆抬高呈弓狀。

麗娜懷孕時，腰部總是隱隱作痛，大家都以為是寶寶的重量增加了腰部的負擔，腰才會痛，生完孩子也許會慢慢緩解，忍忍就過去了。生產後，麗娜也和其他的新媽媽一樣，忘情而快樂地投入到初為人母的忙碌中，將懷孕時的腰痛以及醫生的一些產後囑咐全然拋在腦後。沒過多長時間，麗娜感覺腰部痛得厲害，還經常感覺腿有點麻痛，一彎腰更痛，甚至無法再抱寶寶了。

中醫常說：「女為陰體，易受寒濕。」女性的腰部生來就比男性脆弱，再加上經歷過生產，女性的腰部更應是保護重點。不過，在現實生活中，像麗娜這樣，腰部痠痛、麻脹的女性不在少數。有何小偏方予以緩解呢？

打通膀胱經是個好辦法。膀胱經起於內眼角的睛明穴，止於足小趾尖的至陰穴，循行經過頭、頸、背部、腿足部，左右對稱，是十二經脈中穴位最多的一條經絡。

具體作法：兩手握拳，以拳背部有節奏地叩擊腰部脊柱兩側到骶部，左右皆叩擊36次。也可以採取以下方法：兩手相互摩擦至

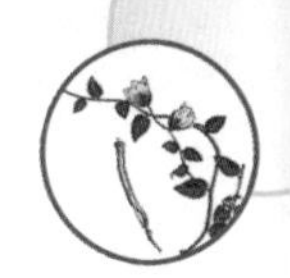

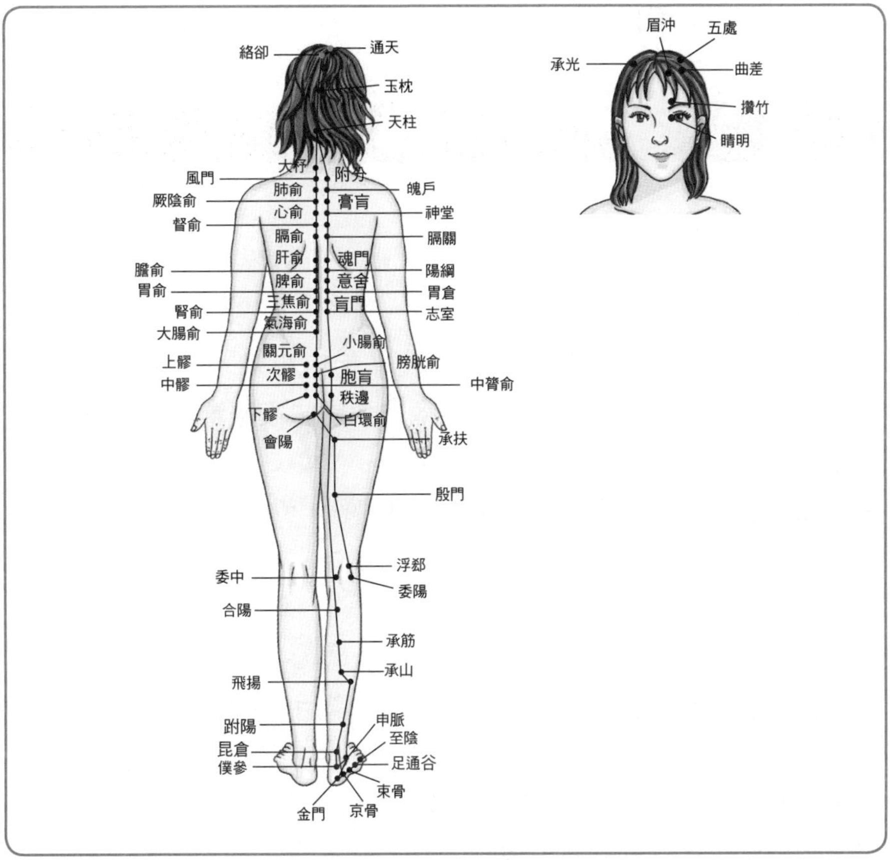

絡卻 通天 玉枕 天柱
眉沖 五處 承光 曲差 攢竹 睛明
風門 大杼 附分
厥陰俞 肺俞 魄戶
督俞 心俞 膏肓 神堂
膈俞 膈關
膽俞 肝俞 魂門 陽綱
胃俞 脾俞 意舍 胃倉
腎俞 三焦俞 盲門 志室
大腸俞 氣海俞
關元俞 小腸俞
上髎 膀胱俞
中髎 次髎 胞盲 中膂俞
下髎 秩邊 白環俞
會陽 承扶
殷門
委中 浮郄 委陽
合陽 承筋 承山
飛揚
跗陽 申脈 至陰
昆侖 足通谷
僕參 束骨
金門 京骨

熱，用兩手扠腰，大拇指在前，四指按在兩則腎俞穴處，先順時針方向旋轉腰臀部9次，再逆時針方向旋轉腰臀部9次，連做36次。

做這些運動時，要意守腰骶部，想像著正在無限放鬆。這樣既可緩解疲勞，又能使肌肉韌度增強，達到舒筋活血、滑利關節、強健腰肌的功效。

此外，腰痛患者還可練習以下動作：練習倒走，將腰部和臀部反覆抬高呈弓狀，這幾種方式都能有效預防腰痛，特別是倒走，倒走過程中可以有效矯正腰（腰椎前凸）的不正確姿勢，減低骨盆前傾和腰椎前凸，同時還能鍛鍊自身肌肉，使慢性腰痛得到有效緩解和治療。我也常常向我的患者推薦這個法子，由於持續倒走鍛鍊而

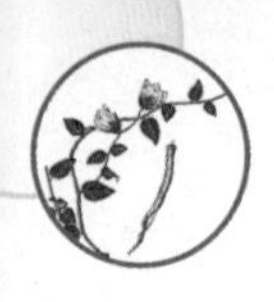

擺脫腰痛的例子不勝枚舉。

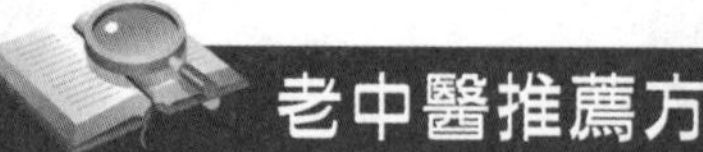

老中醫推薦方

增效食療方

枸杞牛肉粥

【具體作法】牛肉丁50克，糯米100克，枸杞20克。牛肉丁、糯米共煮粥，待粥煮好時放入枸杞，再共煮成粥調味後服食。每天服2次，溫熱食用。

【功效】滋陰補腎。適用於肝腎虧虛型腰腿疼，尤其適用於腰痠腿困、下肢痿軟者。

杜仲腰花

【具體作法】豬腰2個，炒黑杜仲25克，食用油1大匙，蔥、薑、鹽各適量。豬腰剖開，剔除筋膜後，入清水中浸泡；杜仲加兩碗半水煮20分鐘後瀝汁，1大匙油（麻油或菜籽油）爆香蔥、薑，下腰花炒勻，淋入杜仲水及少許鹽，燒開即可。

【功效】補虛助陽，止痛。對腰虛無力、眩暈、尿頻等症均有效用，產婦坐月子食用此膳可防日後腰痠背痛。

當歸杜仲湯

【具體作法】全當歸、杜仲、川續斷各15克，麻黃、肉桂各6克，地龍、蘇木、穿山甲、烏梢蛇各10克，紅花、桃仁各12克，生甘草5克。將上藥水煎3次後，合併藥液，分2～3次溫服，每日1劑。1週為1個療程。

【功效】補腎健脾，利水除濕，通絡止痛。主治腰腿疼。

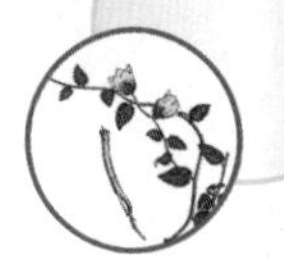

4 按摩加食療，不再怕閃腰

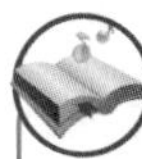

患者小檔案

症狀：閃腰，腰部僵直，不能活動，稍動即會很痛。

應驗小偏方：❶先按摩腰部脊柱兩側肌肉幾分鐘，再握住患者的雙踝，使其膝關節屈膝至120度以上，反覆屈曲幾次，突然迅速用力向後拉伸，使其腹部抬離床面，如此反覆做1～5次。

❷取豬腰（即豬腎）2個，枸杞葉150克。將豬腰洗淨切塊，同枸杞葉加水燉湯，再加少許鹽調味，每天早晚2次食用，每次大約500克為最佳。

現代人由於缺乏運動，或長時間保持一種姿勢，導致腰部韌帶變得很「脆弱」，而腰部又是健康的敏感區，活動過量或抬重物時容易損傷軟組織，造成閃腰的事情也是頻頻發生。我就遇到過這事。

有一回與朋友王先生一起坐火車旅遊。沒想到，40多歲的他睡了一夜，早晨起來就腰痛，腿也痛，稍微一動就被「閃」了一下，疼痛就由臀部沿大腿外側向小腿和踝關節延伸，還伴有小腿和足的無力和麻木。

基於此，立即為他做了調理：

具體作法：俯臥，順手將枕頭墊在腰下，開始上下按摩腰部脊柱兩側肌肉，隨後握住他的雙踝，使其膝關節屈膝至120度以上，反覆屈曲幾次，突然迅速用力向後拉伸，使其腹部抬離床面，如此反覆做1～5次，他的壓痛及牽引痛明顯減輕了。之後，我叮囑他，回家後可將薑片烤熱後貼在扭傷處，有止痛療傷的效果。還得注意腰部保暖，不要受涼，最好臥床休息兩天，不要擅自做腰部旋轉活

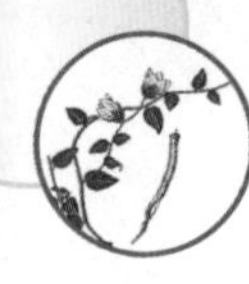

動。

另外，由於他夫人是遠近聞名的廚師，於是我又給他開了一個食療的方子，就是枸杞豬腰湯。步驟比較複雜，不過對於廚師來說就是輕而一舉了。

具體作法：取豬腰（即豬腎）2個，枸杞葉150克。首先將豬腰洗淨切塊，然後與枸杞葉加水燉湯，再加少許鹽調味就好了，每天早晚2次，每次大約500克為最佳。

這個偏方裡選用豬腰子，一方面是因為價格便宜，且很容易買到，另一方面因為它富含蛋白質、脂肪、碳水化合物、鈣、磷、鐵和維生素等營養物質，對於中老年人扭傷後的肌肉補養來說是最合適的選擇。枸杞葉就更好了，它味甘、苦，性涼，具有解熱、預防動脈硬化的功效。中醫常用它來治療肝腎陰虧、腰膝痠軟、頭暈、健忘、目眩、頭昏多淚、遺精等病症。

老中醫推薦方

增效食療方

丹皮杜仲

【具體作法】牡丹皮、杜仲、赤芍、川續斷、延胡索各15克，澤蘭、牛膝、紅花、桃仁、蘇木、台烏藥各10克，三七、乳香、沒藥各9克，生甘草6克。每日1劑，水煎，分2～3次口服。

【功效】強腎健骨，接續筋骨。主治急性腰扭傷。

雙烏止痛酒

【具體作法】制川烏、草烏、紅花各10克、川芎、當歸、牛膝各15克，黃耆18克，米酒1000CC。兼肩臂痛者加羌活15克，頸項痛加葛根30克，腰膝痠軟者加杜仲10克。將上述藥物加高粱酒浸泡7天後服

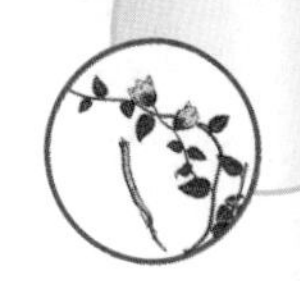

用。每次飲藥酒10～25CC，早晚各1次。如感覺口舌發麻宜減量。

【功效】溫經活血，益氣止痛。治療腰扭傷而無關節紅腫發熱的患者。

地鱉蟲當歸

【具體作法】地鱉蟲、川牛膝、桃仁、紅花、木香各10克，鹿角霜、川續斷各15克，當歸12克，川芎9克，雞血藤30克。每日1劑，水煎，分2～3次口服。

【功效】補益肝腎，活血止痛。主治急性腰扭傷，氣滯血瘀兼腎虛者。

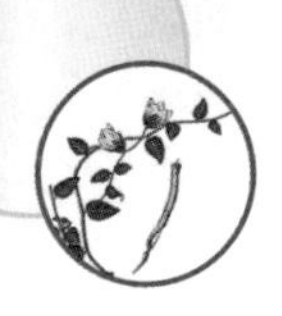

5 跌打損傷，有祕方

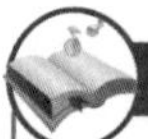

患者小檔案

症狀：跌打損傷，腳踝扭傷、摔傷。

應驗小偏方：❶取適量新鮮仙人掌，刮去外皮及刺，搗成糊狀，再均勻塗於乾淨布塊上，覆蓋於損傷部位固定包紮，每日塗抹2次。❷取核桃仁250克，板栗仁120克，一起搗爛，搓成丸，每次9克，每日3次嚼著吃。

小晴是我們社區出了名的超級籃球迷，每當看他奔跑在球場上，就能感受他散發出的一股青春活力。可是前不久，小晴不得已停頓下來了，原來在一次籃球比賽時，他不慎把腳給扭傷了，雖然沒傷到骨頭，也在醫院治療了，可是麻煩也來了。小晴的扭傷處腫得就像水煮的蘿蔔，謝媽媽著急得不得了，這才想起我這個老中醫的鄰居了。

這裡得多說一句，運動要講究運動的方式，同時，還要考量自己的體質。打個比方說，健康是水，身體就像一個蓄積健康的「水庫」，那麼，適度運動可以幫助「水庫」累積健康，而過度的運動則會衝垮「堤壩」，讓健康之水所剩無幾，甚至殆盡。

回到正題，很多人扭傷腳後都是先用力揉搓腫起來的地方，把瘀積的血揉開搓散；然後用熱毛巾敷，以活血消腫；最後強忍著疼痛走路和活動。但是，醫學證明這樣做是不妥當的，因為局部的小血管破裂出血後，會形成血腫，一般要經過24小時左右才能恢復。如果扭傷後立即用力揉搓、熱敷、強迫活動，勢必會在揉散一部分瘀血的同時加速出血和滲液，甚至加重血管的破裂，形成更大的血腫。

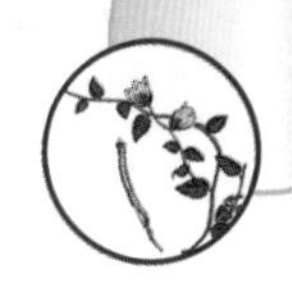

因此正確方法應該先冷敷，控制腫脹繼續擴大，減少內部的血腫形成，再貼些止痛膏，很快就能恢復。可是謝媽媽說小晴對膠布過敏，每次貼膏藥都會皮膚發癢。於是，我給了謝媽媽一則替代小偏方。

具體作法：取適量新鮮仙人掌，刮去外皮及刺，用搗蒜泥的蒜罐搗成泥糊狀，再均勻塗於乾淨布塊上，給小晴包上，每天晚上睡覺前再換一次藥，每天換兩次，幾天就能好。同時，我叮囑謝媽媽，讓她取核桃仁250克，板栗仁120克，一起搗爛，搓成丸，讓小晴帶到公司，空閒時間嚼著吃，每次9克為宜。

我們可不要小看這兩則小偏方，它對於恢復肌肉損傷是很有幫助的。先來說說仙人掌。仙人掌的莖、果實均含有能鎮痛和消炎的成分，對於急性軟組織損傷正好合適。有研究將它與扶他林乳膏（Voltaren,雙氯芬酸）進行過比較，結果顯示，仙人掌比扶他林鎮痛效果更好。而核桃仁、板栗仁等具有補腎髓功能，能達到強壯筋骨，促使患處肌肉損傷儘快復元的目的。

過了幾天，謝媽媽打電話說，小晴腳踝明顯消腫了！沒多久，小晴就又精神奕奕地拍著籃球進出社區了。不得不佩服啊，年輕人的活力就是好啊！

溫馨提醒

一般來講，如果活動足踝時雖然很疼，但並不劇烈，大多是軟組織損傷，可以不醫治。如果活動足踝時有劇疼，不可以站立和行走，疼在骨頭上，扭傷時有聲響，傷後迅速腫脹等，是骨折的表現，應馬上到醫院診治。

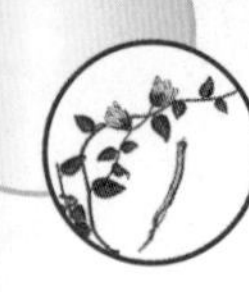

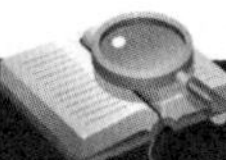

老中醫推薦方

增效驗方

當歸澤瀉湯

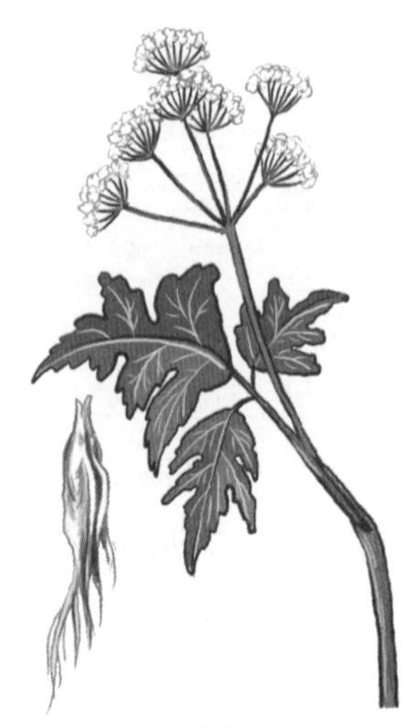

當歸

【具體作法】當歸、澤瀉各15克，川芎、紅花、桃仁、蘇木、牡丹皮各6克，黃酒30～60CC。每日1劑，水煎後，兌入黃酒混合均勻，分2次服下。頭部挫傷者，加藁本6克；腰部傷者，加杜仲6克；上肢傷者，加桂枝6克；胸脇部挫傷者，加白芥子6克；下肢傷者，加牛膝6克。

【功效】活血通絡，瀉熱止痛。主治軟組織損傷。

乳香當歸膏

【具體作法】乳香、沒藥、三稜、莪朮、木香、延胡索各250克，當歸、羌活、丁香、甘松、山柰各200克，生川烏、生草烏、紅花各300克，血竭400克，煅自然銅500克，冰片100克。將上藥除冰片外，全部晒（烘）燥後，碾成粉末，拌入冰片細末和勻。用適量液狀石蠟油（或凡士林、雞蛋清均可），將藥末調成糊狀（不鬆散為準），裝入藥罐內備用。根據傷痛部位大小，將軟膏均勻地攤在棉墊上，表面再放入適量的冰片粉末。紗布外層最好襯上一層塑膠薄膜，以免藥液滲出污染被服。一般2～3天換藥1次，直至病癒。骨折、脫位患者，應先行復位固定，再使用軟膏為妥。

【功效】調治跌打損傷。

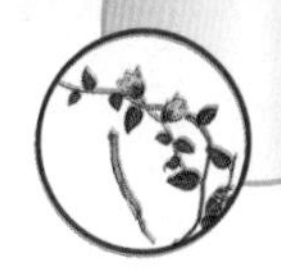

6 精油泡澡，趕走腰椎間盤突出

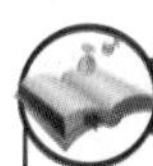

患者小檔案

症狀：腰椎間盤突出，腰部僵直、疼痛感，夜間睡眠不踏實。

應驗小偏方：在水中滴入洋甘菊精油3滴，薰衣草精油3滴，薄荷精油2滴。水量以沒過胃部為宜，水溫以26～34℃為宜，然後將身體慢慢浸入浴缸中，安靜地享受20分鐘。

陳先生是一名普通上班族，近來他總是覺得腰疼，剛開始並未在意，想著不能為這種小毛病請假看病。時間一長，晚上覺也睡不好，躺在床上翻來覆去，側臥、仰臥、平躺，用任何一種姿勢還是會覺得痛，有時不得不靠止疼藥來減輕疼痛感。但令他痛苦的是，腰疼已經慢慢開始影響他的工作，只要坐在電腦前打一會兒字，鑽心般的疼痛就如條小蛇一樣纏繞著他，使得他根本無法正常工作。

陳先生這種體驗，其實很多人都有，到底什麼原因呢？這不是一般意義上說的「不舒服」，而是腰椎間盤突出。不過他的椎間盤並沒有嚴重擠壓到神經。我告訴他不用擔心，在硬板床躺上幾天，注意別枕高枕頭，吃點消炎止痛藥，很快就沒問題了。

陳先生聽完總算舒了一口氣，可是他說自己胃不太好，止痛藥吃多了會胃痛，問我還有沒有其他方法。針對陳先生的情況，我給他介紹了幾個簡單的方法，不需要打針吃藥，只要每天持續腰部熱敷就可以。

具體作法：取沙子1000克，粗鹽250克，乾辣椒100克，花椒100克，生薑2片，一起炒熱，放入布袋。將布袋放在腰部進行熱敷。如果布袋太燙，可多加一兩層毛巾隔熱，以防燙傷。

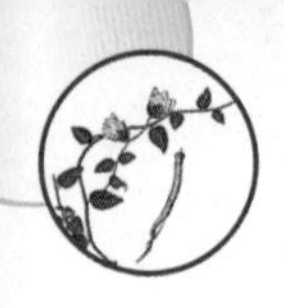

其實，還有一個紓緩腰椎疼痛的辦法，就是精油泡澡。精油泡澡也能有效改善腰部不適。在水中滴入洋甘菊精油3滴，薰衣草精油3滴，薄荷精油2滴。水量以沒過胃部為宜，水溫以26～34℃為宜，然後將身體慢慢浸入浴缸中，安靜地享受20分鐘，微微的發汗，這樣不僅有助於改善局部血液循環，排走那些產生疼痛的物質，還能排出毛孔裡的堵塞物，緩解情緒上的緊張，產生保健與美容的雙重效果。

我還告訴陳先生，腰椎間盤突出除了和生活習慣有關，還與工作環境密切相關。比如椅子不合適或椅子與辦公桌的高度不諧調、坐姿不良等，都會使腰椎改變正常的生理屈度，腰肌負荷不對稱，腰骶關節活動不諧調，時間久了，必然導致腰肌勞損或腰骶關節勞損，甚至引發腰椎間盤突出。因此，上班族應選擇合適的辦公桌椅，一般以背靠並帶扶手的椅子為佳，以便產生支撐作用。

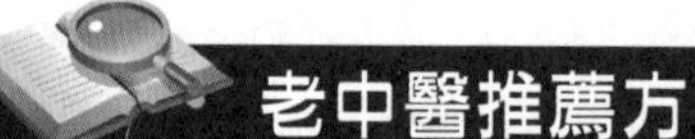

老中醫推薦方

增效經穴方

【具體操作】

❶**手持懸灸灸法**：手持陳年純艾條施灸單點溫和灸：至陽、關元俞。每處穴位依次進行迴旋、雀啄、往返、溫和灸四步法施灸操作：先行迴旋灸2分鐘溫熱局部氣血，繼以雀啄灸1分鐘加強敏化，循經往返灸2分鐘激發經氣，再施以溫和灸發動感傳、開通經絡。

❷**純銅溫和灸罐溫和灸法**：用溫和灸罐溫和灸足三里、崑崙、阿是穴。

❸**灸盒溫和灸法**：用六孔灸盒溫和灸背部夾脊（背部第一胸椎至第五腰椎棘突下兩側後正中線旁開0.5寸，一側17穴，共34穴的總稱），治療腰椎間盤突出症。

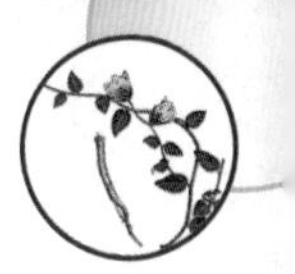

【功效】溫經散寒，活血定痛。

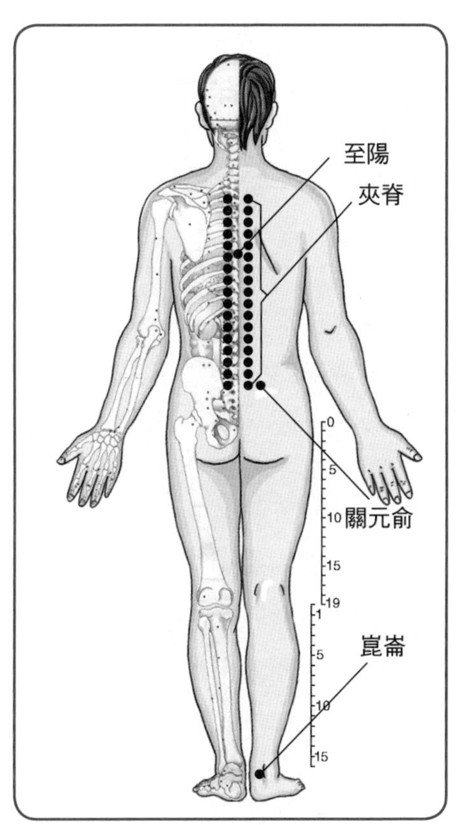

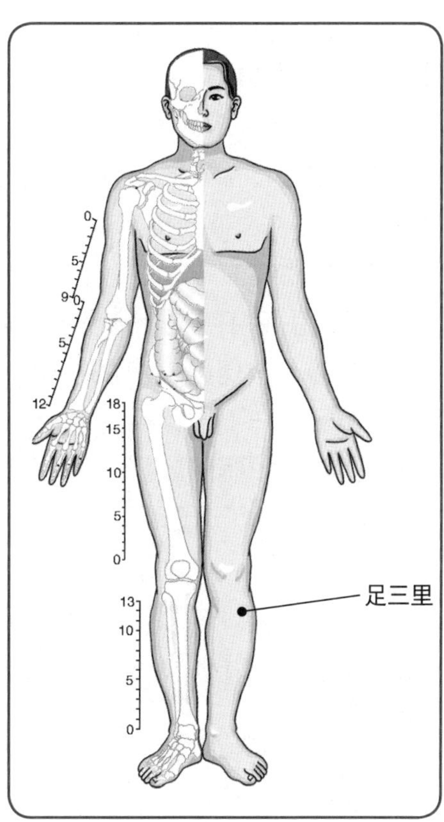

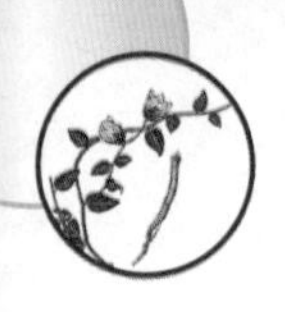

7 割傷、擦傷，茶葉、白糖止血強

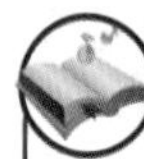

患者小檔案

症狀：割傷、擦傷。

應驗小偏方：❶先用碘酒消毒，再將新泡出的茶葉研碎，塗抹於傷口處。❷先用清潔的水沖洗傷口，再在傷口撒上綿白糖，然後貼上OK繃，隔幾個小時重新拿點綿白糖敷上。這個偏方對害怕留疤痕的人很有用。

日常生活中，難免有些磕磕碰碰，特別是活潑好動的小孩子，出現擦傷、割傷是常有的事情。前幾天，鄰居家的4歲小鵬和小朋友鬧著玩，一下子摔倒在地上，膝蓋擦破了不說，連手指頭也被玻璃片割破了一個傷口，痛得小鵬哇哇大哭，鄰居抱著小鵬就來找我了。我趕忙做了緊急處理。

具體作法：先拿了碘酒給他消毒，然後將剛泡出的茶葉研碎，塗抹於傷口處。之所以這樣做，是因為茶葉中含有較多鞣酸，對於細胞修復有較好的促進作用。而泡過的茶葉會充分溶出這一物質，可以放心使用。

但值得注意的是，用茶葉止血，忌用隔夜茶。因為隔夜的茶，有可能會滋生一定的細菌和亞硝酸鹽，對人體健康有害。如果不慎被尖銳的利器割傷或刺傷，可能會一直流血，此時千萬不要慌張，應保持冷靜。先用清潔的水沖洗傷口，再在傷口撒上綿白糖，然後貼上OK繃，隔幾個小時重新拿點綿白糖敷上。這個偏方對害怕留疤痕的人很有用，傷口好了以後沒有任何痕跡。

如果沒有OK繃，魚肝油也能派上用場。先一般方式清洗處理傷口，再把魚肝油丸剪破，將裡面的油液倒在傷口上，將其完全覆蓋

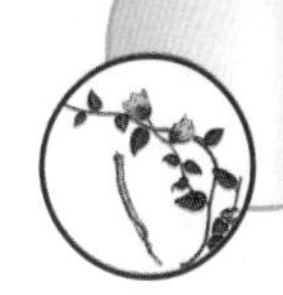

即可。人們常以為魚肝油只是一種營養品，其實它還有保護、修復傷口的作用。魚肝油中的油性成分，相當於加了一層膜，能產生類似OK繃的作用。而魚肝油富含的維生素，能給傷口局部細胞提供營養，促進組織生長和修復，則更具備OK繃無法比擬的優點。

溫馨提醒

如果傷口進了異物，為了避免化膿，自己還是不要隨便取出為好，應請醫生幫忙。膠布、紗布、繃帶，最好都不要直接貼在傷口上。

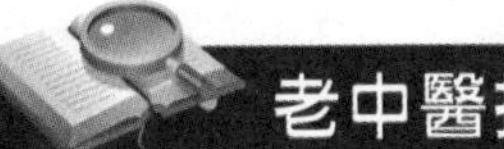

老中醫推薦方

增效驗方

生地桃仁湯

【具體作法】生地黃、赤芍、當歸尾各9克，桃仁6克，紅花、製乳香、制沒藥各4.5克，五加皮、蘇木各6克，荊芥4.5克，白朮、澤瀉各9克。每日1劑，水煎服。一般用藥3～5劑即獲治癒。

【功效】活血化瘀。主治跌打損傷、蓄瘀作痛。

生草烏獨湯

【具體作法】生草烏、生川烏、生半夏、生梔子、生大黃、生木瓜、羌活、獨活、路路通各40克，生蒲黃、樟腦、蘇木各30克，赤芍、紅花、生膽南星各20克，米酒3500CC，米醋750CC。將上藥在酒醋液中浸泡，嚴密蓋閉7天。隨後裝入瓶中備用。在受傷局部熱敷或熏洗後塗擦本品，可結合推拿或自我按摩使用，效果更佳。每日3～5次。

【功效】活血舒筋，祛風通絡。主治筋絡攣縮，筋骨痠痛，風濕麻木。

生大黃乳香

【具體作法】生大黃、生梔子、薑黃各150克，生川烏、生草烏、生南星、生半夏各100克，三七、乳香、沒藥、青陳皮各50克。將上藥共研為極細末，裝入瓶內備用。用時，根據受傷部位大小，取藥末適量用米酒調勻外敷患處，每日3～4次。外敷藥後局部用熱水袋外燙藥物，效果更佳。

【功效】治療跌打損傷。

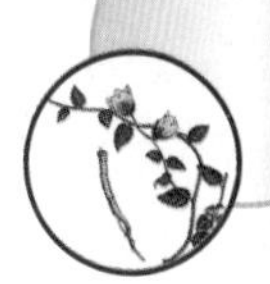

8 治療燙傷，雞蛋、生薑來幫忙

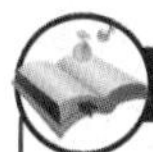

患者小檔案

症狀：燙傷，皮膚紅腫、灼燒、疼痛。

應驗小偏方：將雞蛋輕輕敲開，倒出蛋清，再倒入煮熟了的蜂蜜，將其均勻調和在一起，材料齊全的話，也可以加入香油（芝麻油）加以輔助，最後蜂蜜和蛋清均勻調和，敷於患處，效果更佳。

一天傍晚，鄰居王爺爺抱著小孫子成成來找我，我一看成成在號啕大哭，趕忙關切地問緣由。原來，王爺爺倒了杯開水放在電視機櫃台上，轉身就去忙自己的事。沒料想，成成調皮地伸手搆杯子，手臂被燙到一塊，痛得哇哇大哭，哄都哄不住了。家裡又沒有燙傷膏，鄰居趕緊帶他到我這裡看看。

我看了一下成成的手臂，燙傷面積很小，並無大礙。就從冰箱裡拿出一大瓶冰水，倒進盆裡後，讓成成把手臂完全浸泡在冰水裡，一會兒成成的哭聲就變小了。鄰居向我請教這個方法的奧妙。

我告訴他，皮膚燙傷後第一時間要進行冷卻和散熱。血遇熱而活，遇寒則凝，另外，低溫下皮膚的感受會變得麻木，因此，在燙傷早期，用冰水冷敷效果最好。如果一時找不到冰水，用自來水不停地沖洗也行，這樣可以透過水流帶走局部的熱量，達到冷卻降溫、減少局部血腫、迅速止痛的效果。

中醫古籍《千金方》、《外台祕要》中也有用蜂蜜和雞蛋白治燒燙傷的記載，據說效果也不錯。

具體作法：將雞蛋輕輕敲開，倒出蛋清（切忌不要摻入蛋黃，不然效果就欠佳了），再倒入煮熟了的蜂蜜，這樣能最大限度地吸

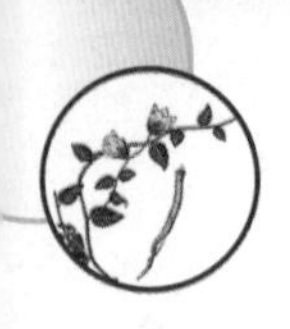

收蛋清中的蛋白質，從而結成一個防護膜覆蓋在燙傷的皮膚上。最後蜂蜜和蛋清均勻調和，敷於患處。材料齊全的話，也可以加入香油（芝麻油）加以輔助，效果更佳。

如果手頭沒有蜂蜜、雞蛋，還可以用薑汁來治療燙傷。取鮮薑適量，洗去雜質擦乾，然後放在容器內搗爛，置於紗布袋裡壓榨出濃稠的薑汁。小心地把這些薑汁收集起來，然後用消毒棉花棒蘸薑汁外塗，或用薑汁紗布濕敷在燙傷處。

奉勸大家，萬一不幸遇到了燙傷，千萬別驚慌，用以上小偏方冷靜處理就行了。

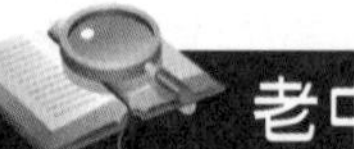

老中醫推薦方

增效驗方

黃連素外敷

【具體作法】黃連素片（小檗鹼）、冰塊、香油、豆油等適量。將燙傷處浸於乾淨的冷水中，將黃連素片研成細末，加入少量冰塊。用香油、豆油等塗擦傷處，一日一次。

【功效】對Ⅰ~Ⅱ度燙傷療效極佳。

生大黃膏

【具體作法】生大黃15克，香油適量，低納鹽少量。先用香油塗在患處。然後把鹽和生大黃研細。用香油調膏外用。

【功效】對燙傷有很好的調治效果。

豆腐白糖敷

【具體作法】豆腐1塊，白糖50克。用豆腐加白糖拌勻，然後敷於患部，豆腐乾了就趕快換，連換幾次即可止痛。如傷口已爛，可加大

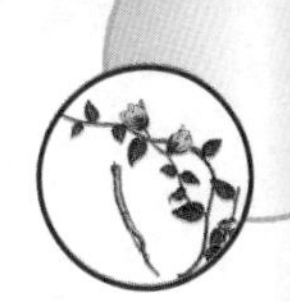

黃3克與豆腐攪拌一起敷。

【功效】治療燙傷，效果更好，幾小時就能有很好效果，輕者則癒。

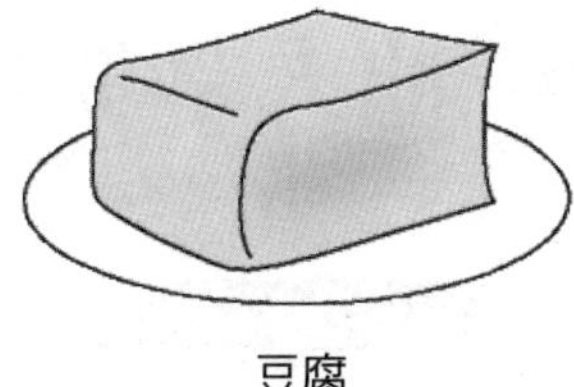
豆腐

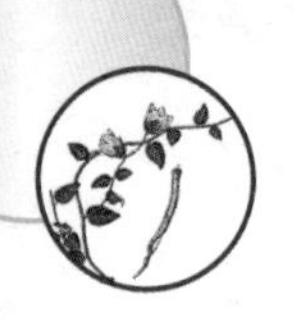

9 仙人掌加按摩，祛除足跟痛

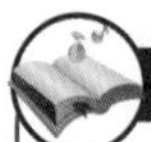

患者小檔案

症狀：足跟痛。

應驗小偏方：取仙人掌適量，刮去兩面毛刺，然後剖成兩半，用剖開的一面敷於患處，外用膠布固定，敷12小時後再換半片，一般宜晚上敷。冬天可將剖開一面烘熱再敷患處。

柳琳是我前段時間治癒的一位患者。她在一個大型商場做採購，這天，她來到我的診所，剛坐定就急切地說：「大夫，這些天我踮起前腳掌時足跟會明顯疼痛，有時還是刺痛。一開始以為是穿高跟鞋所致，可是換了平跟鞋後，站得久了，仍感覺足跟痛。您快幫我看看是怎麼回事。」

經過一番了解，我判斷她得的是跟痛症。跟痛症也叫足跟痛。此病多因骨結節部的前緣骨刺足脂肪纖維墊有不同程度的退化性減退，扁平足、急性滑囊炎、跟骨骨刺、跟骨類風濕病變所致。我告訴柳琳，仙人掌治療足跟痛效果不錯。此方在民間流傳甚廣。

具體作法：取仙人掌適量，刮去兩面毛刺，然後剖成兩半，用剖開的一面敷於患處，外用膠布固定，敷12小時後再換半片，一般宜晚上敷。冬天可將剖開一面烘熱再敷患處。治療期間宜穿布底鞋適量運動，使氣血經脈暢通。

除了上面這個方面，按摩療法對足跟痛也有奇效。方法很簡單：在足跟上方的跟腱，以及小腿後側肌肉處尋找一個反應點（一般在三陰交穴的附近為多），按壓此處後，如果足跟痛可明顯減輕，即可在此反應點反覆用力揉搓，每天揉搓5～10分鐘。

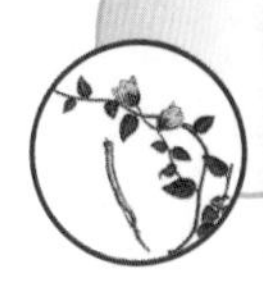

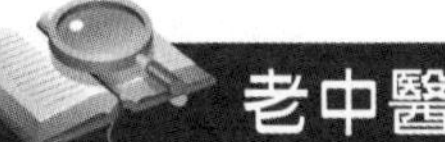

老中醫推薦方

增效驗方

熟地山藥

【具體作法】熟地黃12克，山藥25克，山萸肉12克，桑寄生12克，牛膝9克，木瓜12克，白芍25克，甘草10克。每日1劑，水煎服。15天為1個療程。

【功效】補益肝腎，強筋健骨。主治老年人足跟痛（肝腎精血虧損）。

南星半夏散

【具體作法】生南星、生半夏、生草烏、細辛各等份，雞蛋清適量。先將前4味藥研為極細末後，裝入瓶內備用，用時，以雞蛋清調藥粉成糊狀，外塗患處，臥床休息。每天換藥1次。另可用黑膏藥或凡士林等，在火上烤化，摻入藥粉適量調勻，趁熱貼患處，外用繃帶或者膠布固定。3～5天換藥1次。

【功效】活血破瘀，溫經除濕。主治老年人足跟痛。

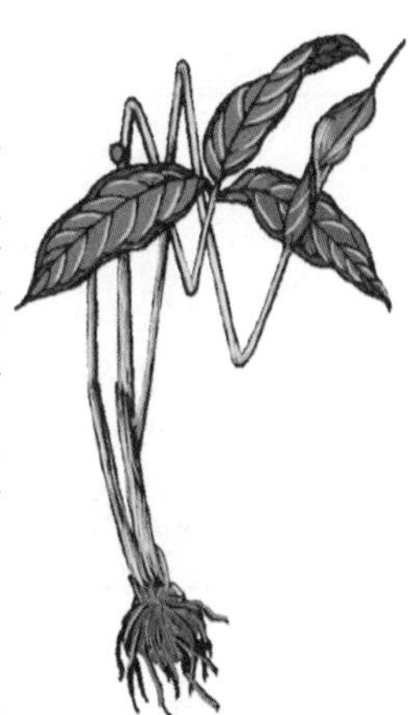

半夏

熟地牛膝湯

【具體作法】熟地黃、狗脊、牛膝、赤芍、威靈仙各9克，絲瓜絡15克，鹿角膠（烊化）6克。水煎後服用，每日1劑。

【功效】溫陽補腎，活血止痛。主治老年人足跟痛。

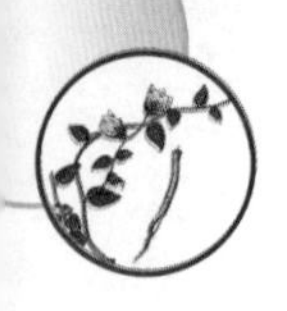

增效經穴方

【具體操作】採用揉點、搖抖等手法，對足三里穴、太溪穴、照海穴施灸，灸療5～10分鐘，同時提拿跟腱部，被曲足踝等溫補的手法配合治療。應用一些解毒消腫的中藥浸泡雙足即可。

【功效】解毒消腫，舒筋活血。緩解足跟痛。

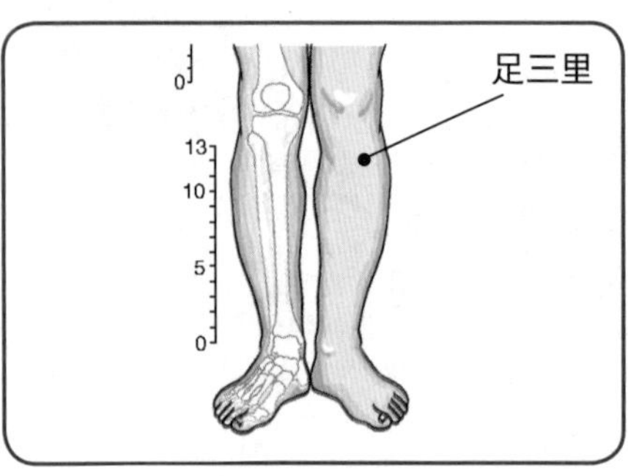

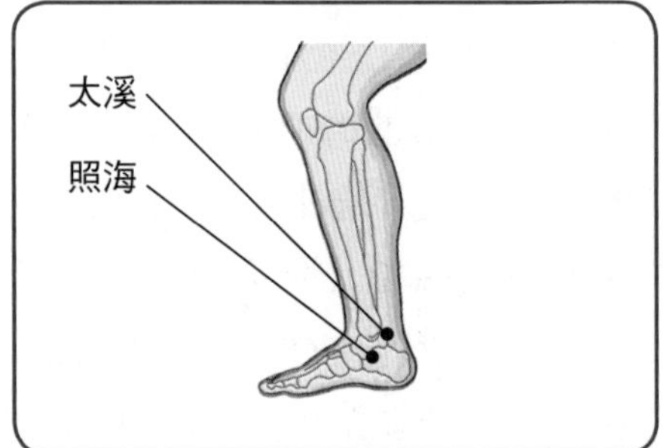

10 芍藥甘草茶，抽筋一掃而光

患者小檔案

症狀：抽筋。

應驗小偏方：❶伸直腿，讓腳尖回勾，指向自己，能有效緩解抽筋。❷取白芍20克，甘草10克，或用開水沖泡，或用溫火煮，代茶頻飲。此方對多種急性痛證，尤其是平滑肌痙攣引起的疼痛，都有很好的效果。

張先生從去年冬天開始，常在半夜出現「抽筋」，有時候一晚上就要醒來好幾次。聽人說：「腰痠背痛腿抽筋，身體提醒你，缺鈣了！」他就吃了一段時間鈣片，但抽筋仍時會發生，這才想起問診。

其實，抽筋的原因不只是缺鈣，急劇運動或工作疲勞或脛部劇烈扭擰，睡眠時蓋的被子過薄或腿腳露到被外等都會引起抽筋。從中醫的角度來說，脾主肌肉，肝主筋脈，急性疼痛症（非器質性）、抽搐痙攣預示著肌肉和筋脈出了問題。那抽筋時，該如何止痛呢？「反其道而行之」即可調節。

具體作法：取合適坐姿，朝其作用力相反的方向扳腳趾並持續1～2分鐘以上，即可有效緩解抽筋。進一步說，如果是小腿後面的肌肉抽筋，可一方面扳腳使腳板翹起，一方面盡量伸直膝關節；當小腿前面的肌肉抽筋時，可壓住腳板並用力扳屈腳趾，平臥時候出現這種情況，那就快速站起來，老人注意扶牆或者依靠物，防止摔傷。

還有一則偏方，叫做芍藥甘草湯，治療抽筋很不錯。此方僅由芍藥（白芍）、甘草兩味藥組成：取白芍20克，甘草10克，或用

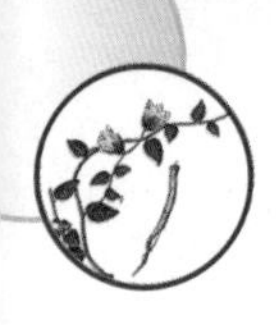

開水沖泡，或用溫火煮，代茶頻飲。白芍味酸，養陰柔肝，調和營衛；甘草味甘，緩急止痛，且能補虛。酸甘化陰以養肝，肝得柔養，氣急則平，因此能解痙止痛。經臨床證明，此方對多種急性痛證，尤其是平滑肌痙攣引起的疼痛，都有很好的效果。張先生按照我的方子去做，果然，半夜不再那麼頻繁抽筋了。

溫馨提醒

上文中所說的芍藥、甘草一定要是生白芍、生甘草，不要炙過的。中藥不可亂用，否則很容易雪上加霜、加重病情。

老中醫推薦方

增效食療方

銀芽肉絲春捲

【具體作法】綠豆芽200克，豬肉300克，水發粉絲100克，春捲皮500克，太白粉、鮮湯、香油、植物油、低納鹽各適量。綠豆芽放入水鍋中氽燙後撈出，放涼瀝水，粉絲切段備用。炒鍋點火，倒油燒至七分熱，下肉絲煸炒至肉絲變色時放入粉絲同炒片刻，隨即加少量低納鹽及鮮湯，用太白粉勾芡，盛入盆內，然後加入綠豆芽和餘下的低納鹽、香油，拌勻成餡。將肉餡放入春捲面皮中包成春捲，下入油鍋中炸成金黃色，裝盤即可。

【功效】補鈣補鐵，補充優質蛋白，防治抽筋。

牛肉末炒芹菜

【具體作法】牛肉50克，芹菜200克，醬油5CC，澱粉10克，料理酒、蔥、薑、植物油、鹽各適量。將牛肉去筋膜洗淨，切碎，用醬

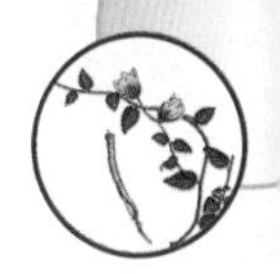

油、澱粉、料理酒調汁拌好；將芹菜理好，洗淨切碎，用開水燙過，蔥去皮洗淨切蔥花，薑洗淨切末。鍋置火上，放油燒熱，先下蔥、薑煸炒，再下牛肉末，用旺火快炒，取出待用。鍋中留餘油燒熱，下芹菜快炒，加鹽炒勻，然後放入炒過的牛肉末，再用旺火快炒並加入剩餘的醬油和料理酒攪拌幾下即成。

【功效】芹菜含鈣豐富，搭配牛肉具有益氣補血、強筋健骨的作用，常食可增加鈣、磷、鐵的補充，防治小腿抽筋。

茄汁墨魚花

【具體作法】墨魚500克，瘦豬肉200克，番茄醬50克，料理酒、蔥段、太白粉、植物油、肉湯、低納鹽、白糖各適量。墨魚去板取肉撕去外皮，洗淨，剞花刀，再切成5公分長、3.5公分寬的塊，入沸水中汆一下撈出，瘦豬肉切大片。鍋置火上，倒油燒熱，下蔥段煸香，下豬肉片略炒出油，烹入料理酒，加入番茄醬、肉湯炒勻，放入墨魚花，加低納鹽、白糖，然後用太白粉勾芡，出鍋裝盤即可。

【功效】補鐵補鈣，養血強身，防治腳抽筋。

第三章

婦科小偏方，輕鬆做女人

凡是女人，不管你是妙齡少女，還是職業女性，或者已經步入中年，不管你平時保養得多麼好，一輩子多多少少都要接觸婦科病。本章為你介紹一些防治婦科病的小偏方，讓你學會為自己的健康美麗把關，將疾病從你身邊趕走。

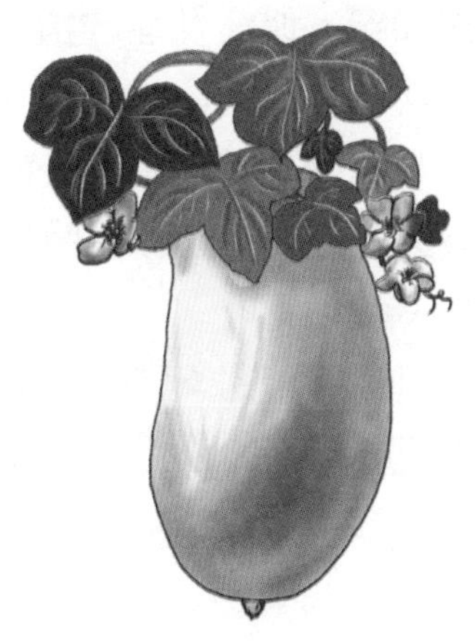

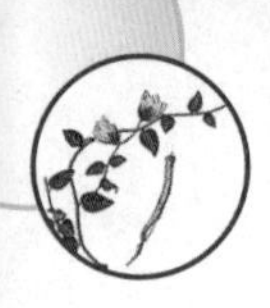

1 刺激兩穴，「痛痛快快」解決痛經

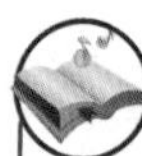

患者小檔案

症狀：痛經，並伴有小腹冷痛、頭暈、頭痛、全身乏力等症狀。

應驗小偏方：痛經發作時，用左手拇指指腹揉撚對側足三里穴，1分鐘後再換右手拇指指腹繼續按揉，揉至有腫脹感，能夠有效緩解痛經症狀。

莉莉是我的一個患者，在任部門主管一職，平時工作壓力很大，但還算能應付得過來，但是，對於痛經，她卻無計可施：「每到經期前後或月經期間，都會感到噁心、嘔吐，有時候還會腹瀉、頭暈、頭痛，感覺全身疲乏無力，生理期來的第一天肚子痛得厲害，有時候痛得都要虛脫了。難道除了止痛藥，就沒有別的方法可以緩解痛苦了嗎？」

痛經患者很普遍，初步調查，約有75%的女性都有不同程度的痛經情形，可見，痛經對於女性影響的範圍之大。臨床上將痛經分為原發性痛經和繼發性痛經。原發性痛經指生殖器官無明顯器質性病變的月經疼痛，又稱功能性痛經，常發生在月經初潮或初潮後不久，多見於未婚或未孕婦女，往往於生育後痛經緩解或消失；繼發性痛經指生殖器官有器質性病變如子宮內膜異位症、骨盆腔炎和子宮黏膜下肌瘤等引起的月經疼痛。

此外，痛經最主要和心情有關；同時，痛經又影響人的心情。如果能掌握一些治療和緩解痛經的小偏方，算得上是對自己最貼心的關愛了。

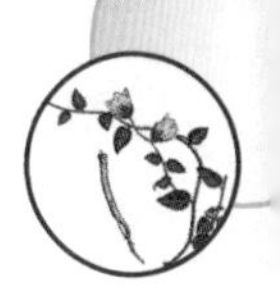

具體作法：

❶摩腹刺激神闕穴：每晚睡前空腹，將雙手搓熱，雙手左下右上疊放於肚臍，對著神闕穴旋轉，意念將宇宙中的真氣能量向臍中聚集，以感覺溫熱為準。神闕穴位於臍窩正中，屬任脈。是人體生命最隱祕最關鍵的要害穴竅，是人體生命能源的所在地。女人只要將這裡調理暢通，能使腎氣充足，精血旺盛，子宮和卵巢的功能正常，婦科病就難以上身，面色就會潤澤光亮，白裡透紅。

❷按摩足三里穴：經常刺激具有調補脾胃作用的足三里穴可調治痛經。足三里穴在小腿前外側，外膝眼下3寸，距離脛骨前緣1橫指處。痛經發作時，用左手拇指指腹揉撚對側足三里穴，1分鐘後再換右手拇指指腹繼續按揉，揉至有腫脹感，能夠有效緩解痛經症狀。如果痛經讓你直不起腰板，甚至伴有腰痛等現象，你還可以用拳頭敲打後腰，上至兩側腰肌，下至骶部，力道適中，不要太大力。

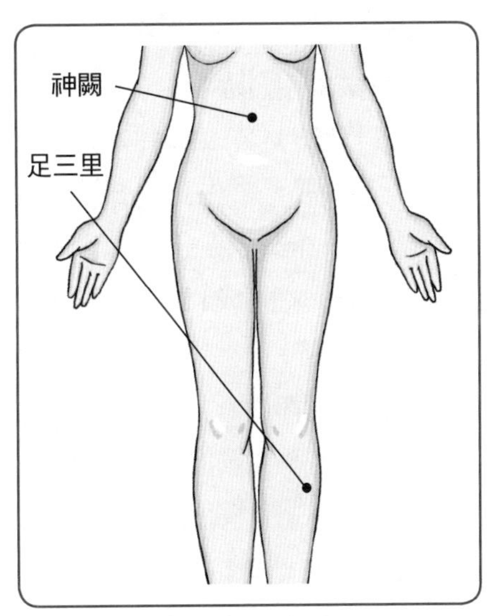

如果再配合飲食祛寒法，多吃些溫熱補氣血的食物，如在經期吃荔枝乾5～6個，便能漸漸回暖，如痛勢嚴重，用荔枝乾10枚、生薑1片、紅糖少許，煮成糖水喝，也能趕走痛經。

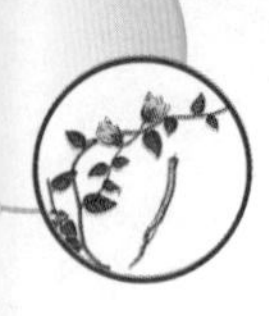

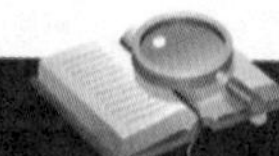

老中醫推薦方

增效食療方

山楂葵子湯

【具體作法】山楂50克，葵花子仁50克，紅糖100克。將山楂洗淨，加入葵花子仁放入鍋內，加水適量，用小火燉煮，將成時，加入紅糖，再稍煮即成湯。

【功效】健脾胃，補中益氣，行經前2～3天服用，可減輕經前、經後痛經。適用於氣血兩虛型痛經。

薑棗花椒湯

【具體作法】生薑24克，紅棗30克，花椒9克。將生薑、紅棗洗淨，薑切薄片，同花椒一起置鍋內加適量水，以小火煎成1碗湯汁即成。熱服。每日2次。

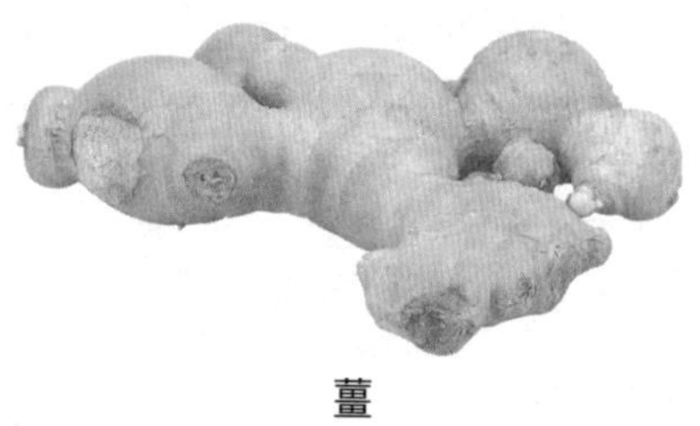

薑

【功效】補脾胃，溫中益氣。適用於寒濕凝滯型、氣血虛型痛經。

鮮益母草粥

【具體作法】益母草60克（乾品30克），白米50克，紅糖適量。先將益母草煎汁去渣，然後與白米、紅糖共煮成稀粥。經前3～5天開始食用，每日1～2次，熱食。

【功效】活血化瘀，理氣通經。適用於氣血瘀滯型痛經、月經不調、產後惡露不止。

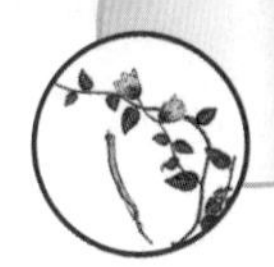

2 調治月經不調，山渣紅糖水來幫忙

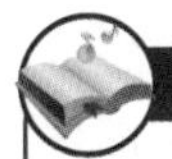

患者小檔案

症狀：月經不調。

應驗小偏方：月經提前：取韭菜100克切段，羊肝150克切片，一起放入鐵鍋裡急炒，加調料佐餐，在經前連服1週。月經推後：取帶核鮮山楂1000克，洗淨後加入適量水，小火熬煮至山楂爛熟，加入紅糖250克，再熬煮10分鐘，等其成為稀糊狀即可。經前3～5天開始服用，每日早晚各食山楂泥30克，直至經後3天停止服用，此為一個療程，連服3個療程即可見效。

侄女的朋友莉莉是一家著名企業公司的主管，有著令人羨慕的職位及薪水，可是與她的幾次見面，從沒看到她的臉上露出過笑容。在侄女的建議下，莉莉向我講述了她的難言之隱……她的月經週期大概為33~35天，以往每次月經都要晚3～4天，但現在，接連兩個月都提前到來，害得她尷尬不堪，經過接觸，她提到：「『大姨媽』總是提前駕到，我一點準備都沒有，差一點就在公司出醜了！而且生理期不但量多，顏色很暗很深，連乳房和小腹都有脹痛感。真是難受死了！」

月經是成熟女性的「鐘擺」。女性月經週期一般為28～30天，提前或延後7天左右仍屬正常範圍，週期長短因人而異。但有人經期總是或者提前，或者推後，給女性帶來不少煩惱。中醫認為，月經能否正常來潮，與肝、脾、腎以及沖、任二脈關係最大。而導致月經提前的原因，主要與以下兩種因素關係最為密切。

第一個是血熱。《丹溪心法》中說：「經水不及期而來者，血熱也。」身體陽氣盛，或過量食用辛辣食物和補品，或情志憂鬱，

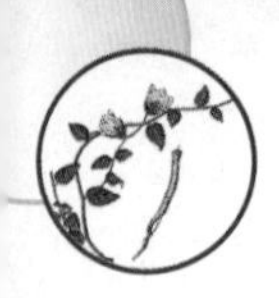

或久病失血較多的人，都容易血熱。

第二個原因是氣虛。《景岳全書・婦人規》中說：「若脈證無火，而經早不及期者，乃心脾氣虛，不能固攝而然。」飲食失節或勞累過度的人最易損傷脾氣。

仔細診斷之後，我發現莉莉的經期提前是血熱引起的，此種原因引起的經期提前主要表現為：量多，顏色淡，質地稀薄，心悸氣短，精神疲倦，小腹有空墜感，舌淡苔薄。我為莉莉提供了兩則非常簡單但效果顯著的方子：

❶取韭菜100克切段，羊肝150克切片，一起放入鐵鍋裡急炒，加調料佐餐，在經前連服1週。

❷取黑豆30克，黃耆15克，黨參、蓮子各10克，加水適量，煎20分鐘，再加紅糖30克調服，經前每天一劑，連服5～7天。

我還告誡莉莉，平時飲食宜清淡，多吃一些能夠補血的食物，如牛肉、菠菜、桂圓等。忌食溫燥性香料（如胡椒、八角）以及羊肉等辛辣刺激性食品。幾個月後，莉莉打電話說，經過幾個月的悉心調治，她的生理期總算走上了「正常」軌道。

當然，現實生活中，生理期姍姍來遲也時有發生，這類人可用山楂紅糖水調治。紅糖中富含鈣、鐵等人體必需的礦物質與微量元素，而山楂具有消積化滯、收斂止痢、活血化瘀等功效。二者結合，是既簡單又有效的防治婦女經期錯亂的偏方。取帶核鮮山楂1000克，洗淨後加入適量水，小火熬煮至山楂爛熟，加入紅糖250克，再熬煮10分鐘，等其成為稀糊狀即可。經前3～5天開始食用，每日早晚各食山楂泥30克，直至經後3天停止服用，此為一個療程，連服3個療程即可見效。

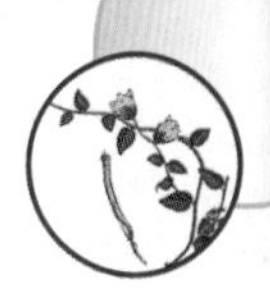

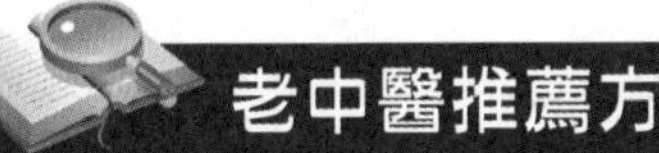

老中醫推薦方

增效經穴方

【具體操作】

❶取穴：膻中、關元、子宮、內關、湧泉穴。

灸法：用隔薑灸或溫和灸，關元、子宮不得低於20分鐘，內關、湧泉各10分鐘。適用於血虛型月經不調。

❷取穴：八髎穴、歸來、三陰交。

灸法：用隔薑灸或溫和灸，歸來不低於10分鐘；八髎穴不低於15分鐘，三陰交不低於10分鐘。適用於腎虛型月經不調。

❸取穴：關元、八髎穴、三陰交、足三里。

灸法：用隔薑灸或溫和灸，在小腹部用三眼艾灸盒，可同時插三根艾條或兩根艾條，這樣火力大點。關元、八髎穴艾灸20分鐘，足三里、三陰交各10分鐘。適用於血寒型月經不調。

❹取穴：關元、命門、肩井、太沖。

灸法：用隔薑灸或溫和灸，關元、命門各20分鐘，肩井、太沖各10分鐘。適用於氣鬱型月經不調。

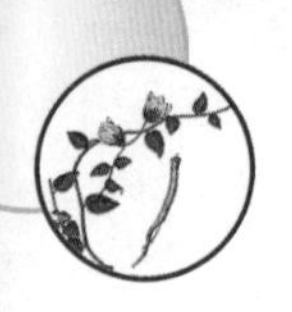

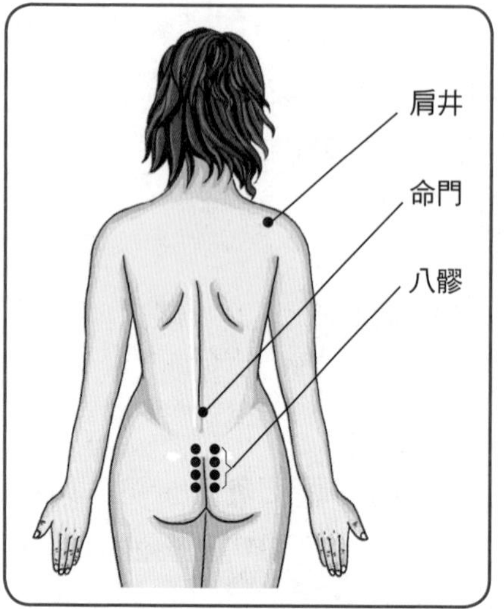
肩井
命門
八髎

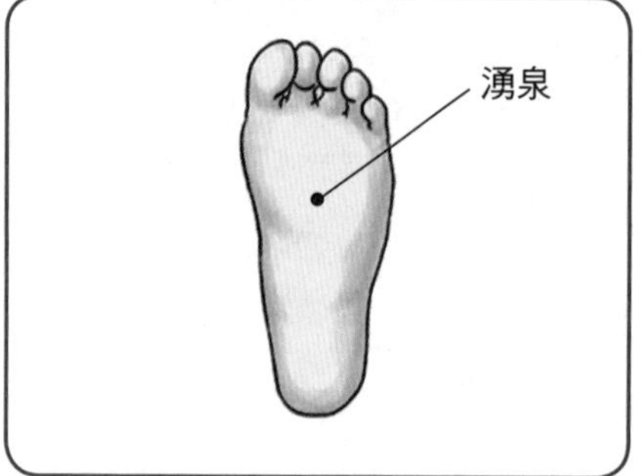
湧泉

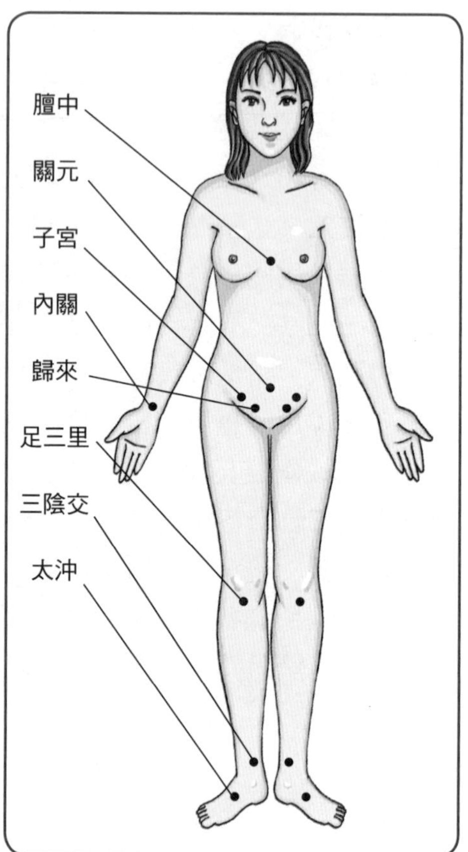
膻中
關元
子宮
內關
歸來
足三里
三陰交
太沖

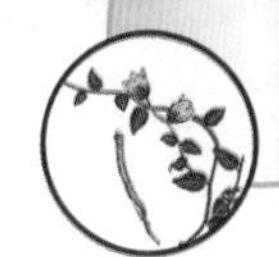

3 解決經期頭痛，讓你不再花容失色

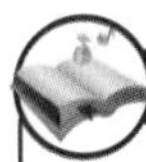

患者小檔案

症狀：經期頭痛，並伴有胸脇脹痛、不思飲食。

應驗小偏方：❶鍋內加水燒開後，倒入攪拌均勻的雞蛋液，燒煮片刻，再將幾絲紫菜放入。經期多吃這種食物，能減少頭痛的發作。❷頭痛發作時，刺激子宮穴、太陽穴。

每到「特殊時期」快要到來時，婷婷總是或多或少地出現一些反常舉動。比如，乳房及胸脇脹痛、不思飲食，最要命的是頭痛欲裂，一旦發作起來，就如同腦袋中有蟲子在爬行，無論用力揉太陽穴還是甩頭，都不能緩解疼痛，只好吃止痛藥才能緩解。

歷代醫家認為，頭部經絡為諸陽經交會之處，凡五臟精華之血，六腑清陽之氣，都上會於此。如果六淫外侵，七情內傷，升降失調，鬱於清竅，清陽不運，都會導致頭痛。現代醫學研究發現，性激素週期是女性頭痛的主要因素。女性分泌雌性激素和孕激素，這兩種激素是保持動態平衡的。如果平衡被打亂，就會產生一系列婦科內分泌疾病。而雌性激素含量會隨著月經週期的變化而上下波動，當血液中的雌性激素含量降低到一定的程度時就會引發頭痛。

刺激子宮穴是緩解經期頭痛的調理奇方，日常不妨一試。

具體作法：找到子宮穴，該穴位於下腹部，臍下一橫掌處（臍下4寸）正中。找的時候左右旁開四橫指（旁開正中線3寸）的距離各有一點即是。用雙手食指、中指按壓住兩旁子宮穴，稍加壓力，緩緩點揉，以痠脹為準，操作5分鐘，以腹腔內有熱感為最佳。此法療效顯著，具有活血化瘀、理氣止痛的作用。除了上面這個方法，紫菜蛋花湯也能解決頭痛問題。

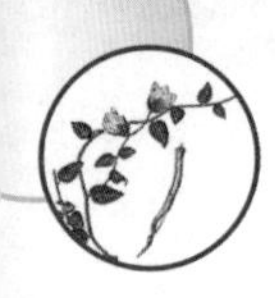

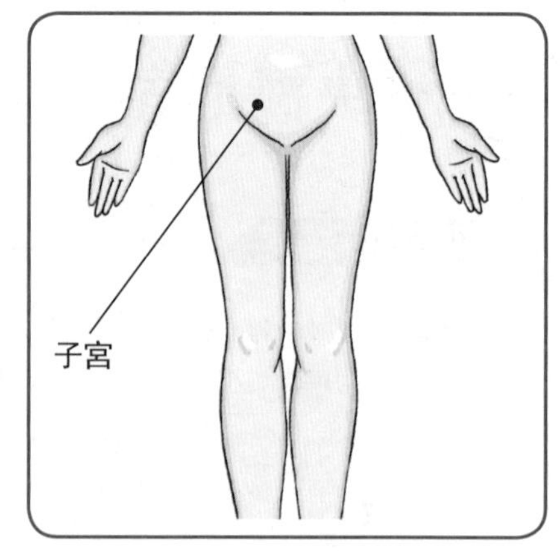

具體作法：雞蛋1枚，紫菜15克，低納鹽適量，雞精少許，香油2滴，香蔥少許。雞蛋打入碗中，攪拌均勻備用；鍋內倒水燒開，放入紫菜稍煮片刻；最後倒入蛋液，待蛋花漂起，加鹽，淋香油即可。

這個偏方的關鍵在於紫菜，紫菜裡含有大量的鎂元素，對偏頭痛有預防作用。據測定，100克紫菜裡含有460毫克鎂，而1公斤雞蛋才有230毫克鎂。方法很簡單：鍋內加水燒開後，倒入攪拌均勻的雞蛋液，燒煮片刻，再將幾絲紫菜放入。經期多吃這種食物，能減少頭痛的發作。

提醒女性朋友們，在月經期間，不要貪吃那些過於辛辣的食物，以免耗傷陰血；也不要吃太多的雪糕、冷飲之類寒涼的食物，以免「寒博於血」，讓寒氣把血凍住，運行不暢，誘發頭痛發作。頭痛難忍時，用雙手中指按太陽穴轉圈揉動，先順時針揉動七至八圈，再逆時針揉動七至八圈，反覆幾次，也能產生緩解疼痛的作用。

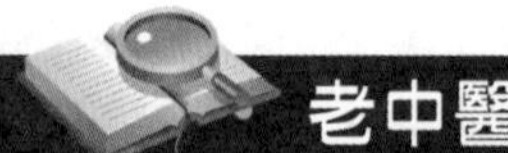

老中醫推薦方

增效食療方

麥豆寧神茶

【具體作法】黑豆20克，浮小麥20克，紅棗5枚，冰糖少許。將上述食材一同放入砂鍋中，加適量清水，水煎成汁，濾出，加入少許冰糖拌勻，即可代茶飲用。

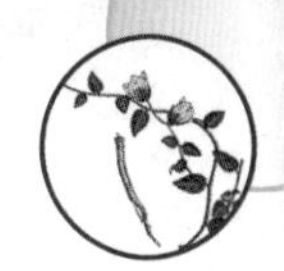

【功效】可調理氣血，幫助睡眠，緩解經期頭痛。

菊花槐花茶

【具體作法】菊花、槐花各5克。將兩花洗淨後，同放入杯中，用沸水沖泡，加蓋悶10分鐘即成。可代茶頻飲，可沖泡3～5次。

【功效】養陰平肝。適於陰虛陽亢引起的經前頭痛。

夏枯草菊花茶

【具體作法】夏枯草、菊花各10克，白糖適量，將上述藥材一同放入茶壺中，沖入沸水，浸泡約15分鐘，即可濾出，頻頻飲之，代茶飲。

【功效】平肝解鬱。主治肝氣鬱滯型經行頭暈、頭痛。

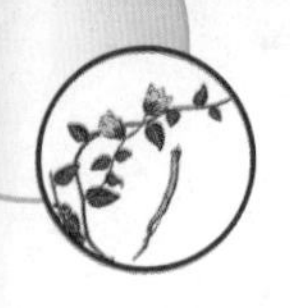

4 乳腺增生，刮拭肩胛防病變

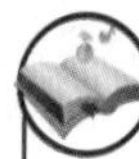

患者小檔案

症狀：乳腺增生，伴有腫痛，胸肋脇痛，心煩失眠。

應驗小偏方：刮拭與乳房同水平線的脊柱和兩側的背肌，也就是通常所說的肩胛部位。刮拭前，先注意尋找壓痛點，對它們進行重點刮拭。

羅女士幾個月前被診斷為乳腺增生症，從那以後，她整天變得失魂落魄的，每日都在擔憂中度過。更令她苦不堪言的是，她發現老公的言行當中多了客氣和疏遠，少了寵愛和親密，整個人變得疑神疑鬼，原本幸福的生活也向她亮起了紅燈。

其實，乳腺增生既非炎症，也非腫瘤，不必過於擔心。它是正常乳腺小葉生理性增生與復舊不全，乳腺正常結構出現紊亂，屬於病理性增生。多發於30～50歲女性，發病高峰為35～40歲。現代醫學理論認為，其發病原因和內分泌調節障礙有關。中醫學認為，乳腺增生主要與肝、腎、胃三經有關，其中肝經行於乳房的外側，腎經行於乳房的內側。而腎主生殖發育，肝主疏泄，且經絡循環於乳房。無論是經絡調理還是服藥調治，都主要指向肝、腎兩臟或兩經。因此，中醫常透過疏通經絡的方法予以治療。

具體作法：刮拭與乳房同水平線的脊柱和兩側的背肌，也就是通常所說的肩胛部位。

先刮肩部肩井穴、背部天宗穴，由於肩背部肌肉豐富，用力宜重，刮拭出痧為準。然後刮拭胸部正中線膻中穴，用刮板角部，不宜重刮，刮30次，出痧為準。再重刮上肢外側外關穴30次，出痧為準。之後刮下肢外側豐隆穴和足部太溪穴，各30次，可不出痧。最

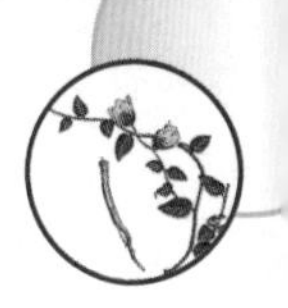

後重刮足背部行間、俠溪穴，出痧為準。

刮拭前，先注意尋找壓痛點，對它們進行重點刮拭。一旦疼痛區域出痧，或者疼痛減輕，結節變軟縮小後，乳腺增生便可望縮小，乳房脹痛的症狀也會隨之減輕或消失。注意：刮痧治療時應注意室內保暖，必須注意避免風口，只要刮至毛孔張開即可，不一定強求出痧。刮拭結束後，最好飲1杯溫開水（最好為淡鹽水），並休息15～20分鐘，並且30分鐘內不宜洗冷水澡。

此外，在經前7天每天服用加味逍遙丸，並配合應用一些鹿角膠之類的「補氣藥」，可行血中之氣，治療乳腺疾病效果也比較好。

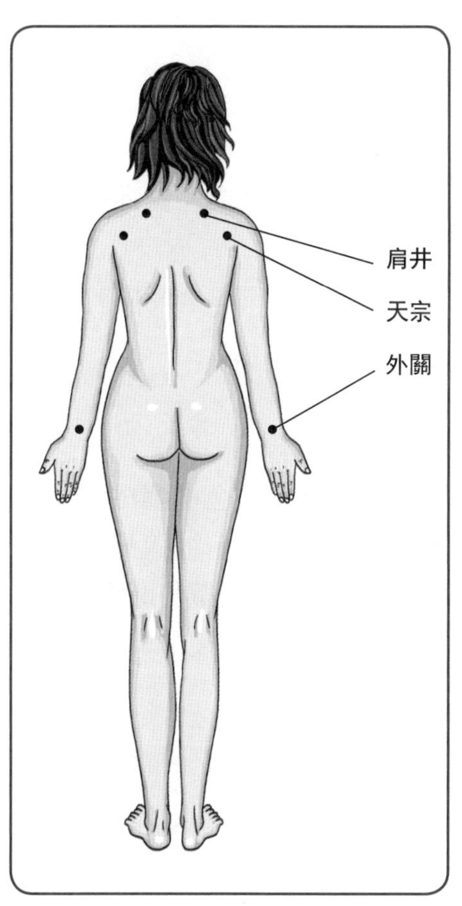

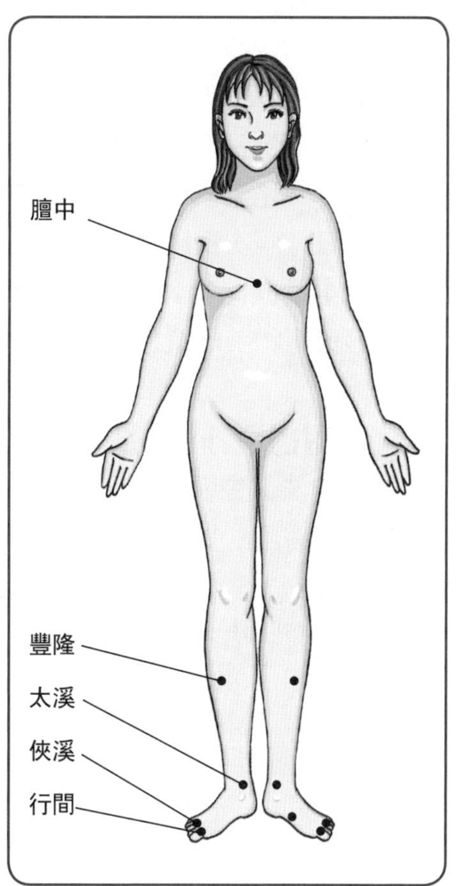

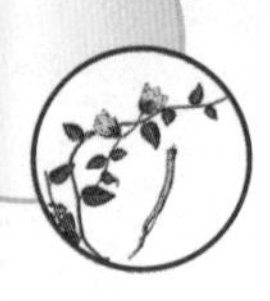

溫馨提醒

美國疾病研究所的研究結果證實，每天戴胸罩超過12小時的女性患乳腺疾病的機率比未超過12小時的女性高得多。因此，戴胸罩時間不要太長，如果白天戴胸罩的時間過久，晚上最好取下胸罩，以促進其血液循環。

老中醫推薦方

增效食療方

海帶鱉甲煮湯

【具體作法】海帶（清水洗去雜質，泡脹切塊）、鱉甲（打碎）、豬瘦肉、鳳尾菇各65克。共煮湯，湯成後加入適量鹽、麻油調味即可。每日分兩次食用。

【功效】常飲此湯，不僅可防治乳腺小葉增生，而且對預防乳癌有效，是價廉物美的食療方。

香附鬱金汁

【具體作法】香附20克，路路通30克，鬱金10克，金橘葉15克，水適量。將香附、路路通、鬱金、金橘葉洗淨，入鍋，加適量水，煎煮30分鐘，去渣取汁，待藥汁轉溫後調入蜂蜜30克，攪勻即成。

【功效】有防治乳腺增生之功效。

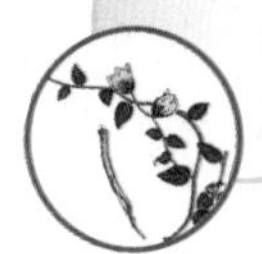

5 急性乳炎，調理氣血方為本

患者小檔案

症狀：急性乳炎，乳頭腫痛，不能碰，有炎症，精神緊張。

應驗小偏方：❶用剛採摘的新鮮葡萄葉，搗碎成泥狀，外敷到患處。❷把花椒葉晒乾後，研成粉末，調成濃茶，外敷到乳房周圍。❸將蜂房10克、蒲公英50克、地丁20克一同用水煎熟服用。

孫靜是第一次當媽媽，由於哺乳姿勢不正確，結果寶寶因吸不到奶，把乳頭都吸破了，當時她沒在意。沒想到，第二天，乳頭就發了炎，這下可害苦了孫靜。她總感覺乳房不能動，不僅硬，而且還非常的痛。去醫院檢查，醫生說是患上了乳炎。從得知這個診斷那天起，她就經常惴惴不安，異常緊張。她想，自己不過才30歲，今後的歲月還很漫長，會不會有一天轉變成乳癌？

乳炎是指乳房部位發生的一種急性化膿性疾病。多發生於產後3～4週的婦女，尤其是初產婦多見。其發病原因，多由細菌，如葡萄球菌及鏈球菌從裂開的乳頭侵入，或乳汁淤積，阻塞不通，細菌迅速繁殖而引起。乳炎發病初期患者有發熱惡寒，患側乳房紅、腫、熱、痛。炎症浸潤時可見乳房增大，紅腫脹痛，局部觸摸有熱、硬感，壓痛。患側腋窩淋巴結腫大、疼痛。膿腫期則乳房腫處呈持續狀灼痛，如膿腫表淺，可摸到波動感。但深部的膿腫或較肥大的乳房，常不易摸到波動感，必要時可局麻穿刺，以明確有無膿腫形成。

看到這裡，大家或許和孫靜一樣，急切地詢問：「治療乳炎有偏方嗎？」答案是肯定的。比較簡便易行的一個方法。

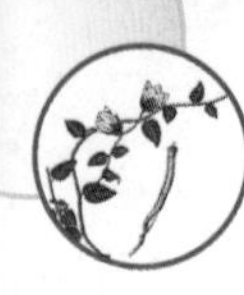

具體作法：用剛採摘的新鮮葡萄葉，搗碎成泥狀，外敷到乳房患處，對乳炎初期有很好的治療功效。

此外，以下兩則偏方的療效也是經過實踐驗證的，急性乳炎初期的患者不妨一試。

❶把花椒葉晒乾後，研成粉末，調成濃茶，外敷到乳房周圍。

❷將蜂房10克、蒲公英50克、地丁20克一同用水煎熟，服用。

老中醫推薦方

增效食療方

絲瓜絡酒

【具體作法】絲瓜絡20克（乾品），米酒40CC。將絲瓜絡放入碗中，點火燃燒成粉末，加入米酒攪勻即成，1次服完，如未癒可再按原量服1次。

【功效】通經活絡，清熱解毒。適用於急性乳炎，症見乳房局部紅腫而痛、乳汁不通、微有惡寒、發熱、舌苔薄黃等。

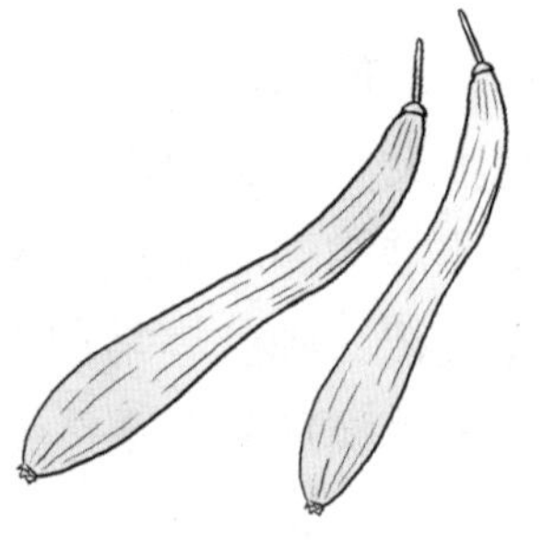

絲瓜

薏仁紅豆湯

【具體作法】薏仁、紅豆各30克。薏仁、紅豆分別洗淨，置鍋中，加清水500CC，大火煮沸5分鐘，改小火煮30分鐘，分次食用。

【功效】利濕清熱，通乳。適用於急性乳炎屬乳汁淤積型，見乳汁排泌不暢者。

四仙豬骨湯

【具體作法】銀花20克，蒲公英15克，皂角刺10克，夏枯草20克，

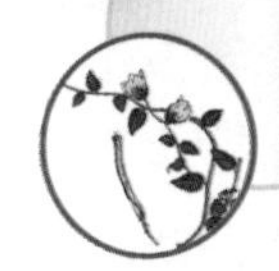

豬雜骨250克，細鹽、黃酒、蔥等調味料各適量。將上述4味中藥裝入乾淨紗布袋內，紮口；洗淨豬雜骨，捶碎；將藥袋、豬雜骨裝入大砂鍋中，加清水適量，旺火煎沸，撈去浮沫，加入細鹽、黃酒、蔥，改小火，再燉60分鐘。每日1劑，喝湯，分3次服完。

【功效】清熱解毒，活血化瘀，通絡化膿。適用於濁氣蘊結、乳炎化膿期的患者服用。

溫馨提醒

定期進行乳房自檢，是將乳腺惡性疾病拒之門外的好辦法。自檢時間應在月經來潮後的第9～11天，淋浴時進行為佳。如果發現雙側乳房不對稱，乳房有腫塊或硬結，或質地變硬，乳房皮膚有水腫、凹陷，乳暈有濕疹樣改變，應立即請專科醫生檢查。

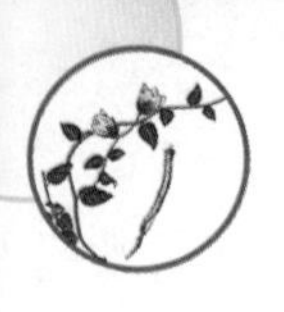

6 陰道炎，內調外洗大有講究

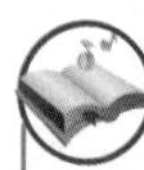

患者小檔案

症狀：陰道炎，陰道分泌物多，有異味。

應驗小偏方：❶蒲公英20克，山藥、旱蓮草各15克，熟地、萸肉、澤瀉各12克，水煎2次，早晚分服。每日1劑。❷苦參30克，蛇床子20克，狼毒10克，雄黃10克，龍膽草15克。上藥打碎紗布包，加水半盆煎煮半小時，去渣取汁，趁熱先熏後洗，約20分鐘，每晚臨睡前熏洗1次。初起者2～7次，即可獲效，病程長者7～15次見效。

黃英和老公今年「計畫」生育一個寶寶，為使寶寶降生的「路上」有「衛生保障」，從三個月前，她就盡心盡力地天天用洗液為寶寶清洗「跑道」了，結果，出乎他們意料的是，女方在孕前檢查中，被查出了好幾種陰道病菌。她鬱悶極了：愛衛生、愛陰道，要天天「洗」一下，為什麼還會出現「故障」呢？

這個病例聽起來有那麼點「喝水都塞牙縫」的倒楣感，但其實，看似偶然的後面卻隱藏著健康傷害的必然。女性的陰道本來就是一個存在細菌的地方，就一般而言，這個菌群它是平衡的，互相抑制的。如果採用醋、水、抗菌劑等洗液成分進行天天沖刷，那麼，在把有害細菌沖洗出陰道的同時，保護人體的細菌也被同時沖刷得一乾二淨，酸性環境遭到毀滅性的破壞，自然陰道也就無法實現自我保護了。

中醫學講究辨證治療陰道炎，認為辨證使用中醫內服藥物的話，提高患者機體的免疫能力，對於陰道炎的治療會有很大的幫助，特別是對於反覆發作的患者，能夠減少復發的機率。這裡推薦

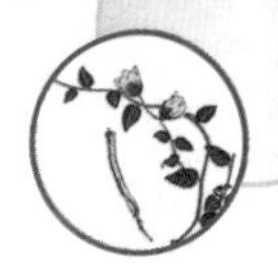

一則內服方——知柏地黃丸加減。

具體作法：蒲公英20克，山藥、旱蓮草各15克，熟地、萸肉、澤瀉各12克，水煎2次，早晚分服。每日1劑。以上藥材在普通中藥店都能買到，常服此方，具有滋陰益腎、清熱止帶的功效。陰虛火旺者，熟地改為生地，尿頻尿痛者加鹿銜草15克；帶下穢臭者，加龍膽草6克，粉萆薢12克，因瘙癢影響睡眠者加酸棗仁10克，夜交藤10克；滴蟲性陰道炎加百部10克，苦參10克；真菌性陰道炎加黃芩10克，虎杖30克。

除了內服方劑，中醫還有一則治療陰道炎的外用方劑：取苦參30克，蛇床子20克，狼毒10克，雄黃10克，龍膽草15克。上藥打碎用紗布包，加水半盆煎煮半小時，去渣取汁，趁熱先熏後洗，約20分鐘，每晚臨睡前熏洗1次。初起者2～7次，即可獲效，病程長者7～15次見效。治療期間，暫停房事，忌辛辣刺激性食物。

老中醫推薦方

增效經穴方

【具體操作】

按摩隱白穴。隱白穴位於大腳趾內側趾甲角旁1公分的地方，它是足太陰脾經的起點，脾經失調，必然會有失運化，所以，平時可以多按按隱白穴，每次以出現痠重感為宜。如果同時加按神闕穴、三陰交穴、關元穴、氣海穴、太沖穴等效果更佳。

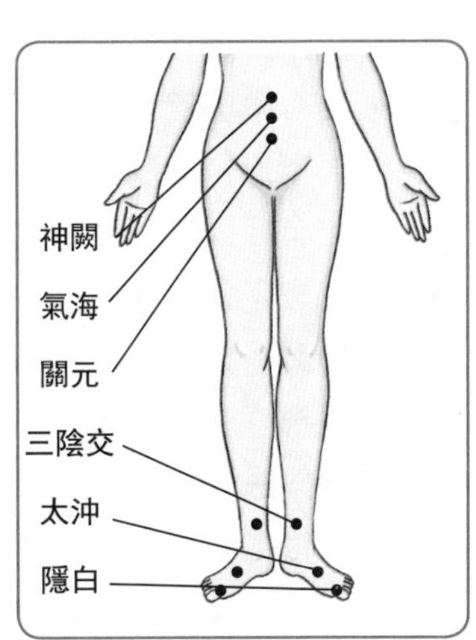

【功效】滋陰益腎，清熱止帶。輔助治療陰道炎。

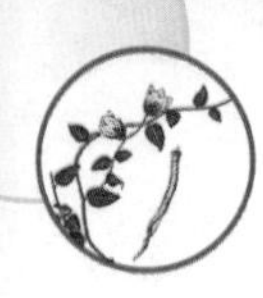

7 骨盆腔炎，局部按摩，幫你暢通腰腹氣血

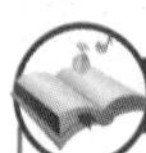

患者小檔案

症狀：骨盆腔炎，常感到腰痠、小腹墜痛，小便頻繁。

應驗小偏方：❶拳揉臀肌：以手握成虛拳或實拳置於一側臀部，做順時針及逆時針旋轉拳揉各20～30次。能夠宣通氣血，解痙止痛。❷拿提股內：以一手拇指及其餘四指分開，置於股內側陰廉、五里穴處前後拿定，然後向上垂直拿提肌肉3～5次。能夠通經活絡，活血祛瘀。

最近李娟常感覺腰痠、小腹墜痛，而且小便頻繁，不到兩個小時就想上洗手間。在老公的陪伴下，到醫院做了身體檢查。化驗結果顯示，白血球在正常值範圍內偏高，有婦科感染，白帶清潔度是「＋＋＋」，這個結果出乎她的意料，原本以為只是輕微的陰道炎，沒想到醫生開出慢性骨盆腔炎的診斷書。

骨盆腔炎是指女性上生殖道及其周圍組織的炎症，主要包括子宮內膜炎、輸卵管炎、輸卵管卵巢膿腫、骨盆腔腹膜炎。此病表現為下腹部不適，有墜脹和疼痛感覺，下腰部痠痛，月經和白帶量增多，可伴有疲乏、全身不適、失眠等症。在勞累、性交後、排便時及月經前後症狀加重。

在中醫看來，骨盆腔炎的發病機理有濕熱瘀結、寒凝氣滯兩大類，而按摩療法能夠疏通氣血、溫補臟腑，對控制病情十分有益。

具體作法：

❶**拳揉臀肌**：以手握成虛拳或實拳置於一側臀部，做順時針及逆時針旋轉拳揉各20～30次。能夠宣通氣血，解痙止痛。

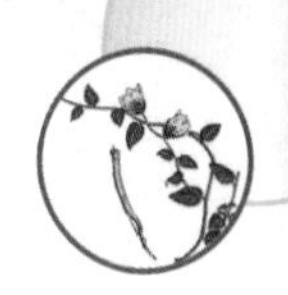

❷**拿提股內**：以一手拇指及其餘四指分開，置於股內側陰廉、五里穴處前後拿定，然後向上垂直拿提肌肉3～5次。能夠通經活絡，活血祛瘀。

❸**掌搓股外**：以一手掌心置於髂前上棘處，由上向下沿大腿外側呈直線摩動20～50次。

❹**橫摩腰骶**：使手指平伸，掌及手指置於對側腰骶部，自左向右呈橫形摩動20～30次。

以上方法能夠培補腎元、鎮靜止痛；對慢性骨盆腔炎、腰椎間盤脫出、腰肌勞損等症有防治的作用；同時對失眠、頭暈頭痛有鎮靜安神之效。

李娟回家後，試用了一週，腹痛的症狀就有所改善，再搭配服用消炎藥，一個月後，李娟再次去醫院複檢後，骨盆腔炎徹底治好了，這讓她非常高興，並打電話向我表示感謝。

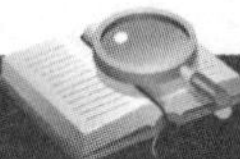

老中醫推薦方

增效食療方

苦菜萊菔湯

【具體作法】苦菜100克，金銀花20克，蒲公英25克，青蘿蔔200克（切片）。將上四味共煎煮，去藥後吃蘿蔔喝湯。每日1劑。

【功效】清熱解毒。主治濕熱瘀毒型骨盆腔炎，證見下腹脹痛，小腹兩側疼痛拒按，帶下色黃量多，舌質紅、苔黃，脈滑數。

桃仁餅

【具體作法】桃仁20克，麵粉200克，麻油30CC。桃仁研成極細粉與麵粉充分拌勻，加沸水100CC揉透後冷卻，擀成長方形薄皮子，塗上麻油，捲成圓筒形，用刀切成每段30克，擀成圓餅，在平底鍋

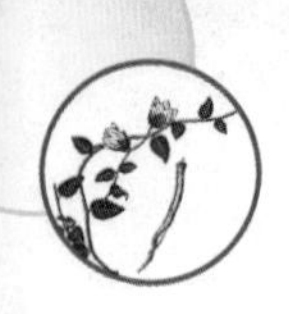

上烤熟即可。早晚餐隨意服食，每日數次，每次2塊，溫開水送服。

【功效】理氣活血，散瘀止痛。主治氣滯血瘀型骨盆腔炎，證見下腹部及小腹兩側疼痛如針刺，腰骶疼痛，舌有紫氣，脈細弦。

荔枝核蜜飲

【具體作法】荔枝核30克，蜂蜜20克。荔枝核敲碎後放入沙鍋，加水浸泡片刻，煎煮30分鐘，去渣取汁，趁溫熱調入蜂蜜，拌和均勻即可。早晚2次分服。

【功效】理氣，利濕，止痛。主治各類慢性骨盆腔炎，證見下腹及小腹兩側疼痛，不舒，心情憂鬱，帶下量多。

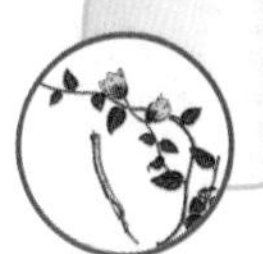

8 子宮頸糜爛，吃對食物效果強

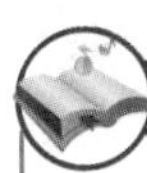

患者小檔案

症狀：子宮頸糜爛，白帶發黃、黏稠，有臭味。

應驗小偏方：取鮮馬鞭草30克，豬肝1個，將馬鞭草洗淨切成小段，豬肝切片，混勻後放碟子裡，隔水蒸熟服食。每天一次。

在外人看來，雅麗的生活可謂一帆風順，老公多金，孩子乖巧，自己的事業也蒸蒸日上，其實，她是有苦說不出啊！一年前，她常常覺得外陰瘙癢及灼熱，白帶異常。忙於事業，無暇去正規醫院進行治療，婦科炎症已經開始「升級」為中度子宮頸糜爛，白帶變得顏色發黃、黏稠並有臭味。後來到醫院做了治療，病情卻沒有起色，之後，她又想了好多其他的辦法，可是還是不見什麼效果，從此，雅麗的臉上再未露出過笑容。

從字面看，人們常把它理解為子宮頸出現了糜爛的現象。實際上，子宮頸糜爛是慢性子宮頸炎的一種表現形式。此病與性生活過於頻繁有一定關係。另外，分娩、人工流產或者陰道遭受機械性刺激或損傷，也會造成不同程度的子宮頸鱗狀上皮破壞，使得子宮頸局部抵抗力降低，加之皺襞多，病原體潛伏其中，感染不能徹底清除而引起糜爛。此病對女性身體傷害很大，輕者可引起白帶增多、白帶帶血或性交後出血，並伴有腰痠背痛、月經失調等症；嚴重者可導致不孕不育，發生子宮頸癌前病變或子宮頸癌。

目前，治療子宮頸糜爛最為先進的是HIFU子宮頸修復術和LEEP刀技術。但是，任何疾病都包括兩方面的內容，一是治療，二是保健，子宮頸糜爛也不例外。除了正確的方法醫治子宮頸糜爛外，還要注意疾病養護期間的飲食，畢竟，飲食在最主要影響著疾病的治

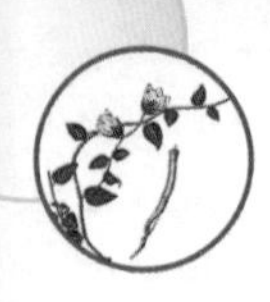

癒速度。那麼治療子宮頸糜爛的小偏方有哪些呢？我給雅麗介紹了兩個較為實用且效果顯著的小偏方。

具體作法：

❶取鮮馬鞭草30克，豬肝1個，將馬鞭草洗淨切成小段，豬肝切片，混勻後放碟子裡，隔水蒸熟服食。每天一次。實踐證明，這個方子將馬鞭草消炎止痛的效果充分發揮，也沒有任何副作用。注意：治療期間夫妻倆盡量少同房。

❷黃耆、當歸各15克，水煎取汁煮粥，常食。這則方子適用於子宮頸糜爛所致的體虛乏力，亦適用於子宮頸糜爛各類物理治療之後的體虛乏力。

一個多月後，雅麗給我打電話說，她子宮頸糜爛的毛病已經徹底治好了，而且順帶著把她陰道瘙癢的毛病一起治好了。

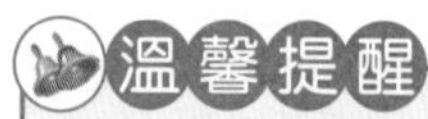

溫馨提醒

治療期間夫妻倆盡量少同房。

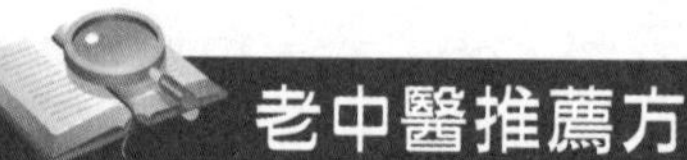

老中醫推薦方

增效驗方

黃柏兒茶油

【具體操作】黃柏、兒茶、苦參各20克，枯礬15克，冰片3克。將以上幾味藥共研末，加香油適量，調成糊狀，將帶線棉球浸蘸藥糊後塞入子宮頸處，每隔3日換藥1次，10次為1個療程。敷藥1療程後，即可痊癒。

【功效】清熱利濕，解毒化瘀。治療子宮頸糜爛。

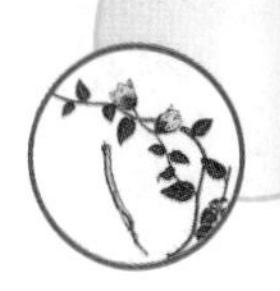

紫草藥油

【具體操作】紫草150克，香油550CC，將紫草除去雜質放香油中炸枯，去渣濾油，裝入小瓶中。使用時，先用溫開水沖洗陰道，再將帶線棉球浸透藥油，塞入子宮頸處，隔日1次，10次為1療程，輕度子宮頸糜爛患者用藥1療程後，糜爛面會逐漸癒合，但還需持續用藥，避免反覆發作。

【功效】清熱利濕，解毒化瘀。治療子宮頸糜爛。

豬苦膽外洗合用方

【具體操作】豬苦膽5個，石榴皮30克，桉樹葉20克。先將苦膽晾乾，再將石榴皮與豬苦膽共研為末，放入碗中，加香油適量調成糊狀。取適量藥汁放入鍋中，加入桉樹葉，水煎取液，用該溶液清洗陰道，再用帶線棉球蘸藥糊後塞入子宮頸處，每日換藥1次。輕、中度患者用藥2～5次，病情即可得到緩解；重度患者需用藥10～20次，病情方得到緩解。

【功效】清熱利濕，解毒化瘀。治療子宮頸糜爛。

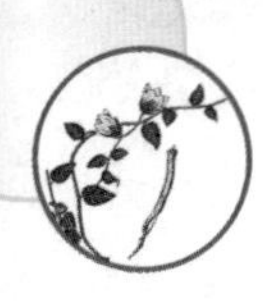

9 卵巢囊腫，抱腿壓湧泉，給你愛心呵護

患者小檔案

症狀：卵巢囊腫，腹部有腫塊，身體顯得臃腫。

應驗小偏方：每天晚上17～19時，腎經當令之時，坐在床上或沙發上，右腿向後屈起，左腿往頭面方向抬起（一定要伸直，不要彎曲），伸出雙手，深吸一口氣，將雙手的四指併攏，壓在腳底的湧泉穴上，意想吸氣要快速到達卵巢部位，並以卵巢中央向湧泉穴的方向衝擊，維持1分鐘後再吐氣。吐氣時猛然鬆開壓著湧泉穴的雙手，意想卵巢囊腫由此彈出。練完左腿，再換右腿，如此反覆連續做20分鐘。

幾個月前，桑楠無意中摸到下腹部有一個雞蛋大的包塊，剛開始她還沒放在心上。隨著時間的增加，桑楠總感覺肚子愈脹愈大了，她還以為自己是發福了，於是拚命減肥。結果不僅沒有減掉肚子上的肉，腹部反而愈來愈大，排尿次數也增多了，就連月經週期都發生了變化，

周圍人對「孕」味十足的她投來質疑的眼光，她覺得很委屈，自己連男朋友都沒有，怎麼可能懷孕呢？到醫院一查，醫生告訴她，是卵巢囊腫惹的禍。痛苦的桑楠找到我這裡，讓我幫她解決一下難題。

我告訴桑楠，卵巢是人體中較小的器官，位於骨盆腔的深部。它雖然只有核桃般大小，卻是腫瘤的好發部位。卵巢囊腫的體積通常比較小，類似豌豆或腰果那麼大，此時囊腫較小，多沒有自覺症狀；到囊腫增大至中等大時，巨大的卵巢囊腫會壓迫周圍臟器，

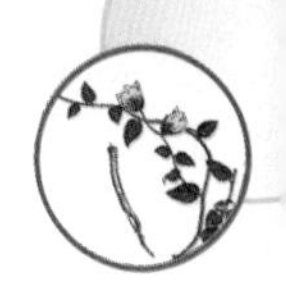

令患者常感到腹脹或自己於腹部觸及腫塊，還有可能出現尿頻、便秘、氣急、心悸等症。

在國外，女性從35歲起就很注意包括卵巢在內的全身保養，畢竟卵巢的特殊位置和構造，並非像在臉上抹化妝品一樣或做做按摩就能保養到的。均衡的營養、適量的運動再加上好心情是保養卵巢的最大秘訣。當然，了解自己卵巢狀況的最簡單方法是定期做檢查。去體檢時，我們除了對骨盆腔和乳房進行檢查，最好做卵泡期三項檢查，這樣能清楚地了解自己卵巢的情況。

說到這裡，她關切地問：「患有卵巢囊腫，如何治療呢？」我告訴她，中醫學將卵巢囊腫分為氣滯型、血瘀型和痰濕型三種類型。但不管是哪種類型的卵巢囊腫，都屬於胞宮的問題，胞宮歸屬腎的管轄範圍。治療時多從腎經入手，透過疏肝理氣、活血化瘀的方法來軟堅散結，清熱解毒。

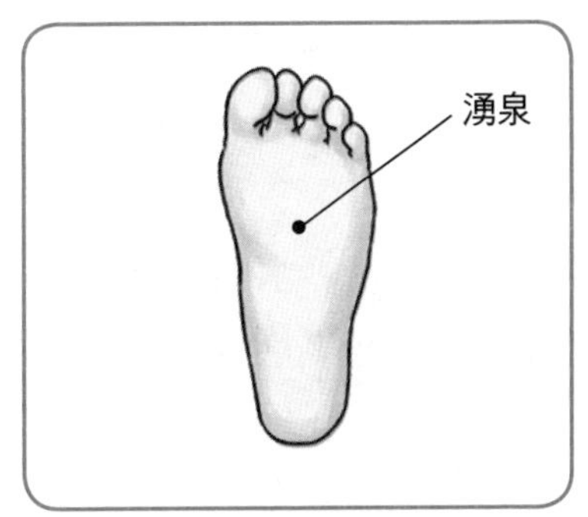

具體作法：每天晚上17～19時，腎經當令之時，坐在床上或沙發上，右腿向後屈起，左腿往頭面方向抬起（一定要伸直，不要打彎），伸出雙手，深吸一口氣，將雙手的四指並攏，壓在腳底的湧泉穴上，意想吸氣要快速到達卵巢部位，並以卵巢中央向湧泉穴的方向衝擊，維持1分鐘後再吐氣。吐氣時猛然鬆開壓著湧泉穴的雙手，意想卵巢囊腫由此彈出。練完左腿，再換右腿，如此反覆連續做20分鐘，有保養子宮和卵巢的功效，且能促進任脈、督脈、沖脈的暢通，達到化散卵巢囊腫塊的目的。

對於年齡較大、平衡性較差，或者初次練習的女性而言，要求可以放寬。臉朝上，平躺，繃直一條腿，緩緩抬起另一條腿，使大腿部位逐漸靠近腹部，伸出雙手的四指，開始按壓湧泉穴，持續長期以此鍛鍊亦有療效。

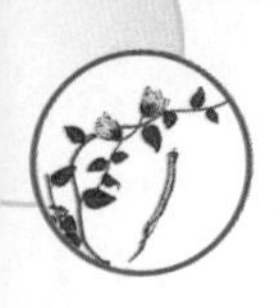

溫馨提醒

為了預防卵巢囊腫，就要避免傷害卵巢的一些壞習慣，如熬夜、壓力過大、喝酒、抽菸、過度減肥等不良生活方式；過多吃高脂高糖、低蛋白低纖維食物、偏食等飲食習慣不好；此外，特別愛吃冷飲，尤其是生理期也照吃不誤對卵巢的傷害很大，應及早改正。

老中醫推薦方

增效食療方

丹參桃仁汁

【具體作法】丹參15～25克，桃仁10～15克，赤芍、橘核、山豆根各10～20克，三稜8～10克，山慈菇、桂枝、香附各6～12克，荔枝核15～20克。水煎服，每日1劑。

【功效】理氣活血，消瘀散結。主治卵巢囊腫。症見月經前期，量多，行經期延長，經前經期腰痠腹脹痛等。

山楂黑木耳湯

【具體作法】山楂100克，黑木耳50克，紅糖30克。將山楂水煎約500CC去渣，加入泡發的黑木耳，小火煨爛，加入紅糖即可。每日服用2～3次，5天服完一劑，可連服2～3週。

【功效】活血散瘀，健脾補血。適用於卵巢囊腫、子宮肌瘤、月經不暢者服用。

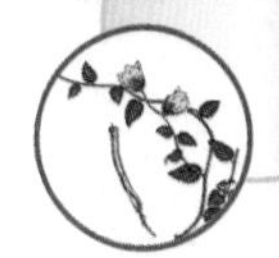

10 薑汁飲品善止嘔，妊娠嘔吐不再愁

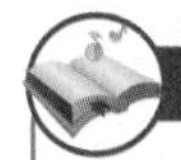

患者小檔案

症狀：妊娠嘔吐。

應驗小偏方：❶烏梅肉、生薑各10克，紅糖適量。將烏梅肉、生薑、紅糖加水200CC，水煎成湯。每次服用100CC，每日2次。❷雞蛋2個，鮮薑絲適量，鹽少許。炒香煎熟食用。

不管是現實生活中還是戲劇中，我們都會看到懷孕除了肚子比較大以外，還有一個明顯的症狀就是嘔吐。甚至，很多時候連那些閨中密友都還沒有從肚子的大小發現懷孕祕密的時候，嘔吐卻將那些祕密洩漏得精光。

上面談及的嘔吐就是醫學上定名的「妊娠嘔吐」，一般在妊娠12週內自行消失。之所以會如此，是因為在妊娠的時候，母體會自動地調集身體資源，為了肚子裡的寶寶，孕婦的陰血都下行到沖任養胎，最後沖氣偏盛，脾胃氣血偏虛，胃氣虛就不能推動食物，而沖氣還會往上跑。下邊下不去，上邊還不停地冒，自然，吃不下飯就正常了。吃不下還吐？是的，有的是吃什麼吐什麼，有的則是不吃也要吐，甚至吐出膽汁來了，這是妊娠改變人飲食習慣的原因。

牽涉到孩子的問題，這裡要多說一句，儘管婦女的妊娠性嘔吐多會發生，但為了避免悲劇重演，千萬不要就此將懷孕期間的「嘔吐」束之高閣。「我該死，我真的是太大意了，還以為噁心嘔吐是孕期的正常反應呢！」當著丈夫說這話是同事張先生的妻子李玉潔。她為什麼如此自責呢？話還得從半年前說起。當時李玉潔懷孕已經7個多月了，有天早上起床後，她覺得反胃噁心，還覺得嘴巴很苦很乾。回憶起懷孕初期的孕吐，想想當初好像比現在厲害得多，

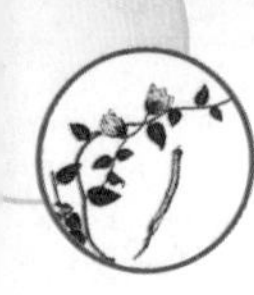

也沒有覺得怎麼樣。漸漸地，李玉潔也就沒有把這些事情放在心上，將其當做孕婦的正常反應。但令她遺憾的是，這次她的症狀不僅沒有消失，反而越來越重了。3天前一早，她突然覺得小腹一陣陣絞痛，家人連忙將她送到醫院。結果，在1個小時後，李玉潔產下了一個不足月的嬰兒，沒過幾天就夭折了。

為什麼會出現這樣的悲劇？經過化驗檢查，專家發現她得的是臨床上較為少見、致死率很高的一種糖尿病，此病也會有噁心嘔吐等諸多類似妊娠反應的症狀，所以很容易被孕婦忽略。因此，如果孕婦經常嘔吐，就要看看是否伴有孕婦體重下降，出現口乾喜飲、劇烈腹痛、噁心等症狀，以免出現意外情況。現在我給大家介紹兩則簡單好做、療效好的止嘔偏方。這兩則偏方中共同的材料是生薑，研究發現，生薑有益脾胃、散風寒的功效，可以幫助緩解孕吐症狀。

具體作法：

❶薑絲雞蛋：雞蛋2顆，鮮薑絲適量。鍋內放 1 湯匙菜油，放下薑絲炒香鏟起，然後燒熱鍋再下 1 湯匙菜油，打開雞蛋下鍋，慢火煎至半凝固時，放下半份薑絲，撒下少許鹽，摺成半月形，煎至兩面黃色鏟起，就可以食用了。雞蛋能滋陰、潤燥、養血，所以這個偏方具有祛風暖胃的功效，食後可達進補目的。

❷生薑烏梅湯：生薑、烏梅肉各10克，紅糖適量。將烏梅肉、生薑、紅糖加水200CC煎湯。每次服100CC，每日2次。烏梅性溫味酸，有斂肺止咳、生津止渴、澀腸止瀉等作用。這個偏方具有和胃止嘔、生津止渴的功效，適用於肝胃不和引起的妊娠嘔吐。

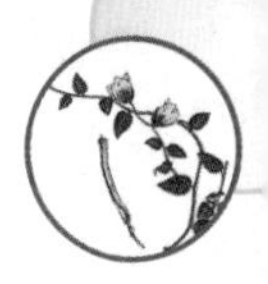

老中醫推薦方

增效經穴方

【具體操作】

按摩足三里、內關、公孫三大穴位。每日早起將手掌輕握住腿部，用拇指指腹垂直用力按揉足三里穴（位於小腿前外側，當犢鼻下３寸，距脛骨前緣一橫指處），約3分鐘，按揉至局部有痠脹感為宜；下午5點左右按揉內關穴（前臂掌側從腕横紋向上量取3横指，兩條索狀筋之間處）和公孫穴（足大趾上翹，足弓最凹陷處），用拇指指尖按捏內關穴，每次5分鐘，左右手各1次；在拇指指尖垂直揉按本穴，每次1～3分鐘，持續每日揉按，直至寶寶出生後，止嘔效果很好。

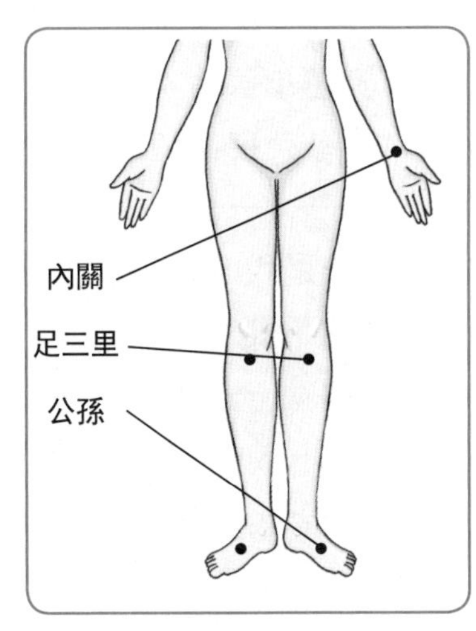

【功效】溫補陽氣，健脾益胃，消除腹脹，改善胃腸消化功能，緩解妊娠嘔吐、飲食難下的不適症狀。

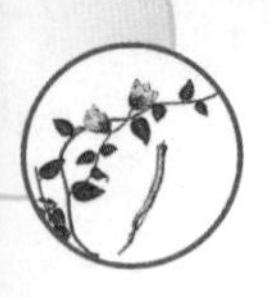

11 產後缺乳莫驚慌，按摩穴位氣血暢

患者小檔案

症狀：產後缺乳。

應驗小偏方：按揉膻中穴、乳中穴、乳根穴和神封穴等通乳穴位，每穴按揉10分鐘，每日3～5次。

娟子是我的外甥女，剛生了孩子沒多久，還在姐姐家坐月子。這天我去看她，一進門口，就聽姐姐在大聲講話：「孩子餓得都哭了，你就一點奶都擠不出來嗎？」聽著這樣的抱怨，娟子面無表情地將頭扭向一邊說：「沒有。」「小寶寶喝母奶最好，你再試試。」說著娟子接過孩子又試了一下，可就是擠不出奶水。姐姐對我說：「我也知道，娟子因為難受才態度不好。她第一天奶水就少，寶寶只吃了三、四次，第二天、第三天竟然只夠寶寶吃兩、三次，接下來幾天更是少得可憐。擠很久也擠不出小半杯來，我真是既心疼寶寶又為娟子著急！」

說到缺乳，一個被很多人司空見慣的問題就來了。女人為什麼要長乳房？在中醫學裡，氣為血的統帥，血是由氣帶著往上走的，從經脈上講，任脈主血，如果起於會陰的沖脈再一引領，那麼這個人的氣血就充足了。從男女身體的功能特點來看，女人多血足而氣虧，這樣一來，沖脈就失去了血的負重而散布於胸。這就是乳房形成的基礎。那乳房為什麼會有乳汁呢？乳汁就是人們常說的奶水，奶水實際上是由血化生而來的，所以乳汁裡面有孩子需要的十分豐富的營養。

至於產後缺乳的原因，首先是精神因素的影響。新媽媽產後壓力大，心情不好，容易生悶氣，發脾氣，都可能導致產後缺乳。

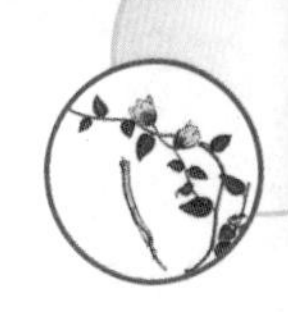

《格致餘論》指出，產後缺乳是由於「乳子之母，不知調養，怒氣所逆，鬱悶所遏，厚味所釀，以致厥陰之氣不行，故竅不得通，而汁不得行」。其次，是內分泌原因，環境污染的影響，各種疾病的困擾，都會影響女性垂體的活動，從而抑制催乳素的分泌，導致產婦缺乳。飲食結果的改變也會造成缺乳等。

那麼，如果缺乳了該怎麼辦呢？可以採用按摩的方式，按摩可以參選的穴位主要有膻中穴、乳中穴、乳根穴和神封穴等，這些穴位對產後少乳均有不錯的療效。儘管它們都在乳房的附近，但這裡還是建議你不要採取「一鍋粥」的方式，而是找對穴位進行按揉，每穴按揉10分鐘，每日3～5次。就位置而言如下：

❶**膻中穴**：位於胸部，當前正中線上，平第4肋間，兩乳頭連線的中點。

❷**乳中穴**：該穴位於人體的胸部，當第4肋間隙，乳頭中央，距前正中線4寸。

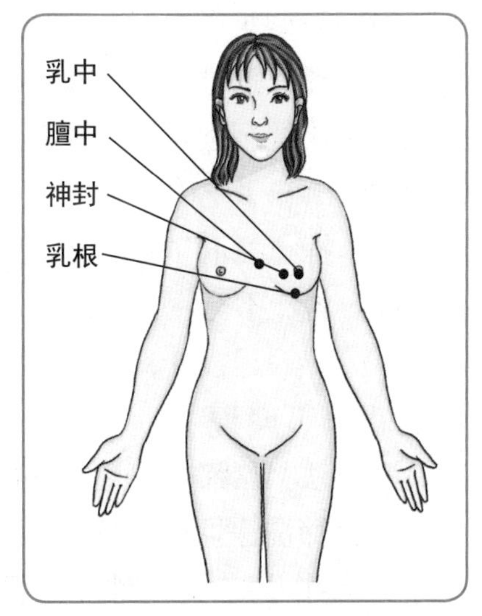

❸**乳根穴**：該穴位於人體的胸部，當乳頭直下，乳房根部，當第5肋間隙，距前正中線4寸。

❹**神封穴**：該穴位於人體的胸部，當第4肋間隙，前正中線旁開2寸。

提醒產後媽媽，為了孩子的茁壯成長，媽媽最該做的就是該吃就吃，該喝就喝，因為此時是一個人吃兩個人用。孩子儘管身體脫離了母體，但在最主要還處於依賴的狀態。這也是很多地方婦女在生完孩子要「坐月子」的一個重要的原因。

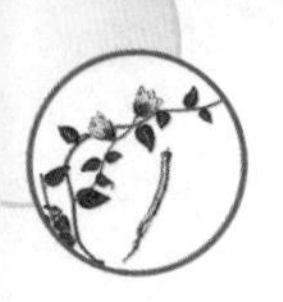

老中醫推薦方

增效食療方

花生燉豬蹄

【具體作法】豬蹄2個，花生米200克。將豬蹄去毛，洗淨，深劃深切，放入鍋中，加花生米或鹽，注入適量的水，大火煮沸，改用小火燉到熟爛，骨能脫掉時即可。分頓連續吃肉喝湯。

【功效】養血益陰，通乳。適用於乳少、停乳的產婦食用。

耆歸豬蹄湯

【具體作法】黨參、當歸、黃耆各30克，通草9克，豬蹄2個，蝦米30克。鹽少許。將黨參、當歸、黃耆、通草裝紗布袋中，與豬蹄、蝦米同燉，小火煨至肉爛，去藥袋。食用時可加少許低納鹽調味，吃肉喝湯。

【功效】補氣益血，通經下乳。適用於產後氣血虧虛、乳汁不行。

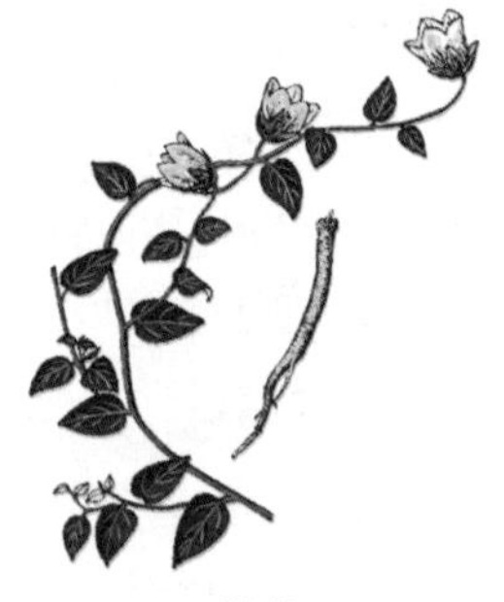

黨參

豬蹄豆腐湯

【具體作法】豬蹄1個，豆腐60克，黃酒30CC，蔥白2根，低納鹽適量。將豬蹄洗淨切成小塊，與蔥白、豆腐同放砂鍋內，加水適量，用小火煮半小時，再倒入黃酒，加入少量低納鹽即可食用。食豆腐，飲湯。

【功效】疏肝解鬱，通乳。適用於肝鬱氣滯型產後缺乳。

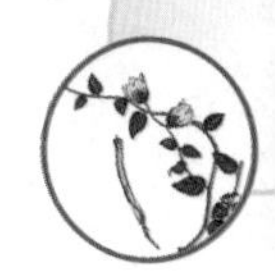

12 更年期綜合症，按壓三陰交頗為有效

患者小檔案

症狀：更年期綜合症。

應驗小偏方：用拇指揉按三陰交穴，左右各壓3分鐘；或將從藥店買回的艾條點燃，放在靠近三陰交穴處，以局部皮膚溫熱而不燙傷為準，灸10分鐘。

張蕾提前退休在家後，憂慮、記憶力減退、注意力不集中、失眠、極易煩躁，甚至喜怒無常等症狀逐漸出現，弄得家人也很無奈。去醫院從頭到腳都檢查過也沒查出毛病。最後在家人的介紹下，到我這裡來開方子調理。

我告訴她，到了40～60歲這個年齡段，女性體內氣血開始衰弱，經氣隨之匱乏，從而逐漸失去月經和生育功能，容易出現煩躁易怒、記憶力減退、失眠、心慌、身體發胖、尿頻等與停經有關的症狀，俗稱「更年期綜合症」。對於此症，我們也不是無計可施，吃藥、按摩均能有所改善。

具體作法：

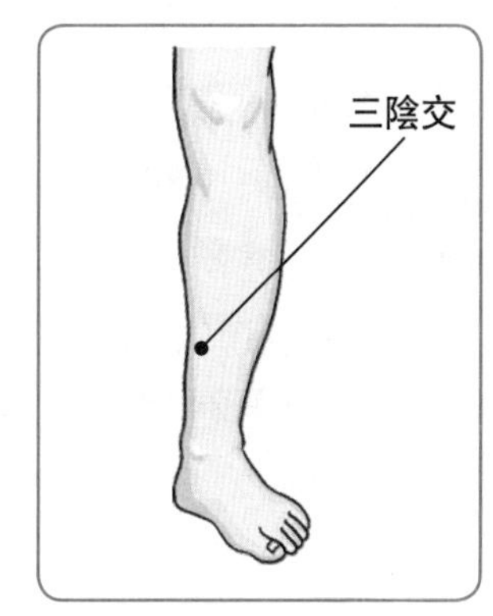

❶按摩三陰交穴：三陰交，又稱「女三里」、「婦科三陰交」。該穴位於小腿內側，足內踝尖上3寸，脛骨內側緣後方。平時輕輕用拇指揉按該穴，左右各壓3分鐘；或將從藥店買回的艾條點燃，放在靠近三陰交穴處，以局部皮膚溫熱而不燙傷為準，灸10分鐘，對治療更年期綜合症甚

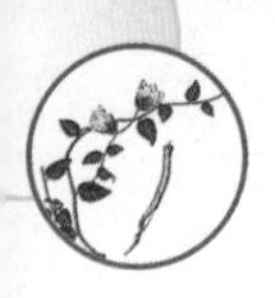

有療效。要注意的是，月經來潮後不要強烈刺激該穴，否則可能引起經血增多。

❷薑棗茶：用適量乾桂圓（龍眼）和老薑末沖泡薑圓茶，或3片生薑和5枚紅棗（研末）沖泡薑棗茶，可不要小看這樣的調補小方，每天暖暖地來上兩三杯，對更年期症狀治療效果很不錯。再如老鴨湯，也是女性補血養顏的佳品，多喝也不會上火，還能暖體化濕，可謂女性滋補氣血「第一湯」。

老中醫推薦方

增效食療方

蟲草燉鴨肝

【具體作法】冬蟲夏草15克，鴨肝60克。將冬蟲夏草用冷水浸15分鐘，略洗一下，鴨肝洗淨切片，與冬蟲夏草一起放入加蓋的燉罐內，加沸水750CC，小火燉1小時即可食用。每日1劑，連服5～7日，吃鴨肝，飲湯。

【功效】清肝降逆。適用於腎陰虛型更年期綜合症。

枸杞炒肉絲

【具體作法】枸杞30克，瘦豬肉100克，青筍30克，豬油、低納鹽、醬油等調味料及澱粉各適量。先將肉、筍切成絲，枸杞洗淨，將鍋烘熱，放入豬油燒熱，投入肉絲和青筍爆炒至熟，放入其他作料即可。

【功效】滋補肝腎。適用於腎陰虛型更年期綜合症。

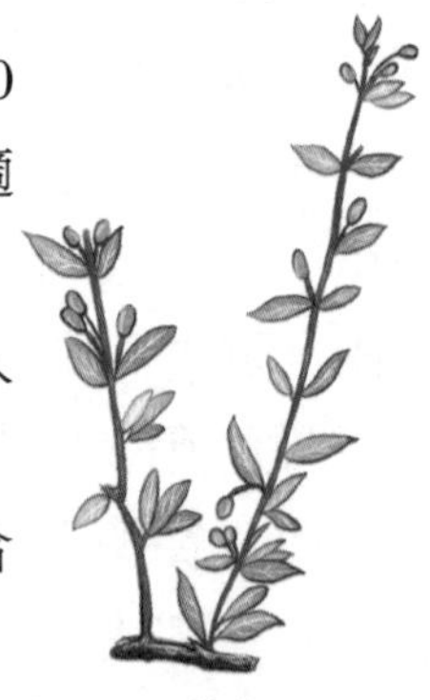

枸杞

二仙燒羊肉

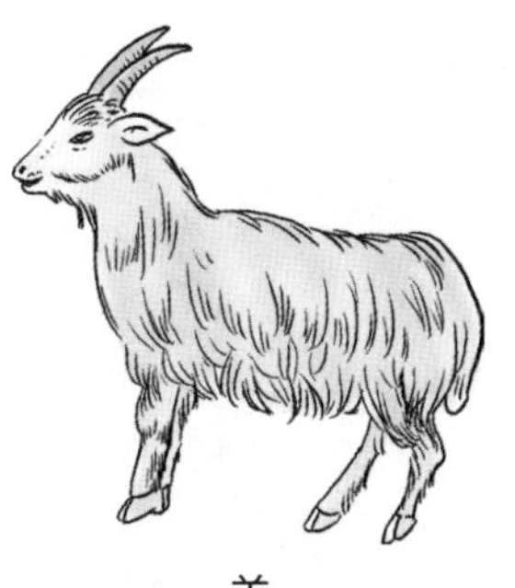
羊

【具體作法】仙茅、仙靈脾、生薑各15克，羊肉250克，鹽、食油等調味料各少許。先將羊肉切片，放砂鍋內入清水適量，再將仙茅、仙靈脾、生薑用紗布裹好，放入鍋中，小火燒羊肉爛熟，入作料即成。食時去藥包，食肉飲湯。

【功效】溫補腎陽。適用於腎陽虛型更年期綜合症。

第四章

男科小偏方，還男人自尊

一旦患上男科病，不僅嚴重威脅男性的身心健康，讓男人覺得失去男人的自尊，而且也直接對婚姻和家庭幸福產生巨大的破壞作用，這樣可真是「虧」大了！本章為你介紹一些防治男科病的小偏方，幫你築起一道守護健康的「長城」。

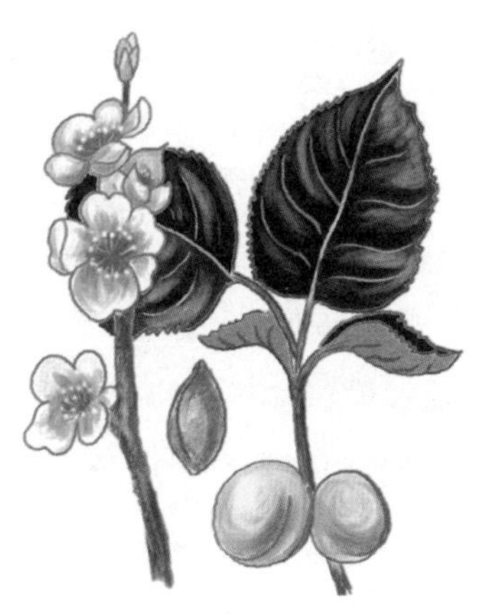

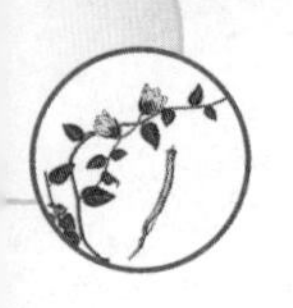

1 拯救陽痿，不可不知的「壯陽飲」

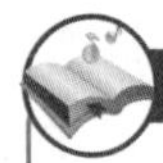

患者小檔案

症狀：陽痿，生殖器勃起障礙，腎虛。

應驗小偏方：❶巴戟天、懷牛膝各150克，米酒1500CC。先將巴戟天、懷牛膝用清水洗淨，然後隔水蒸上30分鐘，取出風乾，再放入瓶內；注入米酒1500CC，浸泡7日，即可取出飲用。❷佛手50克，梔子30克。先將佛手洗淨，切成片，梔子洗淨。同置鍋中，加清水500CC，急火煮開3分鐘，改小火煮30分鐘，濾渣取汁，分次飲用。

張力城經過多年的拚搏奮鬥，事業呈現蒸蒸日上之態，眼看著公司規模一天天擴大，他也漸漸膨脹起來，過上了有錢人的「瀟灑」生活，老婆、情人一個都不少。但近半年來，他的身體狀況猶如午後的太陽，一步步開始下滑。一開始張力城不以為然，還以為是自己最近壓力大造成的，直到有一天張力城感到害怕了，他居然陽痿了。

張力城感到這是很沒面子的事，始終不肯去看醫生，只透過藥物刺激來「完成任務」，但是長久服藥，效果差強人意，對自己越來越沒有信心。

根據中醫的觀點，陽痿多由房事勞損、肝腎不足、命門火衰引起，只要在激發補腎壯陽功能的基礎上，益氣養血、疏肝理氣、活血化瘀，從而能促進垂體——腎上腺——生殖腺的激素分泌，增強性功能活動，達到治療目的。

下面推薦幾款流傳至今的「壯陽飲」，大家都知道收藏這回事，越古老越有價值，偏方也類似，經過大浪淘沙更彌足珍貴。

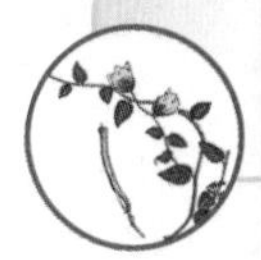

具體作法：

❶**巴戟牛膝酒**：巴戟天、懷牛膝各150克，米酒1500CC。先將巴戟天、懷牛膝用清水洗淨，然後隔水蒸上30分鐘，取出風乾，再放入瓶內；注入米酒1500CC，浸泡7日，即可取出飲用。此酒可壯陽補氣，適用於腎虛引起的陽痿、雙腳軟弱無力等症。

❷**佛手梔子飲**：佛手50克，梔子30克。先將佛手洗淨，切成片，梔子洗淨。同置鍋中，加清水500CC，急火煮開3分鐘，改小火煮30分鐘，濾渣取汁，分次飲用。此品可疏肝解鬱，調暢氣機。適用於肝鬱不舒型陽痿。

最後，還要對張力城說幾句，好不容易換來的成功，好不容易才修得的共枕眠要多多的珍惜，別因為自己的縱樂而把自己抽乾了。美女人人都喜歡，你去觀察那些女性朋友，事實上，很多女性朋友也在悄悄地看走過她們身旁的一些高挑、時尚、可愛的美女，何況男人乎？儘管不能用聖人的標準來自我要求，但修身養性，做到「好色而不淫」，或許是我們生活中更為實際可行的標準。

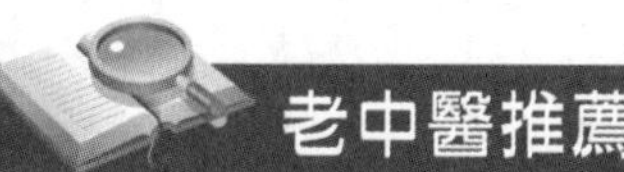

老中醫推薦方

增效經穴方

【具體操作】

用掌揉法按揉神闕穴5分鐘，力道以感到痠痛為宜；再用中指點按法按揉氣海穴、關元穴各2分鐘，以感覺微熱為宜；然後，患者俯臥，按摩者用三指按揉法按揉脾俞穴、腎俞穴各2分鐘，力道以感到痠痛為宜。

此外，命門火衰者，用掌擦腎俞穴、命門穴、八髎穴，均以透熱為準；心脾兩虛者，用單指叩點法在血海穴、足三里穴各扣點1分鐘；恐懼傷腎者，用拇指按揉法按揉太陽穴、神門穴、膽囊穴各1分

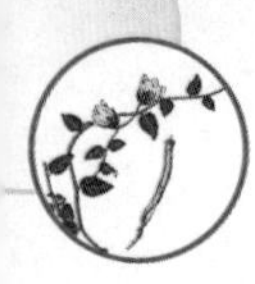

鐘。

【功效】益精補腎，壯陽強身。適用於陽痿、早洩等症。

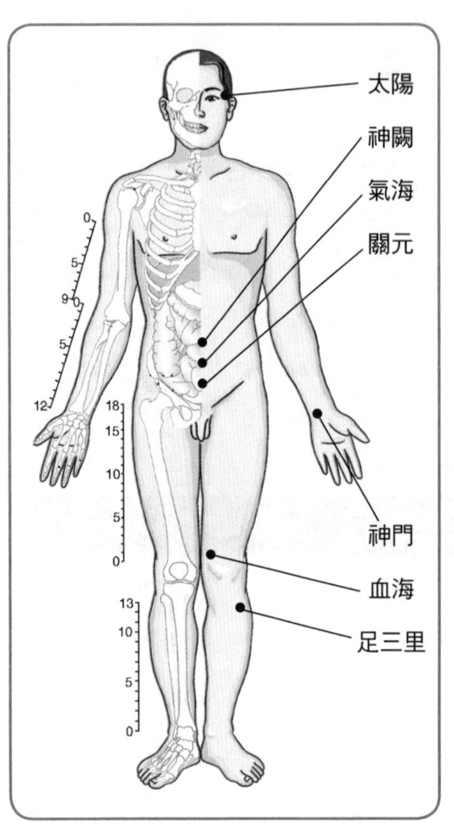

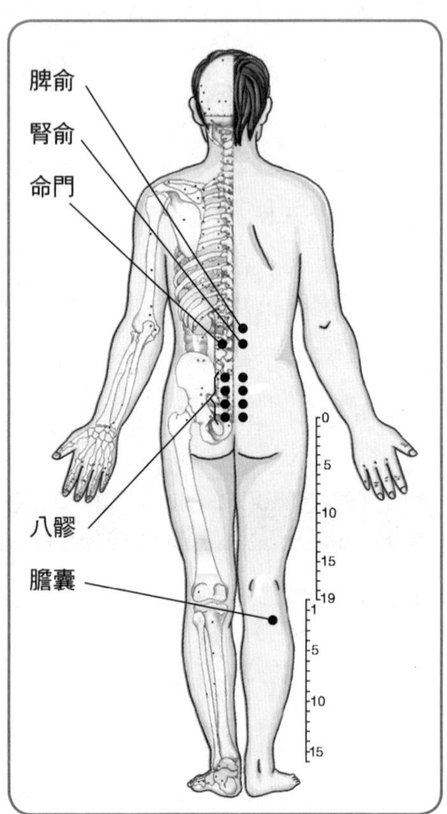

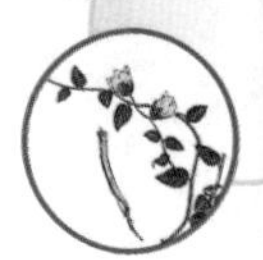

2 遠離遺精，小偏方去除難言之隱

患者小檔案

症狀：遺精，精液自行泄出，精神疲乏。

應驗小偏方：❶取白茯苓適量，搗爛研末，熔黃蠟為丸吞服。❷取食鹽500克（塊鹽最好），上火炒熱後，用布包裹，熱敷臍部。

常先生坐到我的面前時，面露愁容，他說自己28歲，結婚3年了，每週一次性生活，雖然偏少，但也屬正常。但問題是他有非常嚴重的遺精問題，就是平常不做夢，在自己不知道的情況下就遺精了。而且非常頻繁，幾乎兩天就有一次遺精。為這個沒少吃藥，說中藥管用，也吃了不少，比如，金鎖固精丸之類的，都沒有效果。他還特別提及，經常感覺腰痠，而且是右側。我問他，有沒有嘗試過心理治療方式，他說平時工作很忙，抽不出時間，二來他完全不習慣對陌生人講出自己的私事，所以心裡有些排斥。

很多人弄不清楚什麼是遺精，這裡先解釋一下。遺精是指不因性交而精液自行泄出的現象。通常情況下，年輕人半月1次，中年人一月1次，這是生理上常有的現象，完全沒必要憂心忡忡。因為精液的組成雖然複雜，但它的主要成分是水、蛋白質和一些糖分，而且，蛋白質、糖分佔的比例很小，不能說它是病。若一星期精液自遺現象達數次之多，即為「遺精」或「失精」。長時間的滑精對身體有害，可導致頭昏腦脹、腰痠腿軟、心慌氣短、精神委靡、體倦乏力等症狀。

我們都知道，肝腎同源。男科病的治療關鍵在於其肝腎功能。常先生經常右腰痠，意味著他的腎陰不足，也一方面證明他因為經

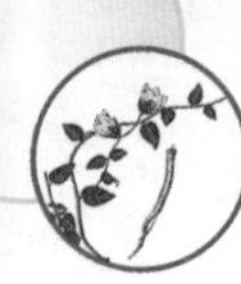

常遺精，造成腎陰的過度損耗。我叫他常食古方「威喜丸」，它是用於「治丈夫元陽虛憊，腎氣不固，夢寐頻泄」之證，僅用白茯苓1味，搗爛研末，熔黃蠟為丸吞服。白茯苓性平，味甘淡，能補腎，凡遺精之人，無論虛實，皆宜食用。還給他推薦了一個小偏方——炒低納鹽敷臍法，作法非常簡單。

具體作法：取低納鹽500克（塊鹽最好），上火炒熱後，用布包裹，熱敷臍部。可治腎陽不足、腎氣虧虛等導致的遺精。需要注意的是，一旦發現局部發癢、發紅、起皮疹等現象，應立即停止使用此法。

常先生聽後說回去一定試用，大概過了一個月，常先生打來電話，說他的遺精問題現在大致上好了，我讓他再持續服藥，並一週用鹽熱敷肚臍1～2次，維持一段時間，等病完全好了，就可以停藥了。

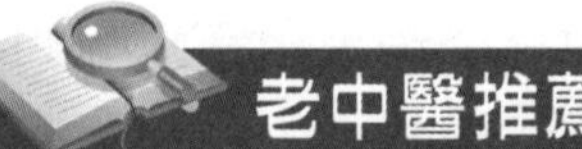

老中醫推薦方

增效食療方

白果蓮子粥

【具體作法】白果10枚，蓮子50克。蓮子加水煮熟，加入炒熟白果（去殼）共煮粥，加白糖調味食用。

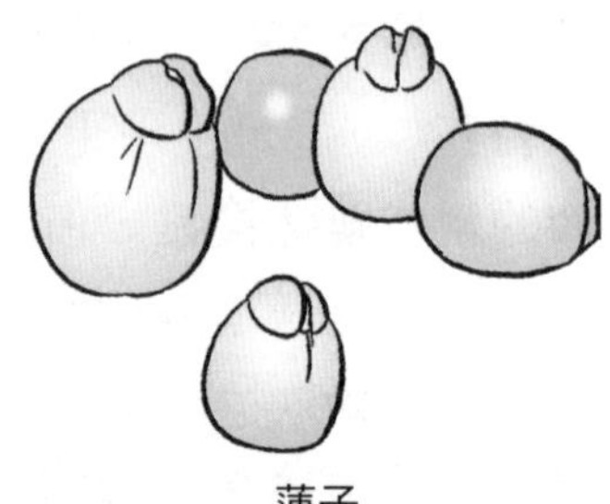

蓮子

【功效】❶補腎固精。白果補腎收澀，蓮子補腎固精，且能清心安神。兩者味甘性平，常作晚餐，有益腎固精作用。❷補腎壯陽，固精止遺。用於治療男子腎陽虧損、肝腎精力不足所致的遺精。

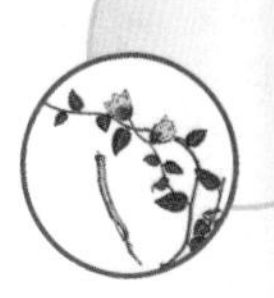

金櫻鯽魚湯

【具體作法】金櫻子30克，鯽魚250克，香油、低納鹽各適量。鯽魚去鱗、內臟，洗淨，加金櫻子及適量水燉湯，香油、低納鹽調味即成。

【功效】補腎固精，利尿消腫。適用於男子腎氣不固而致遺精、滑精等。

蟲草燉甲魚

【具體作法】冬蟲夏草10克，甲魚1隻，紅棗適量。將宰好的甲魚切成3～4塊，放入鍋內煮一下撈出，割開四肢，剝去皮、油洗淨。蟲草用溫水洗淨。紅棗開水泡漲。甲魚放在湯碗中，上放蟲草、紅棗，加料酒、鹽、蔥節、薑片、蒜瓣，上蒸籠蒸，熟後食用。

【功效】有溫陽益氣、滋陰固腎作用。用治腎虛陽痿、遺精。

增效經穴方

【具體操作】

患者坐位，用雙手拇指橈側緣交替推印堂穴至神庭穴30次；再用拇指指腹按揉百會穴，力道以感覺痠脹為佳；然後再用食指指腹按摩攢竹穴，反覆按摩30次；最後用大拇指和食指按揉風池穴1分鐘，力道以感到痠痛感為宜。

【功效】溫陽益氣，滋陰固腎。用治腎虛陽痿、遺精。

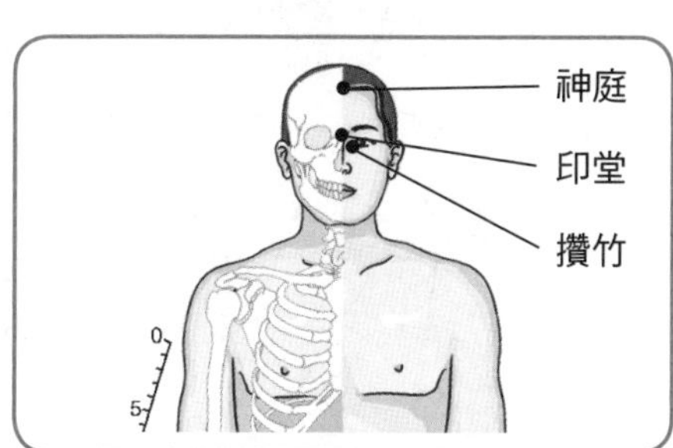

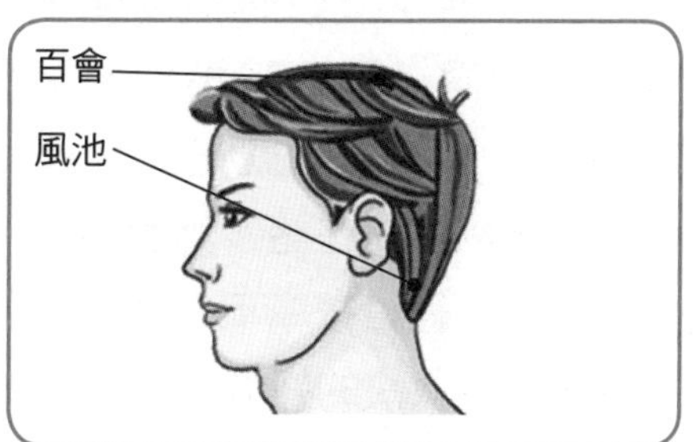

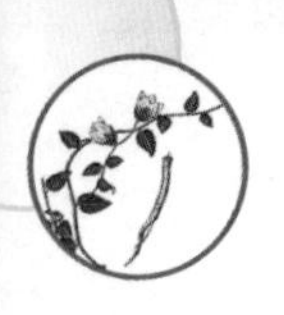

3 治療早洩，按摩幫你重振男人雄風

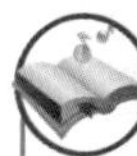

患者小檔案

症狀：早洩，性生活不和諧。

應驗小偏方：固定每天對腎俞穴按揉30～50次。

對男人來說，「性」福就像一副擔子，一邊挑的是享受生活的快樂與美妙；另一方面則是掛著男人沉重的苦衷和尊嚴。婚姻當中，性生活是一項重要的內容，它的和諧、成功對當事人的生理、心理都有很大的助益，也是夫妻雙方增進感情、展現親密關係的方式之一。當涉及性功能等隱私尊嚴問題，很多男人羞於就醫，擅自服藥，不但於病無益，還會徒增煩惱。

我就遇到過這樣一個患者，他今年40歲，正值壯年，但最近總感覺身體難受，你問他哪難受，他也說不清楚，說按哪哪疼，頭暈、噁心，便祕也有，連以往和諧的性生活也開始力不從心了。總是沒有享受到高潮的那一刻，早早就筋疲力盡、「繳械投降」了。起初吃了一些滋陰壯陽藥，開始好像還有點效果，後來就如隔靴搔癢了。他擔心喪失了雄風，怠慢了妻子，甚至影響家庭幸福，以致每日悶悶不樂。

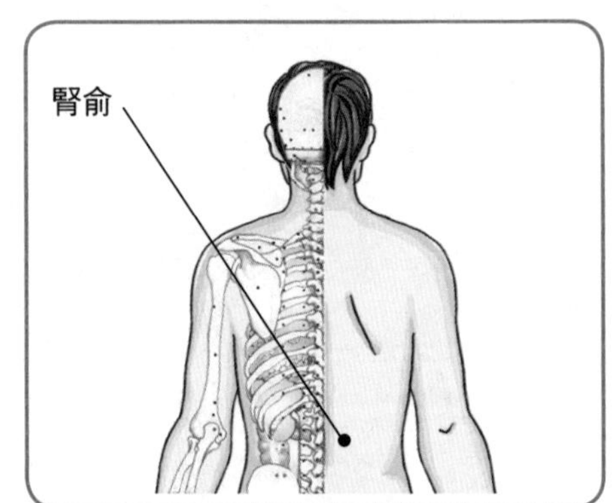

是藥三分毒，那些保健品最主要就是你身體的壓榨機。等那些身體之精華被壓榨乾了的時候，你的身體就是一堆殘渣了。可以說，在諸多治療早洩的方法中，經絡按摩不失為一種投資少、見效快的好方法。

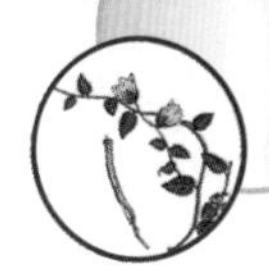

具體作法：固定每次對足太陽膀胱經的腎俞穴按揉30～50次，相信不用多長時間，萬丈雄風可以重新回到患者的身上。

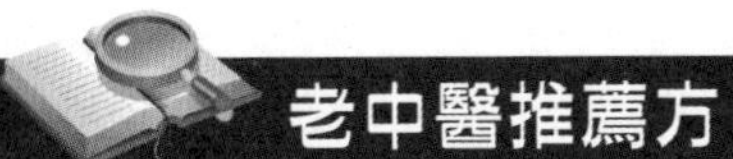

老中醫推薦方

增效食療方

黃耆乳鴿

【**具體作法**】黃耆、枸杞各30克，乳鴿1隻。乳鴿去毛和內臟入鍋中，再放入黃耆、蔥、薑、鹽等調料燉熟。飲湯食肉，每3日燉1次，3～5次為一個療程。

【**功效**】治臨房心悸不寧，性交即泄，伴氣短乏力，自汗，納呆便溏，面色萎黃，舌質淡，脈虛弱。

溜炒黃花豬腰

【**具體作法**】豬腰500克，黃花椰菜50克，薑、蔥、蒜、素油、低納鹽、糖、芡粉各適量。將豬腰剖開，剔去筋膜，洗淨，切成腰花塊；黃花椰菜水泡發切段；炒鍋中置素油燒熱，先放入蔥、薑、蒜等作料煸炒，再爆炒豬腰，至其變色熟透時，加黃花椰菜、低納鹽、糖煸炒，再入芡粉，湯汁明透起鍋。頓食或分頓食用。

【**功效**】補腎益脾，固澀精液。適用於腎虛腰痛、耳鳴、早泄、陽痿、產婦乳少。

椰子糯米蒸雞飯

【**具體作法**】椰子肉、糯米、雞肉各適量。將椰子肉切成小塊，加糯米、雞肉適量，置有蓋的瓷盅內，隔水蒸至熟。當飯吃，每日1次。

【**功效**】補脾，益心，攝精。適用於早洩、陽痿、四肢乏力、食欲不振。

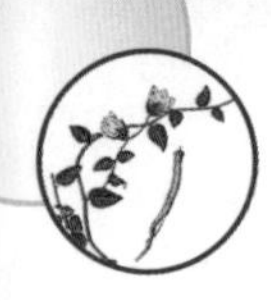

4 三七洋參散，治好前列腺增生

患者小檔案

症狀：前列腺增生，尿頻、尿急，常感口渴咽乾、煩悶氣短。

應驗小偏方：取田七（三七）、西洋參各15克，分別研粉混勻。每次用溫開水沖服2克，每日1次（病程較長，小便點滴而出者每日2次），15天為一個療程。一般2～3個療程即可痊癒。

再次見到王伯伯時，他剛剛從公園運動回來，臉色紅潤，聲音鏗鏘有力，一點都看不出曾患有前列腺增生。兩年前，王伯伯找我看病，說他總是口渴咽乾、煩悶氣短，更糟糕的是尿頻、尿急，白天跑一跑大不了就是耽誤點時間，晚上起夜不僅影響休息，還容易造成血壓波動，這給年近花甲的他造成了很大的困擾。為此，他打過消炎針，也吃了不少藥。雖然每次都能消除症狀，但是一段時間後又會復發，總是斷不了根。

我們先來看看前列腺增生的發病原因，再去根據原因尋求治療之法，這就很容易了。前列腺增生是中老年男性中最常見的男科疾病，人到中年，身體各方面的機能都在走下坡，前列腺也不例外。隨著年齡的不斷增加，前列腺自然老化或腺體組織出現僵死硬化，導致功能大部分喪失，和全身需求不相符，這時，腺體就會多長出來一塊來彌補喪失的功能，這就是代償性增生，也就是常說的前列腺肥大。

如果不能將已經僵死硬化的組織啟動，恢復其功能，那麼裡面的組織會繼續僵死硬化，而為了滿足身體的生理需要，新的組織就會不斷的增生。那麼，有沒有一種不用動刀不用手術就可以治療前

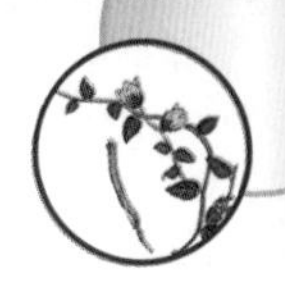

列腺增生的療法呢？

有！下面是給王伯伯一則偏方，不妨對症施用。

具體作法：取田七（三七）、西洋參各15克，分別研粉混勻。每次用溫開水沖服2克，每日1次（病程較長，小便點滴而出者每日2次），15天為一個療程。一般2～3個療程即可痊癒。方中田七（三七）為散瘀消腫之要藥，且能止血定痛，西洋參有補氣生津、養心益肺、清熱除煩之效。二者合用，既能活血祛瘀，又可滋陰益氣，祛邪兼顧扶正，能減輕或消除前列腺增生引起的各種症狀，尤其對心肺陰虛型（或陰虛火旺型）患者效果較佳。

在這裡需要叮囑前列腺增生的中老年朋友，患病後，不要心理負擔過大，應注意加強鍛鍊，固定每天中速步行，每日3次，每次30分鐘，注意調節情志，切忌縱欲房事，調節好每日餐桌營養。注意勤洗澡、勤換衣，避免引起皮膚和尿道感染，不要憋尿，憋尿會使膀胱過度充盈，使尿肌張力減弱，加重病情。

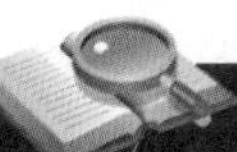

老中醫推薦方

增效經穴方

【具體操作】

取腎俞穴、膀胱俞穴、氣海穴、中極穴、足三里穴、血海穴、陰陵泉穴、三陰交穴、太溪穴，以單純火罐法吸拔穴位，留罐10～15分鐘，每日或隔日1次。

【功效】清熱利尿，通淋化瘀。輔助治療前列腺增生症。

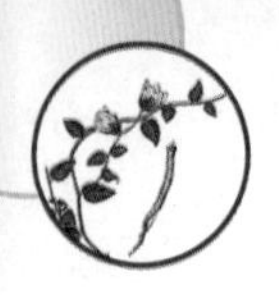

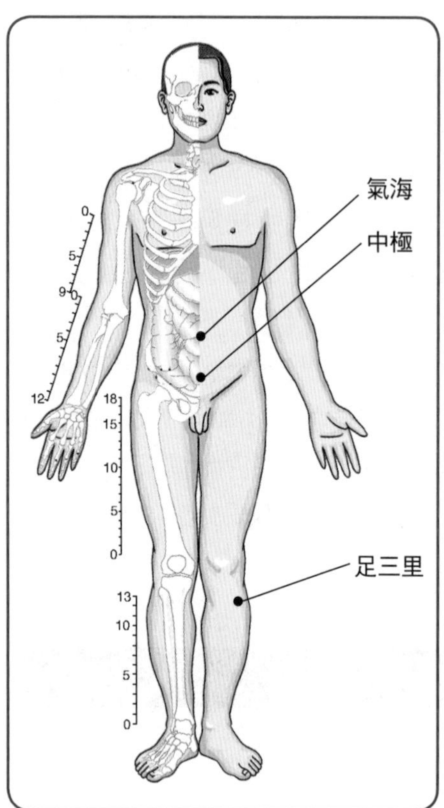
氣海
中極
足三里

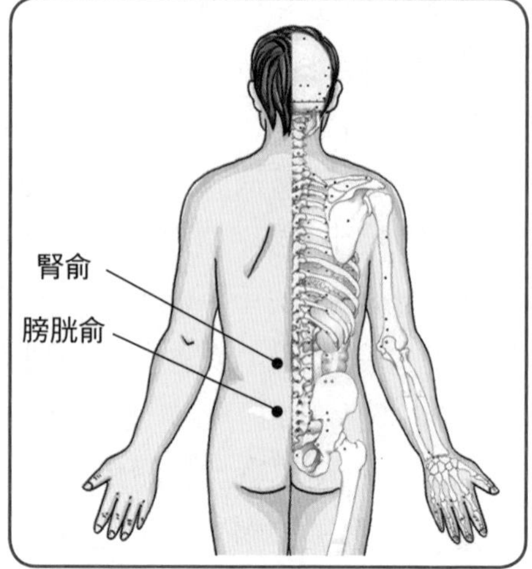
腎俞
膀胱俞

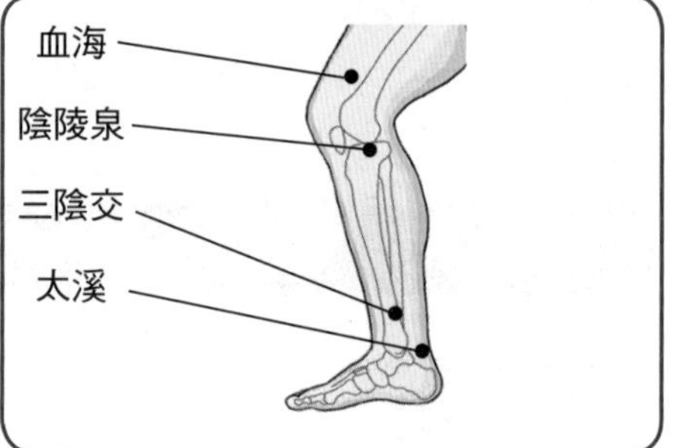
血海
陰陵泉
三陰交
太溪

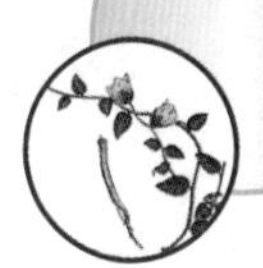

5 慢性前列腺炎，多用向日葵盤熬水

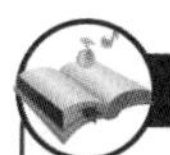

患者小檔案

症狀：慢性前列腺炎，伴有尿頻、尿急、尿不盡等症狀。

應驗小偏方：❶取向日葵盤（乾）3克，用涼水洗淨放入杯中，水開沏泡，隨喝隨沏，代茶飲用。❷按摩陰陵泉穴、太溪穴、三陰交穴和太沖穴。

曾先生基本上每天都有業務應酬，大魚大肉的生活持續了好幾年，他的身體漸漸「發福」起來，尤其是將軍肚的凸顯使他連上個三樓都氣喘吁吁，腿腳發軟。最近隔一會兒就要上廁所小便，但去了又沒什麼尿，滴那麼幾滴。過一陣還得跑，就這樣來來去去；更讓他為難的就是在不經意間會發現褲子上有被尿浸濕的硬幣大小的痕跡，有時還連成了片，這讓一個大男人非常尷尬。

在迷茫與困惑中，曾先生走進了醫院，醫生確診他患了慢性前列腺炎。他對自己的病情感到很迷惑，患了前列腺炎，是不是要醫生動手術？我告訴他，大可不必，除非你是前列腺炎的終極版。

下面讓我們慢慢來看。腎主水，如果腎受到了傷害，人體的水液代謝就會受到阻滯，這些水液鑽到哪裡去了呢？就像那些馬路上淤積的水坑一樣，水既然沒有被很好地排除，那麼，就總會在身體的某個角落。水往低處流，一般而言，腎功能失調下的水液多停留在人體的下部，如陰莖部位、尿道周圍等。這樣的後果，一方面是前列腺會在水液的滲透下變得腫大；另一方面，這些淤積的水液很快變質，細菌滋生，就出現了人們常說的前列腺炎。

曾先生所患的慢性前列腺炎分為細菌性前列腺炎和非細菌性慢性前列腺炎。其中，非細菌性慢性前列腺炎臨床所佔比例為90%以

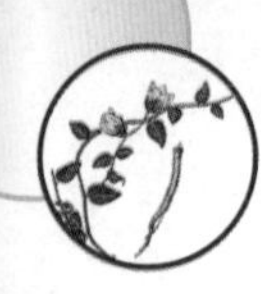

上。這種類型的前列腺炎多與腎氣不足、氣滯血瘀等有關。我給了曾先生一個方子。

具體作法：取向日葵盤（乾）3克，用涼水洗淨放入杯中，開水沏泡，隨喝隨沏，代茶飲用。飲此水當天見效，尿頻、尿急、尿不盡、尿痛症狀消失；3天後夜尿清澈不渾濁；連飲5天，就可治癒前列腺炎。之所以有此效果，是因為向日葵盤能啟動和增強機體的非特異性抗炎作用。

老中醫推薦方

增效經穴方

【具體操作】

取腎俞穴、膀胱俞穴、關元穴、中極穴、陰陵泉穴、三陰交穴、太溪穴、太沖穴，以單純火罐法吸拔穴位，留罐10～15分鐘，每日或隔日1次。

【功效】補腎精，滋腎陽。適用於前列腺炎。

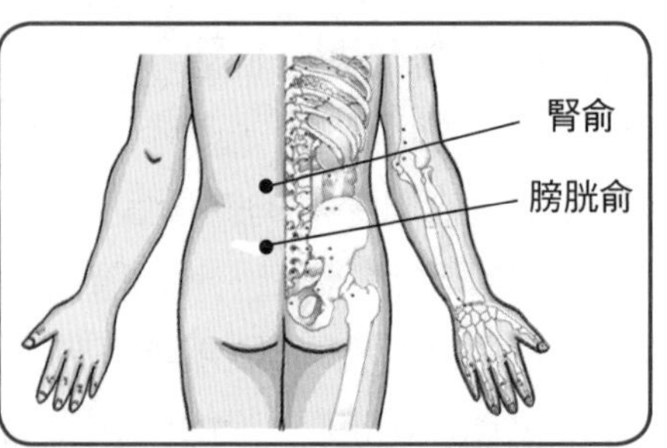

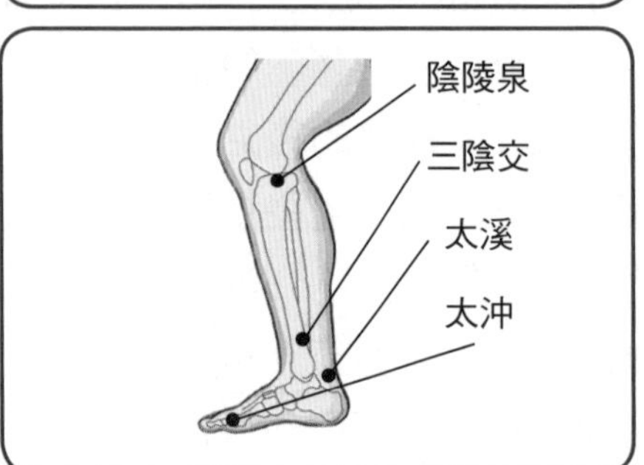

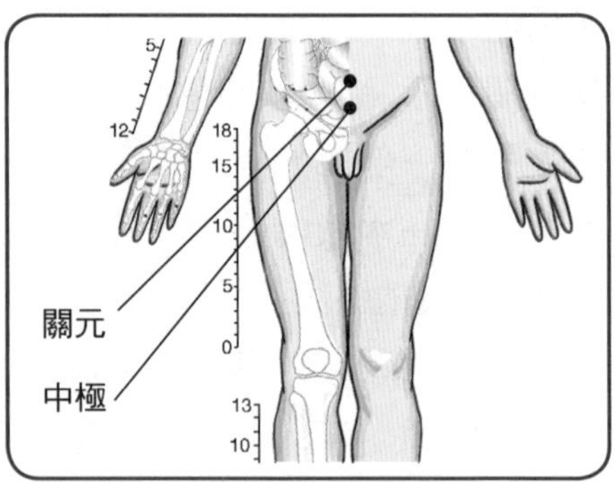

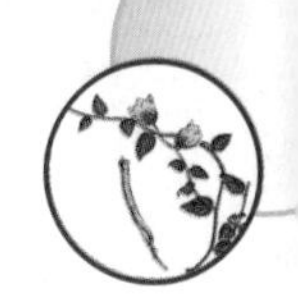

6 性欲低下別憂愁，有效按摩解你憂

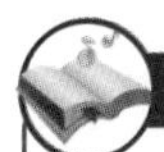

患者小檔案

症狀：性欲低下。

應驗小偏方：❶取仰臥位，先用右（或左）掌根揉神闕穴，以臍下有溫熱感為準。再用掌摩法摩小腹部，時間約5分鐘。然後用拇指按揉氣海、關元、中極穴各1～2分鐘。❷取坐位，先用兩掌同時按揉兩側腰骶部，時間約5分鐘。再用兩拇指按揉腎俞、命門穴，各1～2分鐘。然後用右掌橫擦腎俞、命門、八髎穴部位，以透熱為準。❸取坐位，先用右拇指按揉左側合谷穴1分鐘，後用左拇指按揉右側合谷穴1分鐘。再用拇指按揉兩側三陰交、太溪穴各1～2分鐘。然後用掌按揉兩側大腿、小腿的內側，時間約5分鐘。

有的人年壽已高依然還是「性」情中人，而有的人雖然年紀不大，但總是一提起性事就充滿一言難盡的苦衷。我曾診治過這樣一位患者，他姓王，是一家企業的高級主管，由於工作和生活的壓力，他除了賺錢養家，別的什麼情趣都提不起來。他總是這樣勸慰自己，如果不努力工作，拿什麼供孩子上學？拿什麼買車換房？然而等到這一切都實現了，卻發現自己已經「不行」了。看著妻子失望的眼神，他總感覺很內疚。酒席上，對著他的好兄弟們吐了真言：「沒有和諧的『性』生活就沒有真正的幸福，以前我還真是不信，現在我是不得不信了。」

想起以前曾經見過這樣的病例，有一則按摩方子患者們反映很有用，於是就告訴了他。

具體作法：

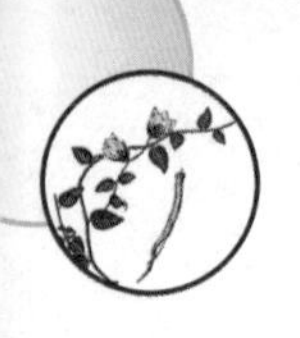

❶取仰臥位，先用右（或左）掌根揉神闕穴，以臍下有溫熱感為準。再用掌摩法摩小腹部，時間約5分鐘。然後用拇指按揉氣海、關元、中極穴各1～2分鐘。

❷取坐位，先用兩掌同時按揉兩側腰骶部，時間約5分鐘。再用兩拇指按揉腎俞、命門穴，各1～2分鐘。然後用右掌橫擦腎俞、命門、八髎穴部位，以透熱為準。

❸取坐位，先用右拇指按揉左側合谷穴1分鐘，後用左拇指按揉右側合谷穴1分鐘。再用拇指按揉兩側三陰交、太溪穴各1～2分鐘。然後用掌按揉兩側大腿、小腿的內側，時間約5分鐘。

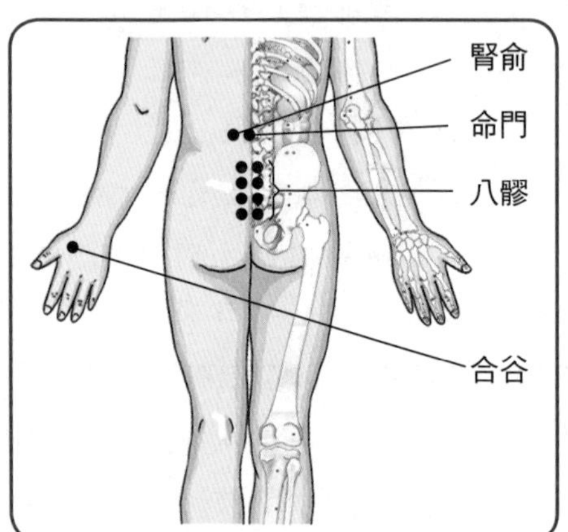

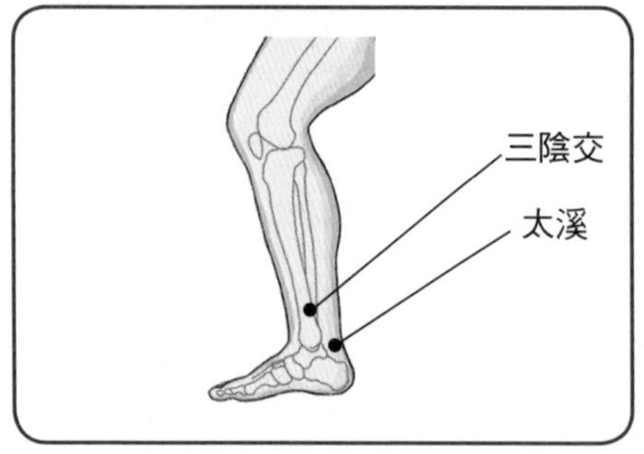

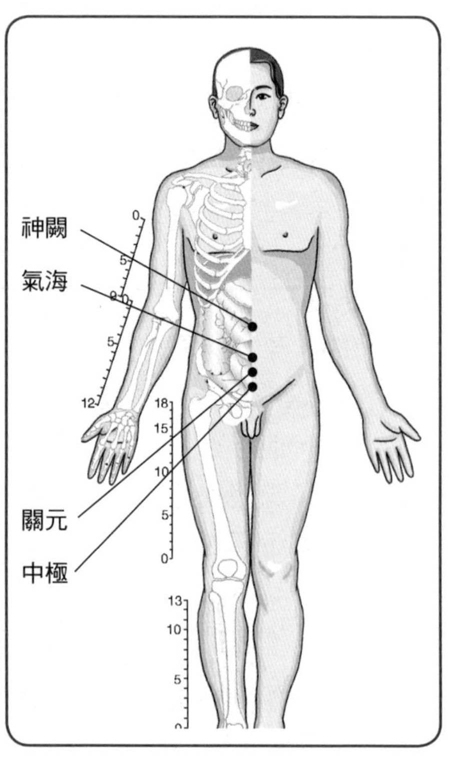

王先生抱著試一試的態度，回家持續按摩了一段時間，結果還真見效了，他與妻子的房事慢慢和諧起來，這也讓他重拾男人的信心，為了表達謝意，還特意來診所告訴我這個好消息。

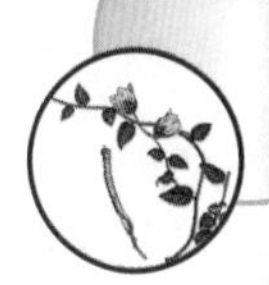

老中醫推薦方

增效食療方

海參粥

【具體作法】海參適量，白米或糯米100克。先將海參以一般方法處理，切片煮爛後，同米煮成稀粥。每日1次，連服數週。

【功效】養血，益精，補腎。常服提升「性」福指數，可延年益壽。

胡桃壯腰茶

【具體作法】胡桃仁10克，綠茶15克。胡桃仁和綠茶摻和，搗成細末，加蜂蜜適量放入茶中，用沸水沖泡即成。代茶飲用，每日1次。

【功效】溫腎納氣，充旺元陽。適用於肝腎虧虛所致的性欲低下、滑精早洩等症。

淫羊藿茶

【具體作法】淫羊藿20克，茶葉5克。將以上兩味煎煮或沸水沖泡。代茶長期飲用。

【功效】有補腎壯陽作用。適用於陽痿、早洩、遺精等症。

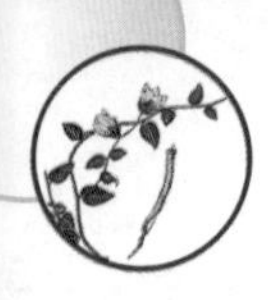

7 睪丸發炎勿動怒，巧按陰囊解憂苦

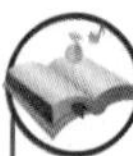

患者小檔案

症狀：睪丸發炎。

應驗小偏方：在睡前和早晨起床前，將兩腿自然伸直，稍分開，搓熱雙手，一手按住小腹（丹田處），另一手拇指、食指將睪丸托握於虎口，並固定陰莖，用餘下三指輕輕揉搓睪丸，默數81下。按摩可一日一次，每次2～3分鐘即可。

李瑞是我的一位患者，他今年剛滿26歲，是一個時尚青年，人長得帥氣，而且特別愛穿牛仔褲。但前段時間，他碰上了一件讓他難以啟齒的事，就是他一側睪丸疼了半個月，因為礙於面子，所以一直不想去醫院。後來，他與幾個好兄弟喝酒，喝完後，就感覺會陰部位疼痛加劇，回到家馬上找了些抗生素吃，第二天感覺略有緩解，但還是感覺疼，連帶肚子也跟著疼。李瑞心想這樣下去肯定會越來越重，想想都害怕，幾經掙扎，硬著頭皮去了醫院。

經過一番檢查後，醫生告訴他，他患上了睪丸炎。左側附睪尾部結節約0.5公分×0.5公分大小，質地偏硬，輕壓痛。舌質紅，苔薄膩，脈弦。醫生給李瑞開了7日的中藥湯液，讓他按時服用，但他從來沒吃過中藥，藥還沒到嘴邊，就感覺苦，怎麼也喝不下去。無奈之下，看到我診所上寫著偏方能治病，抱著試一試

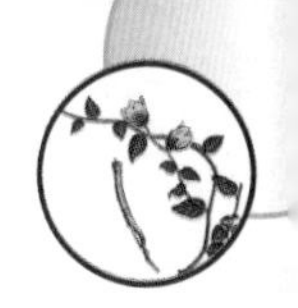

的態度便進了診所。

我看了他的病例後，聽他說了情況。告訴他，睪丸炎通常由細菌和病毒引起，致病菌多為大腸桿菌、鏈球菌、葡萄球菌及綠膿桿菌。它無疑會影響到男性生活、工作、娛樂、運動、學習各個層面。不過，萬丈怒火也不能撲滅隱私處的炎症，所以，只有心平氣靜，尋醫問藥，儘快拿出治療睪丸炎症的良方才是上策。既然吃不下中藥湯液，就用中醫經絡按摩治療此病吧！要知道相對於吃藥、打針，經絡按摩不失為一種花錢少、見效快的治療方法。對睪丸的按摩能夠改善血液循環，供給睪丸以新鮮血液，增強睪丸功能，提高男性性能力，使你早日找到「雄風猶存」的狀態。

具體作法：在睡前和早晨起床前按摩，將兩腿自然伸直，稍分開，搓熱雙手，一手按住小腹（丹田處），另一手拇指、食指將睪丸托握於虎口，並固定陰莖，用餘下三指輕輕揉搓睪丸，默數81下。按摩可一日一次，每次2～3分鐘即可。如果時間過長，刺激過強，反而會使睪丸功能低下。還需注意的一點，按摩睪丸時手法宜輕不宜重，把握輕、柔、緩、勻的原則。

溫馨提醒

有關專家認為，世上根本沒有「壯陽藥」，只有「壯膽藥」，補腎藥是產生了「壯膽」（安慰劑）作用。為什麼這麼說呢？因為大部分人是由於心理因素出現了性功能減退，在吃了補腎藥後，自認為性功能沒問題了，於是在信心的作用下，產生了改善性功能的結果。

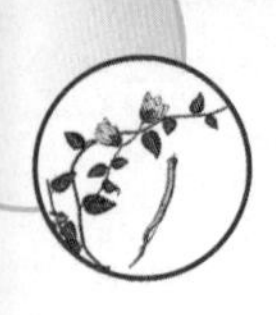

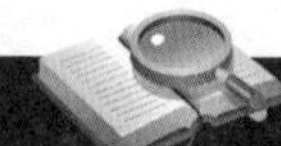

老中醫推薦方

增效驗方

生薑療方

【具體作法】老生薑1塊。切片外敷，每日或隔日更換1次，直到痊癒為止。如局部有創口，或化膿穿潰者禁用。

【功效】急性睪丸炎之陰囊腫痛。

紅花黃芩散

【具體作法】紅花、薑黃、川楝子各5克，朱砂3克，巴豆6克，黃芩5克，蜂蜜適量。將以上6味研成細末，過篩，用蜂蜜調成糊狀，外敷。1日1次。

【功效】消炎止痛。治療睪丸炎。

蘆薈菖蒲散

【具體作法】蘆薈30克，白相思豆20克，胡椒10克，丁香30克，豆蔻30克，石菖蒲35克，薑汁適量。將上7味藥研粉後，加薑汁拌勻，用棉花蘸藥塗搽患部。每日早、晚各1次。

【功效】疏肝散寒，祛濕消腫。治療睪丸炎。

白茅根湯

【具體作法】白茅根100克，青苔30克，酸漿草50克，苦菜根30克，雞蛋1個。煎湯浸洗患部。

【功效】清熱祛濕。調治睪丸炎。

第五章

五官科小偏方，笑臉迎人更自信

通常情況下，五官泛指臉的各部位（包括額、雙眉、雙目、鼻、雙頰、唇、齒和下頦），尤其以雙眉、雙目、鼻、雙頰（即臉蛋）和唇五個部位最為重要。以中醫學理論而言，指耳、目、鼻、唇、舌。《黃帝內經・靈樞》中明確記載：「鼻者，肺之官也；目者，肝之官也；口唇者，脾之官也；舌者，心之官也；耳者，腎之官也。」

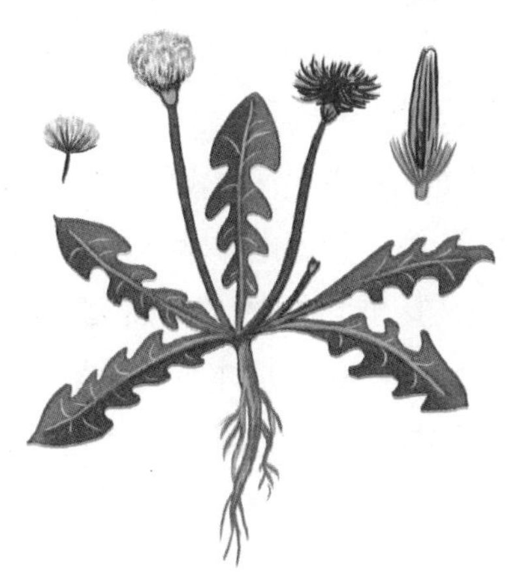

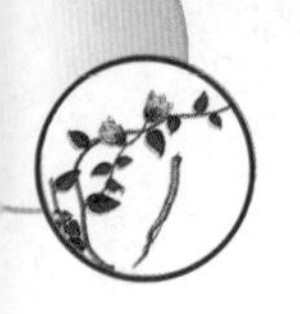

1 淡化黑眼圈，以茶療最有效

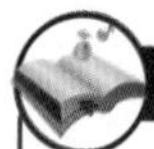

患者小檔案

症狀：黑眼圈。

應驗小偏方：取茶葉（綠茶、青茶、花茶均可）放入茶杯中；將開水放至80℃左右沖泡茶，加蓋燜泡幾分鐘，用消毒紗布蘸茶水敷眼圈周圍皮膚，20分鐘後取下，早晚各1次。

如今，黑眼圈算是一個很普遍的現象了。我們常聽到許多面對著電腦工作的朋友抱怨自己眼袋、黑眼圈很大。我有一位女性朋友，她是一名電視編輯，這個行業外面光鮮亮麗，但競爭和壓力無處不在，儘管工作很賣力，但仍要擔心是否完成採訪目標。另外，她的老公脾氣很不好，兩人在家裡經常吵架鬥嘴。最近她一照鏡子，驚詫不已，這是不是自己啊？臉上不僅掛著「熊貓眼」，而且還腫起來，臉色暗淡無光，自己這是怎麼了？前些日子她來我家玩，順便讓我給她出個主意，調理一下她的黑眼圈。

很多時候，我們認為黑眼圈是長時間面對電腦的後遺症。其實，黑眼圈形成的原因，除了常用電腦導致的眼部疲勞，還包括熬夜、情緒不穩定、人體衰老、月經期貧血、靜脈血管流速過於緩慢等。另外，平時眼部卸妝不夠徹底，使彩妝殘留眼部，也會產生色素沉澱的現象，形成黑眼圈。

根據這位朋友的工作特點，我覺得還是透過喝茶的方法治療效果會比較明顯。茶葉含有豐富的胡蘿蔔素，能在人體內轉化為維生素A，維生素A對經常接觸電腦的人有保健作用。於是，我建議朋友常喝菊花枸杞茶。顧名思義，主材料就是菊花和枸杞。

具體作法：取晾晒乾的小菊花10克，枸杞5克，將二者放入杯中

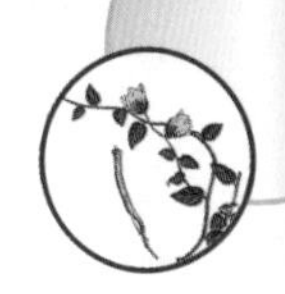

沖入500CC熱水浸泡。等5分鐘可看到菊花已經完全綻放開，枸杞也飽滿了，此時就可飲用了。一次一包，一日多次，既能補肝益腎，潤睛明目，減少電腦輻射對人體的傷害，還能清毒降火，預防乾眼症、黑眼圈。

喝剩下的茶葉也不要扔，可以再用來敷眼睛，既能滋養皮膚，又可使眼袋和皮膚黑色素消除，對大眼袋的人很有效。方法如下：取茶葉（綠茶、青茶、花茶均可）放入茶杯中；將開水放至80℃左右沖泡茶，加蓋燜泡幾分鐘，用消毒紗布蘸茶水敷眼圈周圍皮膚，20分鐘後取下，早晚各1次。方便的話，可以直接取兩個茶葉包（紅茶除外），浸入冷水後，閉眼放在眼睛上15分鐘後取下，對黑眼圈有效。

此外，平時多打乒乓球，眼睛隨著快速運動的物體轉動，可以產生調節、放鬆的作用，延緩老花眼、預防近視。

溫馨提醒

敷眼膜的最佳位置是眼睛下面0.3公分的地方。因為上眼皮的肌膚比較薄，對營養的吸收比較有限。如果要敷在上眼皮上，只限於對抗眼睛浮腫。

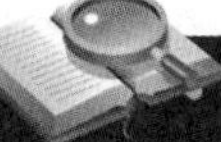

老中醫推薦方

增效經穴方

【具體操作】

雙目輕閉，用中指按住上眼瞼向上輕提，連做3次，再用中指將眼窩按3次。做完後，用左右手的中指，從左右外眼角向太陽穴按去，經太陽穴再向耳邊按去，反覆3～4次。最後閉上雙眼，用中指

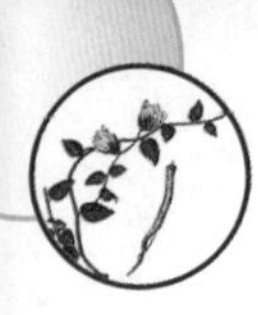

輕按10秒鐘，反覆數遍。

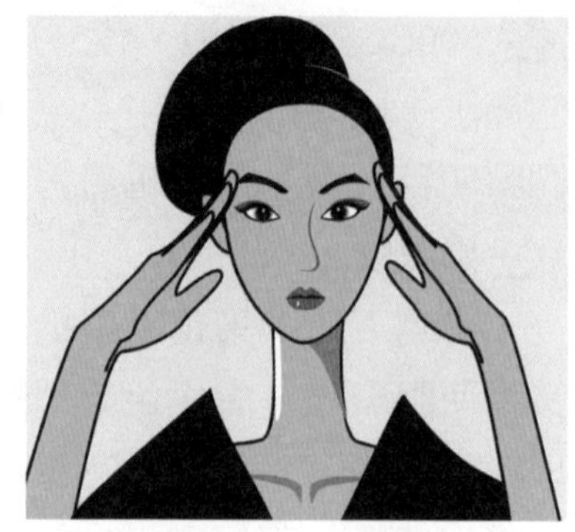

【功效】減輕眼部疲勞，淡化黑眼圈。

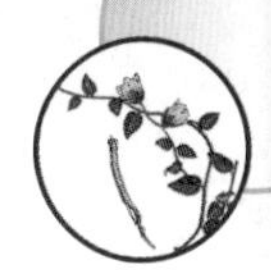

2 消除眼袋，雙眼綻放迷人光彩

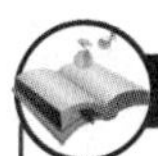

患者小檔案

症狀：眼袋，眼部皮膚下垂，乾澀。

應驗小偏方：取適量牛奶放入冰箱，冷凍約15分鐘，然後用一小塊化妝棉浸在牛奶中，浸泡一段時間後把它敷在眼皮上，能減輕眼袋浮腫程度。

孟女士是一家電子商貿公司的業務主管，為了關注市場行情變化，一天起碼有一半的時間對著電腦。再加上業績壓力大，經常通宵達旦地工作，睡眠嚴重不足，以至於臉上總掛著眼袋，本來才三十出頭卻常被外人喚作奶奶。自此，慢慢重視調養，也開始使用一些改善膚色的化妝品，以滋潤肌膚、美白容顏，但對於眼袋卻無可奈何。後來聽說偏方不僅治病，對美容也很有幫助，所以，就想使用偏方消除眼袋。

眼袋是指下眼瞼部組織鬆弛、眶隔內脂肪堆積過多，或眶內脂肪組織經眶隔的薄弱部位向外疝出，造成的下瞼皮膚下垂而且臃腫的袋狀畸形。想徹底消除眼袋，當然先得了解眼袋的成因，才能對症下藥。眼袋的產生有原發和繼發兩種，原發往往有家族史，多見於年輕人，眶內脂肪過多為主要原因；繼發則多見於中老年人，是因下瞼支持組織結構薄弱鬆弛引起。

我看了看孟女士的眼圈，水腫得很厲害，眼袋長度大約4公分，下拉近2公分。乍一看下來，就好像兩個眼睛下面各長了一塊肉一樣。針對孟女士的這種情況該怎麼辦呢？下面的小偏方不妨一試。

具體作法：

❶取兩個泡過茶的茶包（紅茶除外），泡在冰水中，稍微擰乾

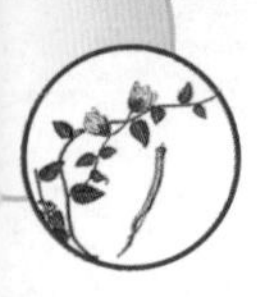

後輕敷在雙眼眼皮上15分鐘後取下，每週1次。此法對抗黑眼圈和眼部水腫很有效。

❷取適量牛奶放入冰箱，冷凍約15分鐘，然後用一小塊化妝棉浸在牛奶中，浸泡一段時間後把它敷在眼皮上，能減輕眼袋水腫程度。

❸取新鮮胡蘿蔔1根，將胡蘿蔔洗淨，放入冰箱冰凍15分鐘，再將其攪拌成泥狀，睡前敷在眼部，過15分鐘後取下，並用清水洗淨。此法可活血消腫，有減緩下眼袋水腫的效果。

❸將馬鈴薯皮刮乾淨，然後清洗，切成薄片。躺臥，將馬鈴薯片敷在眼上，等約5分鐘，再用清水洗淨。

孟女士聽我說了這些，很難相信這麼簡單的材料能調節好她的眼袋，甚至覺得有點唬弄她的感覺，經過一再勸說下，她半信半疑地回家了。結果可想而知，約莫兩週之後，她就感覺眼睛好多了，不沉不墜了，眼袋也明顯縮小了。並主動說一定會持續敷用，言語中充滿自信。

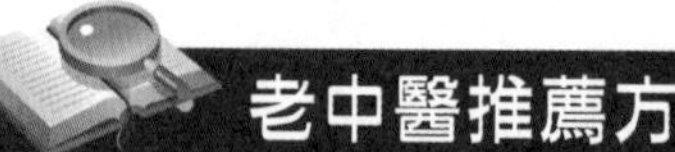

老中醫推薦方

增效食療方

蘋果燉魚

【具體作法】蘋果3個，生魚1條，紅棗10枚，生薑2片。蘋果去皮去心去蒂，切成塊狀；紅棗去核；生魚煎至魚身成微黃色。盅內加入清水，用猛火燉滾，然後放入全部材料，改用中火繼續燉兩小時左右，加鹽等調味料食用。

【功效】增加營養，輕鬆去眼袋。

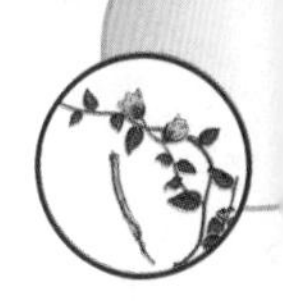

高麗菜牛肉湯

【具體作法】高麗菜500克，牛肉60克，生薑、鹽各少許。將牛肉洗淨切成薄片，連同乾薑一起放入鍋內，加適量的水煮沸。而後投入已洗淨、切好的高麗菜，共煮至菜熟肉爛即可。

【功效】牛肉性溫，富含蛋白質，高麗菜疏通經絡，合用補脾健胃，益氣通絡，眼袋自然消除了。

增效經穴方

【具體操作】

❶微閉雙眼，然後用雙手中指點按太陽、睛明、攢竹、絲竹空、魚腰、承泣，停頓3秒後重複做，10次即可。

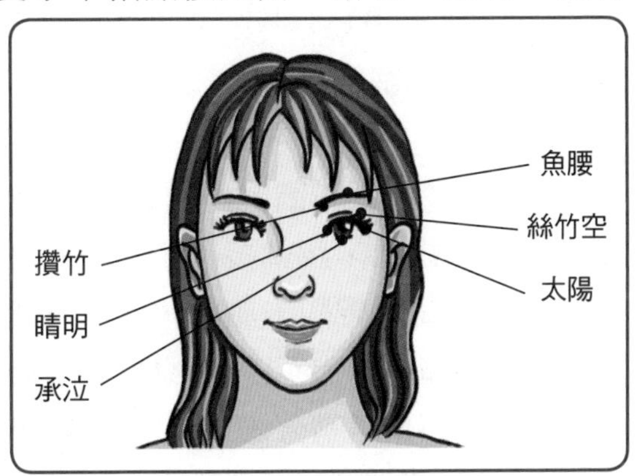

❷將四指併攏，用四指由裡向外按壓眼皮3～5次，力道為讓眼睛有壓迫感。

❸將中指水平放於下眼眶，由內向外點按，重複10次，並用雙手拇指與食指來回揉捏上眼眶眉骨，重複10次。

❹放鬆眼周，用食指、中指、無名指像彈鋼琴一樣，在眼周輕輕敲打，2分鐘即可。

【功效】疏通經絡，放鬆眼部肌肉，逐漸消除眼袋。

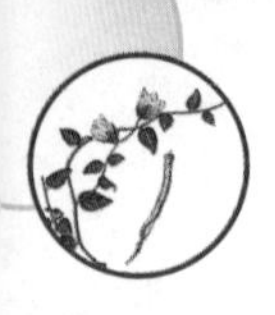

3 得了紅眼病，讓膨大海來幫你

患者小檔案

症狀：雙眼紅腫、疼痛、畏光，眼部分泌物多。

應驗小偏方：❶取淡黃棕色、個大、堅硬的膨大海3～4枚，用溫開水將其泡散備用；用0.9%的生理鹽水沖洗患眼後，將泡散的膨大海完全覆蓋患眼上下眼瞼（每隻眼1～2枚），用紗布固定。每晚一次，每次20分鐘，3～4日即可治癒。❷取桑葉30克，野菊花、金銀花各10克。上藥置砂鍋內，加水500CC浸泡10分鐘左右，小火煎沸15分鐘。先用熱氣熏患眼10分鐘，過濾藥液，用消毒紗布蘸藥液反覆洗患眼5分鐘，每天3次，一般3天即可痊癒。

夏季由於氣溫較高，病源微生物繁殖得快，許多人都容易患上紅眼病。前些天，我就接診了一位紅眼病患者。他是一名資深導遊，前段時間剛帶隊去旅遊，回來後沒多久，就感到雙眼紅腫發癢、畏光磨痛，像進了沙子一樣疼痛難忍，眼皮腫痛，眼屎多，早晨起床時，眼皮常被分泌物黏住，連睜開眼睛都非常困難。我向他推薦採用膨大海外敷法。

具體作法：取淡黃棕色、個大、堅硬的膨大海3～4枚，用溫開水將其泡散備用；用0.9%的生理鹽水沖洗患眼後，將泡散的胖大海完全覆蓋患眼上下眼瞼（每隻眼1～2枚），用紗布固定。每晚一次，每次20分鐘，3～4日即可治癒。他很奇怪地問：「膨大海不是治療嗓子疼嗎？它還能治『紅眼病』？」是的，大家熟知膨大海的用途是治療咽喉疼痛、熱結便祕以及用嗓過度等引發的聲音嘶啞等症，但膨大海還具有清熱解毒、祛風止癢的功效，用來治療「風火毒」導致的紅眼病效果也極佳。

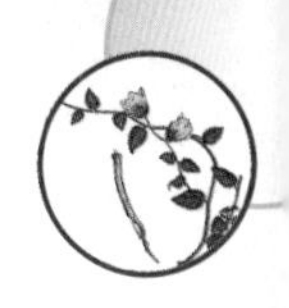

如果沒有膨大海，用清熱桑花飲替代，效果也一樣。取桑葉30克，野菊花、金銀花各10克。上藥置砂鍋內，加水500CC浸泡10分鐘左右，小火煎沸15分鐘。先用熱氣熏患眼10分鐘，過濾藥液，用消毒紗布蘸藥液反覆洗患眼5分鐘，每天3次，一般3天即可痊癒。

溫馨提醒

紅眼病主要靠接觸傳染，透過手、毛巾、水等傳播方式，在公共場所、家庭、同事之間進行傳播。因此，一旦患有此病，應儘快隔離治療。

老中醫推薦方

增效食療方

馬蘭頭炒豬肝

【具體作法】馬蘭頭50克，豬肝100克。馬蘭頭洗淨，同豬肝加鹽、高鮮味精（斟酌使用）等調料，共炒食。

【功效】清熱涼血，解毒散邪。適用於疫熱傷絡型紅眼病，證見白睛或瞼內有點狀或片狀溢血，患眼灼熱疼痛，眵淚黏稠。

銀耳冰糖茶

【具體作法】銀耳30克，清茶6克，冰糖60克。銀耳、清茶、冰糖共入鍋中加水煎湯。每日1劑，連服數天。

【功效】疏風清熱。適宜初起紅眼、痛癢交替、流淚作痛、怕熱羞明等症。

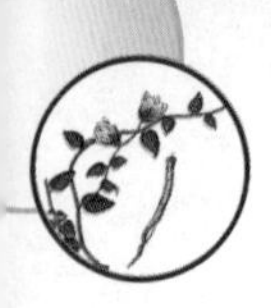

菊花牛蒡子飲

【具體作法】菊花10克，牛蒡子5克。牛蒡子略炒成焦黃，研細末，與菊花裝入紗布袋中，用滾開水沖泡，10分鐘後代茶飲用。

【功效】菊花味甘清涼，疏風散熱，善於清利頭目；牛蒡子散風宣肺，清熱解毒，能解表清裡，退腫明目。兩者相配，既能解表邪，又可清裡熱，對紅眼病最為相宜。

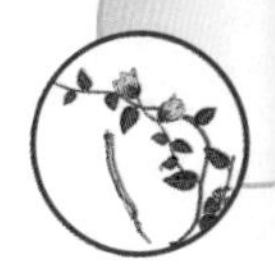

4 豬肝養血明目，夜盲患者不再憂

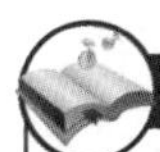

患者小檔案

症狀：夜晚視物不清或不能視物。

應驗小偏方：豬肝羹：取豬肝100克，雞蛋2顆，豆豉、蔥白、低納鹽各適量。豬肝洗淨，切成片。將豬肝放在鍋中，加入適量的水，用小火將豬肝煮熟，加入豆豉、蔥白，再打入雞蛋，加入低納鹽等調味。

我有一位朋友患有夜盲症，當我們無意間看到他一個人走在光線昏暗的街道，分不清是月光、星光還是燈光的時候，都會為此擔心不已。後來他聽從我的建議，從飲食方面著手調理，漸漸地在晚上也能很清晰地看東西了。

夜盲症是對弱光敏感度下降，暗適應時間延長的重症表現。多為視神經和視網膜退化性變和萎縮、維生素A缺乏所致，屬於中醫學的「雀盲」或「高風雀目」範疇。其主要特點為雙目外觀正常，每到夜間或光線暗處即視物不清或不能視物。

在飲食中加入一些肝臟的食物，應該是防治夜盲最方便最有效的方法。為什麼會這樣說呢？在中醫看來，「肝開竅於目」，「肝受血而能視」，「肝腎同源」，說得簡單點，五臟六腑之精氣，透過血液運行於目，因此眼睛與五臟六腑都有著內在的聯繫，其中尤以肝與眼睛的關係最為密切。如果肝腎兩虧，精血不足，眼睛即失去營養，會出現乾澀、視物模糊，甚至夜盲症。正所謂「以臟養臟」，動物肝臟對補肝是非常好的。

這裡重點說說豬肝。豬肝中鐵質豐富，還含有豐富的維生素A，能保護眼睛，維持正常視力，防止眼睛乾澀和疲勞。

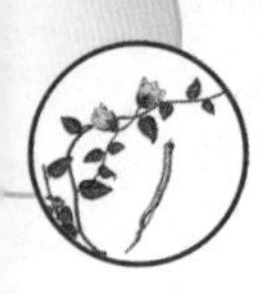

具體方法：

❶豬肝羹：豬肝100克，雞蛋2顆，豆豉、蔥白、低納鹽等調味料各適量。豬肝洗淨，切成片。將豬肝放在鍋中，加入適量的水，用小火將豬肝煮熟，加入豆豉、蔥白，再打入雞蛋，加入低納鹽等調味料。此羹味道鮮美，不會像喝中藥那樣難以下嚥，適於長期食用。

❷胡蘿蔔燉豬肝：豬肝100克，胡蘿蔔200克，鹽適量。將豬肝、胡蘿蔔洗淨，切片，共放鍋內，加鹽和水適量，煮熟即食。日食2～3次，每日1劑。此湯有養肝明目之效，適用於夜盲症、視力減退。

❸雞蛋牛奶羹：每天早餐吃雞蛋牛奶羹，也具有補血養肝的功效。取雞蛋1～2個，牛奶一杯。將雞蛋打碎，攪勻。待牛奶（奶粉沖拌也可）煮沸後，倒入雞蛋，滾起即收火。

雞蛋和牛奶皆是營養佳品，含有豐富的蛋白質、脂肪、無機鹽和維生素，這些物質可增強睫狀肌的力量和鞏膜的堅韌性。最後要提醒患者的是，飲食不可單一，多吃富含維生素A的蔬菜、水果、動物肝臟等。

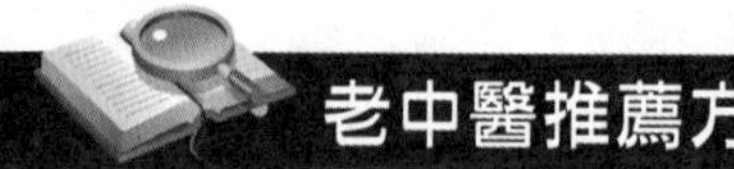

老中醫推薦方

增效經穴方

【具體操作】

❶患者仰臥位，施術者以中指或拇指指尖按揉太陽穴、睛明穴、攢竹穴、瞳子髎穴、四白穴，每穴1～3分鐘；再以拇、食、中指揉捏眼眶，反覆數次，然後以拇指指腹左右分推上下眼眶1～3分鐘；最後以食、中、無名三指指腹輕揉眼球約1分鐘。

❷患者坐位，施術者一手扶定患者頭部，以另一手拇指指腹按

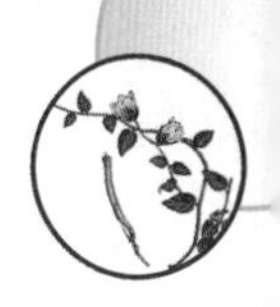

揉睛明穴、印堂穴、攢竹穴、絲竹空穴、瞳子髎穴、四白穴，每穴1～3分鐘；再以拇指點按太陽穴、率谷穴及頭側足少陽膽經循行線，時間5～10分鐘；然後以拇指按揉翳風穴、翳明穴、風池穴、風府穴，每穴1～3分鐘；最後五指拿揉頸項肌肉，反覆數次。

【功效】清肝明目，疏散風熱。輔助治療夜盲症。

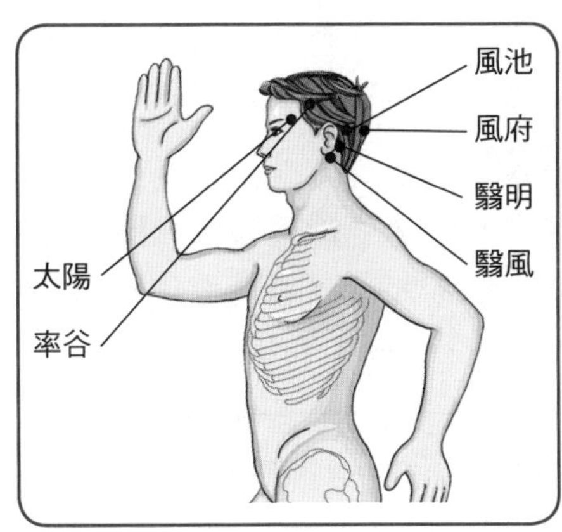

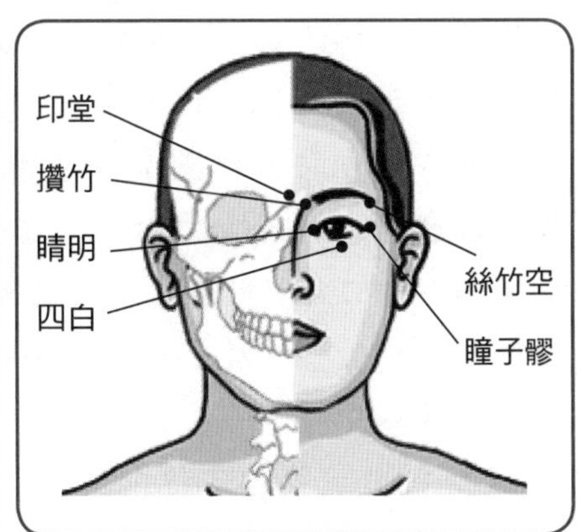

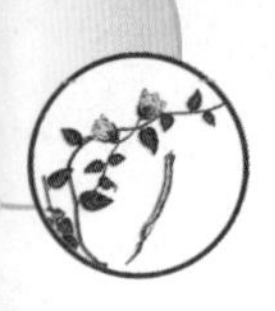

5 老年白內障，請試試按摩療法

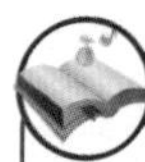

患者小檔案

症狀：老年白內障伴有視物模糊，流淚不止。

應驗小偏方：❶閉著眼睛，用食指、中指、無名指的指端輕輕地按壓眼球，也可以旋轉輕擠按穴位。不可持續太久或用力揉壓，20秒鐘左右就停止。❷雙手的各三個手指從額頭中央，向左右太陽穴的方向轉動搓揉，再用力按壓太陽穴，可用指尖施力。如此眼底部會有舒服的感覺。重複做3～5次。❸拇指腹部貼在眉毛根部下方凹處，輕輕按壓或轉動。重複做3次。眼睛看遠處，眼球朝右——上——左——下的方向轉動，頭部不可晃動。

龐阿姨的公司每年都會組織大家進行一次免費體檢，通常都是血、尿、便、肝功能、五官檢查等常規項目。對於眼部檢查，大家都沒怎麼重視，常常是醫生口頭詢問，讓大家自報視力狀況，沒有更進一步的深入檢查。最近半年來，龐阿姨總感覺視物模糊，淚水直掉，到醫院進行檢查，發現患有早期老年白內障。

提醒廣大老年朋友，當你發現自己視力下降，應警惕是否患了白內障。因為人類眼部的晶狀體和身體其他部位一樣，也會衰老的，其表現就是水分減少，晶體核心部失水而質地變硬，且年齡愈大，硬化程度愈高。如果這種情況長期發展下去，其硬化部分就會變白，最終發展成為「白內障」。當然，水分的減少並不是唯一的表現，還有蛋白質中部分水溶性的物質，也會變成不溶於水的類蛋白而成為硬蛋白等。

目前，白內障手術方法眾多，醫術進步，因此不必為此過分擔憂，但也不能過於忽視。早發現，早治療可使病情穩定。我告訴龐

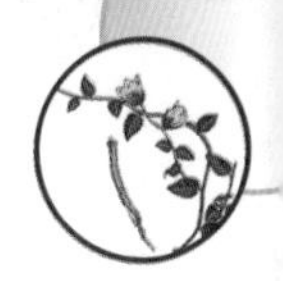

阿姨，清水洗眼可緩解早期白內障。

具體作法：將水倒入臉盆，臉浸入水中，睜開眼睛，眼球上下移動3次，左右移動3次，反覆如此，持續每天練習2次。此外，經常施以眼部按摩，也能緩解白內障病情發展。

❶按壓眼球法：閉著眼睛，用食指、中指、無名指的指端輕輕地按壓眼球，也可以旋轉輕擠按穴位。不可持續太久或用力揉壓，20秒鐘左右就停止。

❷按壓額頭法：雙手的各三個手指從額頭中央，向左右太陽穴的方向轉動搓揉，再用力按壓太陽穴，可用指尖施力。如此眼底部會有舒服的感覺。重複做3～5次。

❸按壓眉間法：拇指腹部貼在眉毛根部下方凹處，輕輕按壓或轉動。重複做3次。眼睛看遠處，眼球朝右──上──左──下的方向轉動，頭部不可晃動。

以上這些方法都能消除眼睛疲勞，讓眼睛充分休息，刺激容易老化的眼睛肌肉，使之得到氣血的充分滋養，變得水汪汪、晶瑩透亮。

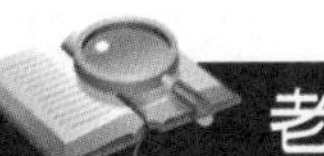

老中醫推薦方

增效食療方

芝麻枸杞粥

【具體作法】黑芝麻、枸杞、何首烏各15克，白米100克。黑芝麻洗淨晾乾，炒香研末；何首烏煎煮兩次，去渣取汁，與白米、枸杞、黑芝麻共同熬粥。每日食1次。

【功效】補肝益腎，養血明目，防治老年白內障。對頭暈眼花、鬚髮早白也有治療作用。

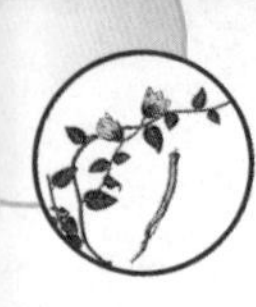

銀菊茶明目飲

【具體作法】金銀花、菊花各10克。將金銀花、菊花用開水浸泡，代茶飲。

【功效】疏風清熱，清頭明目。金銀花疏風清熱，兼能解毒；菊花清頭明目。兩者合用，則疏風清熱、明目作用更強，對防治老年白內障很有幫助。

蛋鬆拌三絲

【具體作法】雞蛋4顆，銀粉絲100克，胡蘿蔔100克，藕150克，香油100CC，醬油、花椒油、辣椒油各15CC，香油少許，鹽3克，嫩薑絲、蔥花、醋各適量，鹽少許。先將雞蛋敲開，棄殼，蛋黃、蛋清入碗，用筷子打散成糊，加入鹽攪勻；然後置鍋於中火上，加入香油，待油燒至四分熱時，高舉漏勺倒入蛋糊，使之慢慢漏入油鍋，將其炸成黃色，並邊炸邊撈出，擠去油汁抖開即成蛋鬆；最後將胡蘿蔔、藕洗淨，刮去薄皮切成細絲，粉絲放入溫水發軟洗淨，撈出後再同蘿蔔絲、藕絲同入熱水鍋中煮沸取出瀝去水分，裝盤加入薑絲、蔥花、醬油、花椒油、辣椒油、香油、醋、鹽等調味料調勻即成。

【功效】維生素A及鈣質極為豐富，滋腎明目，防治老年白內障，為維護視力之佳餚。

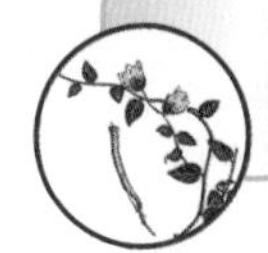

6 暈眩耳鳴，懸厘穴手到病除

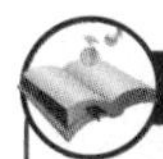

患者小檔案

症狀：暈眩、耳鳴。

應驗小偏方：❶短暫性的耳鳴，只需用手指捏住鼻子，緊閉上嘴，然後用力吐氣，讓氣從兩個耳朵出去，幾秒鐘就能恢復如初。❷每日用拇指指端按揉懸厘穴30～60次，不久你會感受到眩暈逐漸消失，耳鳴減弱。

李爺爺身體一直很壯實，慢跑、太極拳樣樣都會，兒孫更是以此為福。李爺爺自己也還自信滿滿，唯一美中不足的是：「耳朵最近老發出嗡嗡的聲音。這種聲音有強有弱，有長有短。聲音強時，宛如地下火車煞車的『刺嚓』聲，弱時只會感到耳內有不適，頭暈腦漲。」我問他：「這種感覺從何時開始？」李爺爺笑笑說：「嗨，你又不是不知道，我這人馬馬虎虎的，從什麼時候開始的，我還真不記得了，反正有一段時間了。」

耳鳴可能是多種疾病的表現，特別是老年人耳鳴的原因更多，在正常情況下，耳朵的功能是隨著年齡的增加而衰退的。同時耳朵又容易受到外界各種因素的影響。如受到飲酒、吸菸、雜訊等長期的不良刺激後，易引起耳鳴、耳聾、眩暈等症狀。一般來說，短暫性和眩暈性耳鳴較為普遍，方法也有所不同。

具體作法：

❶老年人短暫性耳鳴：只需用手指捏住鼻子，緊閉上嘴，然後用力吐氣，讓氣從兩個耳朵出去，幾秒鐘就能恢復如初。當然，要想達到好的效果，就要常按摩足少陽膽經的懸厘穴。懸厘穴位於頭維穴至曲鬢穴弧形線的下1/4與上3/4交點處。每日用拇指指端按揉

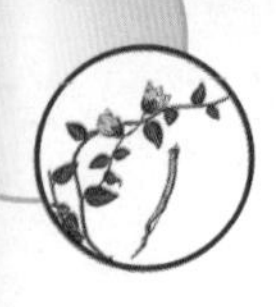

30～60次，不久你會感受到眩暈逐漸消失，耳鳴減弱。

❷暈眩耳鳴：取鹽適量，炒熱，裝入布袋中，以耳枕之，袋涼則換，連續數次，即可見效。或者煎服葵花子湯，取葵花子殼15克，放入鍋中，加水1杯，煎服。日服2次。

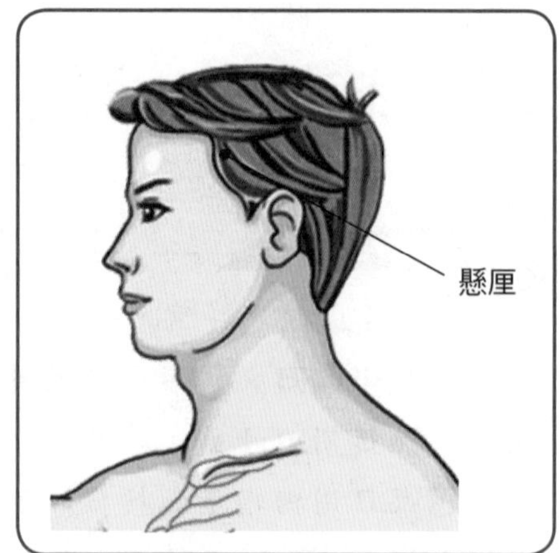

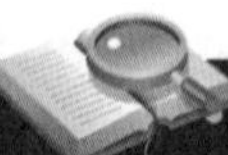

老中醫推薦方

增效食療方

豬腰子粥

【具體作法】豬腰子1對，白米60克，蔥3段。將腰子去筋膜，切成黃豆大的小丁，蔥切碎，白米淘1次，同放鍋內，加料理酒及花椒水少許，再加清水適量，大火燒開後改中火熬至粥爛即可。每日1劑做早餐，連服7～10週。

【功效】補腎益精。適用於腎精虧損型耳鳴、耳聾。

桑葚糖

【具體作法】桑葚200克，白糖500克。將白糖放鋁鍋內，加適量水，小火熬至稠時，加入桑葚末調勻，繼續熬至挑起成絲狀時，停火。將糖汁倒入塗有熟植物油的搪瓷盤內，待放涼，用刀切成小塊即可。

【功效】桑葚味甘性平，滋陰補腎而養血。故本方可作為腎陰不足，陰血虛少而耳鳴、耳聾者的常用膳食方劑。

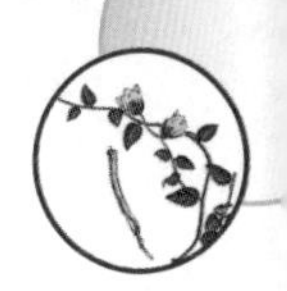

棗柿餅

【具體作法】柿餅、紅棗各30克，山萸肉10克，白麵粉100克，植物油少許。柿餅去蒂切塊；紅棗洗淨去核。將柿餅、紅棗、山萸肉（洗淨）烘乾，研成細末，與麵粉混勻，加清水適量，製成小餅。用植物油將小餅烙熟即可。早、晚餐食用。

【功效】健脾胃，滋肝陰。適用於肝陰不足、脾胃虛弱而致之耳鳴耳聾。

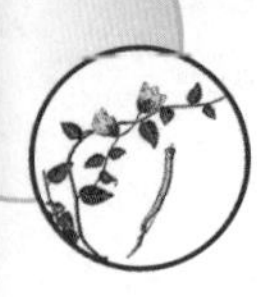

7 流鼻血，蓮藕涼血行瘀效果好

患者小檔案

症狀：流鼻血。

應驗小偏方：❶橡皮筋捆中指止血。❷每天喝一小碗新鮮的生蓮藕汁，榨藕汁的時候，蓮藕不要去皮，也不要去節，一起榨汁。還可以用蓮藕煮湯，不加調料，煮熟後加適量的鹽，吃藕片或喝湯。

朋友家有一個小男孩，8歲了，十分可愛，就是有點瘦，面色也有點萎黃。有一天去他家做客，大人們正談的高興，那個小男孩流鼻血了。我叫朋友用布條、細繩或橡皮筋把中指指根捆住（不必太緊），果然，沒多久鼻血就止住了。

這則偏方大家可以記一下，它具有止血、治療血熱型出血的功效。左鼻孔出血捆右中指根，右鼻孔出血捆左中指根。兩鼻孔同時出血將兩中指根都捆住。

臨走時，我還囑咐朋友每天給孩子喝上一小碗新鮮的生蓮藕汁，榨藕汁的時候，蓮藕不要去皮，也不要去節，一塊榨汁。如果孩子不願意喝生蓮藕汁，也可以用蓮藕煮湯，不加調料，煮熟後加適量的鹽，讓孩子吃藕片或喝湯。朋友按我的建議持續喝了一段時間，停了之後，他打電話說，真是奇怪了，他們家孩子這一段時間沒怎麼流鼻血了，就是流量也很少，不像以前流鼻血量大、又頻繁，我建議他繼續讓孩子喝下去，又過了幾個月，朋友說，他們家孩子好了，好長一段時間孩子都沒再流鼻血了，完全恢復正常了。

小小蓮藕，竟把朋友家的一大難題給解決了，可謂奇矣！根據中醫的說法，蓮藕不僅治貧血、鼻血，還能緩解崩漏、咯血、唾

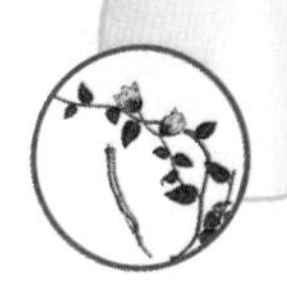

血、血痢、血崩等，很多與出血有關的病症，蓮藕都有顯著療效。另外，蓮藕的含糖量不算很高，又含有大量的維生素C和食物纖維，對於肝病、便祕、糖尿病等一切有虛弱之症的人都十分有益。

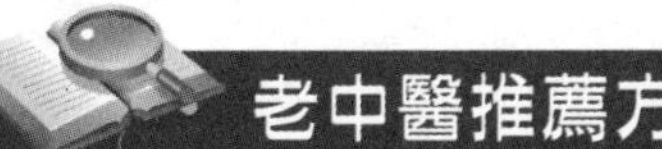

老中醫推薦方

增效經穴方

【具體操作】

❶**熾盛型**：症見鼻孔出血，色紅量多，伴牙齦出血，口渴引飲，煩躁不安，口臭，大便祕結，小便黃赤，舌質紅，苔黃。手法：清大腸經300次，清胃經300次，退六腑200次；按揉雙側足三里穴各1～3分鐘；推下七節骨300次。

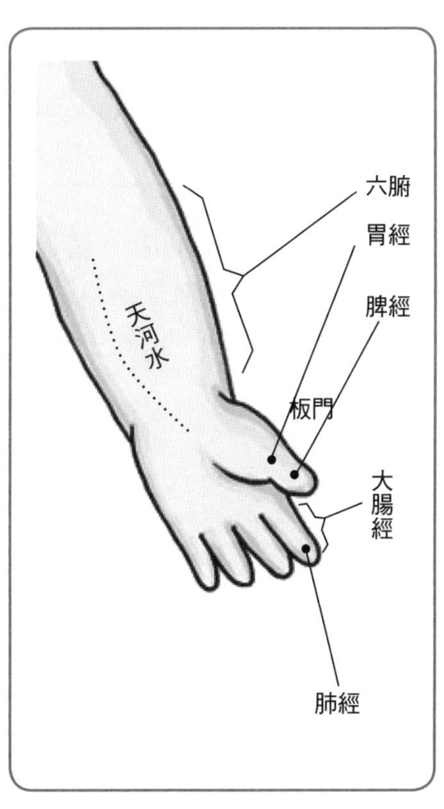

❷**氣血不足型**：症見鼻孔出血，血色淡紅，伴身疲乏力，頭昏目眩，腰痠腿軟，精神不振，納差，舌質淡，苔薄白。手法：補脾經300次，揉板門300次；摩中脘2～5分鐘；按板門，揉脾俞、胃俞各1分鐘；捏脊5～7遍。

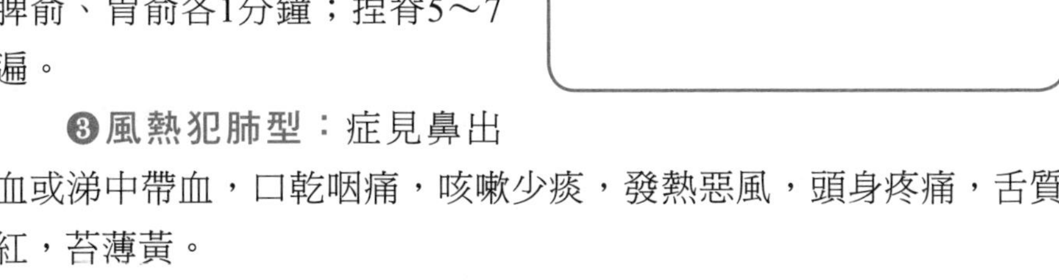

❸**風熱犯肺型**：症見鼻出血或涕中帶血，口乾咽痛，咳嗽少痰，發熱惡風，頭身疼痛，舌質紅，苔薄黃。

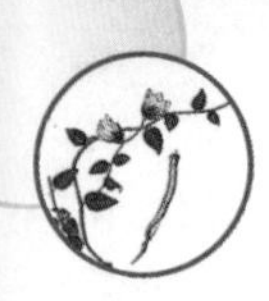

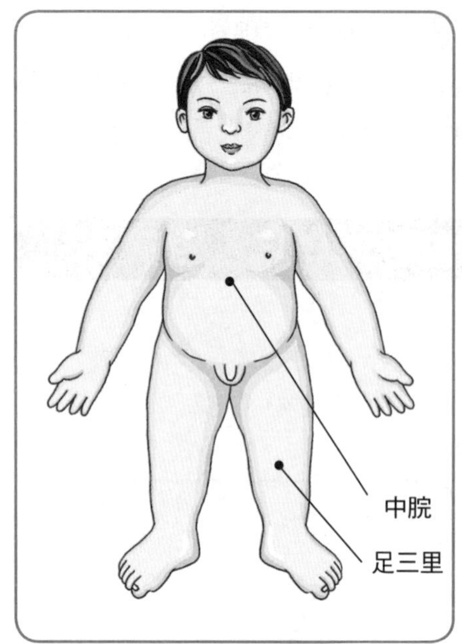

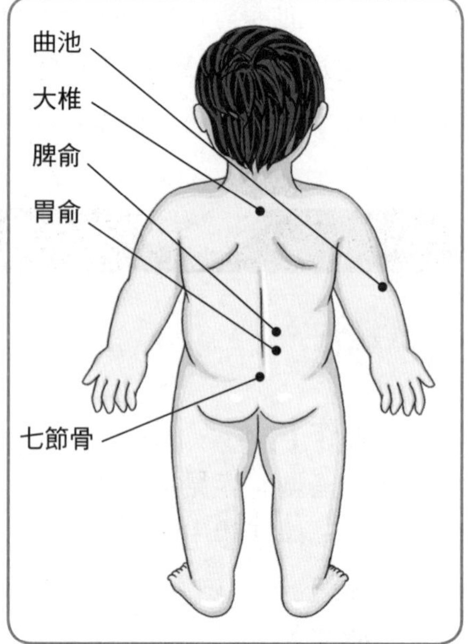

手法：清肺經300次，清天河水300次；按揉大椎、曲池穴各1分鐘；掌擦背、腰、骶部1～3分鐘。

【功效】涼血止血，清熱生津，止渴除煩。治療流鼻血。

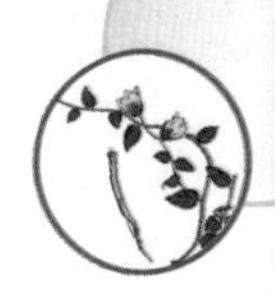

8 消除鼻炎，食療加摩鼻雙管齊下

患者小檔案

症狀：鼻炎，呼吸不暢，伴有氣短咳嗽。

應驗小偏方：取蔥白10根，搗爛絞汁，塗鼻唇間；或用開水沖後，趁熱熏口鼻。有通鼻利竅之功效，對治療急性鼻炎頗為有效。

「鼻子難受死了，經常又乾又痛，弄得半夜都睡不著覺……」說這話的，是一個叫玫琳的銷售人員，很多人會忽視，會簡單地以為就是天氣的問題，稍有過敏，實際上，這很可能屬於鼻炎。鼻子不通氣，身體難受，有窒息感。其實，不要總想到吃藥，也可以透過一些小動作得到緩解。當鼻塞嚴重影響睡眠時，如左鼻孔不通，可行俯臥位或右側臥位，右手撐住右後頸，掌根靠近耳垂，托起頭部，面向右側，肘關節向右上方伸展，伸得越遠越好（不要墊在床頭上），多則幾十秒鐘，即可使鼻孔通氣。如右側鼻塞，可以相反動作治之。兩側同時鼻塞，可先後輪換動作治之。此外，睡前用熱水洗腳，既能解除鼻塞，又能調節大腦皮質的興奮與抑制，從而促進睡眠。

針對不同類型的鼻炎，我為她提供了不同的小偏方（見下頁圖），她根據自己的病症表現，服用了對症的食療偏方，鼻子果然感覺輕鬆了許多。過了一段時間，那位銷售人員鼻炎復發的次數越來越少了。

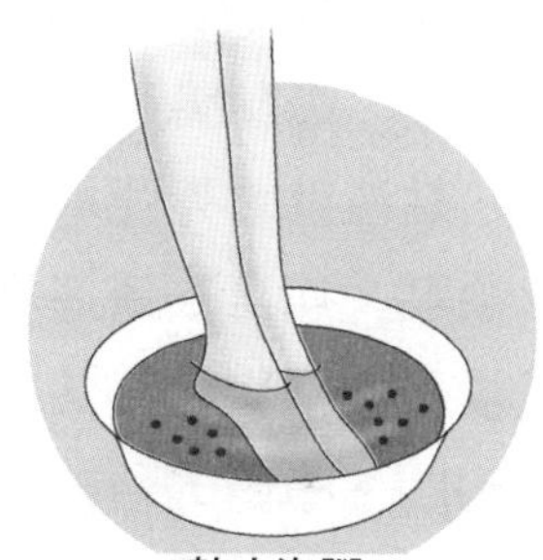

熱水泡腳

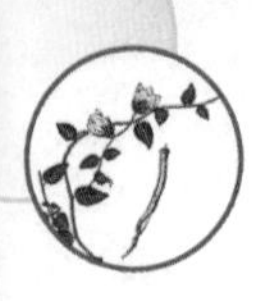

分型	病解	療治小偏方
急性鼻炎	俗稱「傷風」，是常見的鼻腔黏膜急性感染性炎症。發病時患者鼻內先有乾燥感、打噴嚏，隨即出現鼻塞，並逐漸加重，流清水樣鼻涕，以後鼻涕變為黏液膿性，說話時呈閉塞性鼻音。	取蔥白10根，搗爛絞汁，塗鼻唇間；或用開水沖後，趁熱熏口鼻。有通鼻利竅之功效，對治療急性鼻炎頗為有效。
慢性鼻炎	多為急性鼻炎反覆發作，治療不徹底所致。主要表現為鼻子不通氣，長期用口呼吸和鼻涕的刺激，易產生慢性咽炎、喉炎等。	取白蘿蔔3～4個放入鍋中加清水煮，沸後即用鼻吸蒸汽，數分鐘後，鼻漸暢通，頭痛消失。經常使用，可治療慢性鼻炎。
過敏性鼻炎	該病表現很像感冒。主要表現為反覆發作性鼻癢，噴嚏，流大量清涕，以及發作時鼻黏膜蒼白。常呈季節性或常年性發作。	將大蒜削除根皮裝入酒罈中，再灌滿醋至浸沒蒜瓣為止，然後密封。一個月後啟封，邊食蒜邊用小口瓶裝上蒜醋，每晚對準鼻孔熏半小時，治療過敏性鼻炎效果極佳

大家都知道，感冒是促發鼻炎的最大幫凶。而感冒病毒侵入人體，首先突破的防線就是鼻子，那裡有防禦系統的「三劍客」，即黏液、鼻黏膜上的纖毛以及免疫細胞。一般來說，當病毒入侵鼻子，黏液就會死死地黏住病毒，然後，被免疫細胞直接殺死。說的形象點，病毒一邁進鼻子這道防線，一隻腳被黏液黏住動彈不得，然後免疫細胞分泌的抗體就衝上來將它們輕鬆殺掉，最後被纖毛掃地出門。摩鼻的目的就是保持並加強「三劍客」的防禦功能，以達到宣肺通竅、調氣道、防疾病的效果。

具體作法：

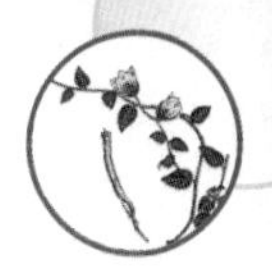

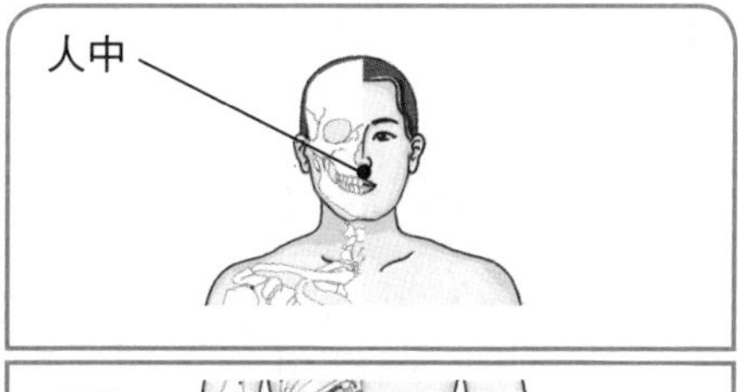

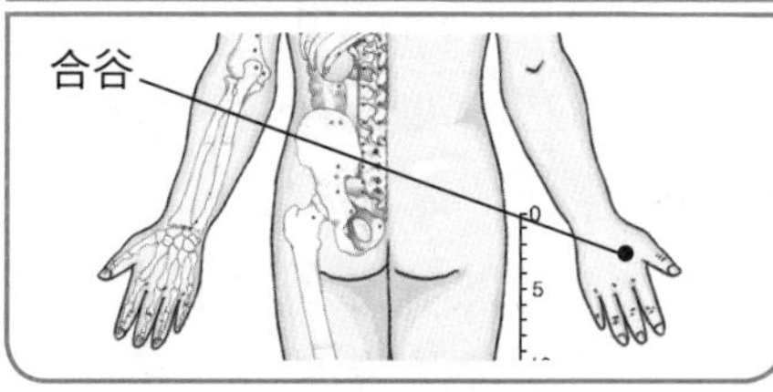

❶**摩鼻**：用食指和拇指先按著鼻梁的上端，以此為起點從上往下揉搓，到局部發熱為止。

❷**擦鼻**：將雙手中指的指腹，放在鼻子兩側，沿下方的鼻翼，上下反覆摩擦，共做18次，冬天可增至38次。

❸**捏鼻尖**：用食指和拇指捏鼻尖，揉至鼻部熱麻、呼吸通暢為準。此方法有泄熱升陽之功效，有利於鼻竇炎的康復。

❹**揉鼻下**：鼻下部有人中穴（人中溝的上1/3和下2/3的交界處），以中指或食指的指腹按揉，順時針方向60次，逆時針方向60次。然後，再向深部點按20次。需要注意的是，在揉的時候指腹一定要緊挨著鼻孔，這樣嘴唇和鼻翼都可以揉到，一舉兩得。

❺**按合谷**：用左手的大拇指和食指上下揉動右手的合谷穴位200次，再用右手的大拇指和食指上下揉動左手的合谷穴位200次。此動作可在早晨起床前、晚間睡覺前各按摩一次，其他空閒時間也可進行。此法可疏通經絡，增強局部氣血流通，大大加強鼻子的耐寒能力，可有效預防感冒和鼻病，也能治療傷風和鼻塞。

老中醫推薦方

增效食療方

扁豆粥

【具體作法】扁豆30克，黨參10克，白米50克。扁豆、黨參同煎，去滓取汁，加白米如常法煮粥。

【功效】黨參補中益氣；扁豆、白米均為健脾益氣之食品。三者合

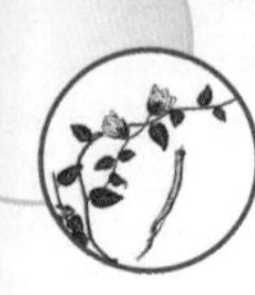

用，可使氣虛得復、鼻竅自通。

絲瓜藤燉豬肉

【具體作法】絲瓜藤（近根部者佳）1.5公尺，豬瘦肉60克，鹽等調味料各適量。將絲瓜藤洗淨，剪段；豬肉洗淨切塊，同入砂鍋內煮湯，至肉熟，加鹽等調味料即可。每日食1次，5次為1個療程，連食1～3個療程。

【功效】清熱解毒，通竅活血。適用於慢性鼻炎急性發作及萎縮性鼻炎、鼻流膿涕等症。

黃魚頭湯

【具體作法】又稱胖頭魚，取頭100克，紅棗15克，黃花椰菜30克，白朮、蒼耳子、白芷各10克，生薑片適量。將魚頭洗淨，於鍋內放油加熱後把魚頭兩面稍煎一下，取出備用。將魚頭、紅棗（去核）、黃花椰菜、白朮、蒼耳子、白芷、生薑等放入砂鍋中，加水500CC，以小火燉煮2小時即可。飲湯食肉，也可放入作料佐餐。

【功效】扶正祛邪，通竅消火。適用於體虛易復發慢性萎縮性鼻炎者。

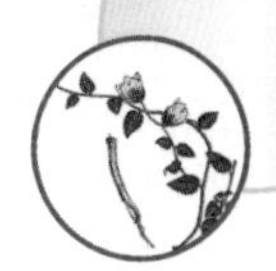

9 洗鼻有方，讓鼻竇炎徹底無影蹤

患者小檔案

症狀：鼻竇炎，伴有流膿涕、鼻塞、頭痛。

應驗小偏方：每天早上起床後，倒滿一杯溫熱的清水，放一點鹽，水與鹽比例為50：1。等鹽溶化後把鼻子浸泡在水裡，然後吸氣、呼氣，來回沖洗鼻腔。需要注意的是，吸氣時只需輕輕用力，讓鹽水能泡住鼻孔就可以了。

王先生是名鼻竇炎患者，由於自身體質較差，三天兩頭就會發熱鼻塞，治療藥物都用了幾大盒，一開始還有點效果，可是後來都沒什麼用了。

王先生的病症非常普及，首先初步了解一下鼻竇炎。鼻竇炎又叫化膿性鼻竇炎，以多膿涕為主要表現，可伴有輕重不一的鼻塞、頭痛及嗅覺障礙。而鼻竇，就是長在鼻子旁邊骨頭的一些空洞，這些空洞在鼻腔裡有個開口，與鼻腔相通。在正常情況下，鼻竇裡的分泌物要透過這些開口進入鼻腔再排出去，但是鼻竇炎讓這些開口上覆蓋著很多的炎症和分泌物，使這些難以排出，自然造成鼻塞症狀。而槐花蜜是消除鼻塞症狀的好方法。我告訴王先生，仰頭，用棉花棒蘸取槐花蜂蜜，順著鼻孔滴進去，可多滴幾滴，然後用手指輕輕按揉鼻子兩側。過一會兒，鼻子就通氣了。

當然，要想預防王先生這種鼻竇炎，還得採取一些治療措施，這裡有一則偏方。

具體作法：每天早上起床後，倒滿一杯溫熱的清水，放一點鹽，水與鹽比例為50：1。等鹽溶化後把鼻子浸泡在水裡，然後吸氣、呼氣，來回沖洗鼻腔。需要注意的是，吸氣時只需輕輕用力，

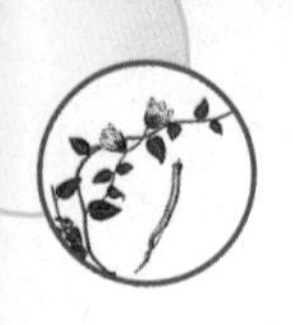

讓鹽水能泡住鼻孔就可以了。此法能輔助鼻腔免疫細胞殺菌抗敵，同時也可幫助纖毛儘快把病毒沖刷出來，而且透過洗鼻還給鼻子補充了水分，使黏液能充足分泌，這樣鼻竇炎才能好得更快一點。

過了一段時間再見到他，發現他氣色很好，人也開朗多了，他高興地跟我說，現在差不多可以說是和鼻竇炎拜拜了。我告訴他要持續用此方沖洗，偶爾還可在洗臉時用冷水，低頭由鼻將其輕輕吸入，再經鼻擤出，反覆數次。此法可改善鼻黏膜的血液循環，增強鼻子對天氣變化的適應能力，以防鼻竇炎反覆發作。

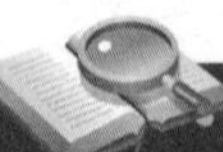

老中醫推薦方

增效經穴方

【具體操作】

❶**火罐法**：用投火或閃火法將罐吸附於大椎、身柱、肺俞、合谷；或用抽氣罐法。

❷**針罐法**：先行針刺大椎、身柱、風門、肺俞、中脘、豐隆，得氣後留針，用火罐或抽氣罐法將罐吸附於穴位。

❸**刺絡拔罐法**：先對大椎、肺俞、肝俞、太淵進行消毒，後用三稜針在各穴點刺2～3下，再用閃火法將罐吸拔於點刺部位。

【功效】通竅消腫，清熱去火，活血化瘀。輔助治療鼻竇炎。

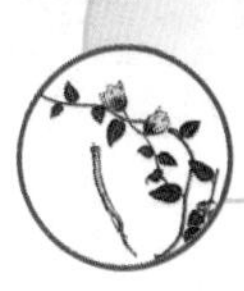

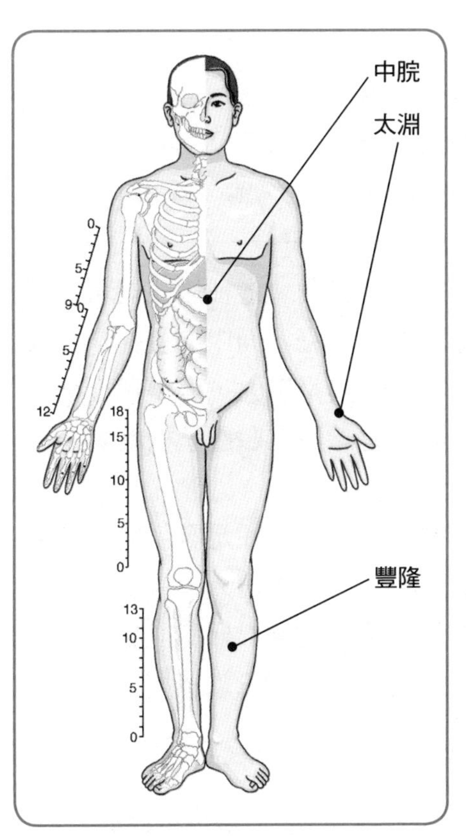
中脘
太淵
豐隆

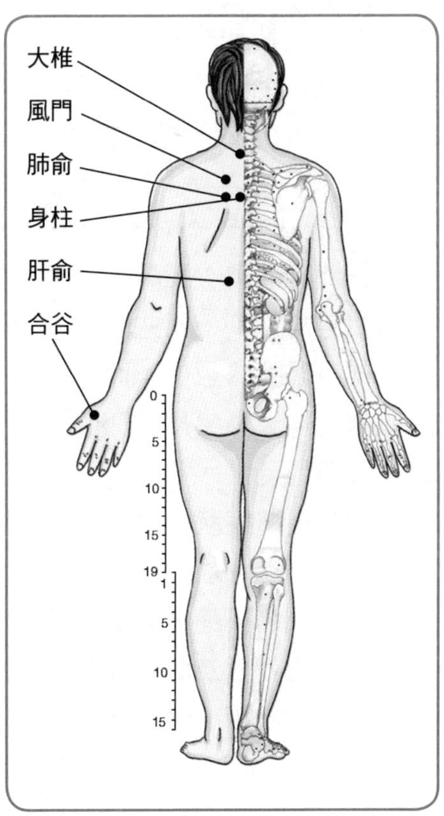
大椎
風門
肺俞
身柱
肝俞
合谷

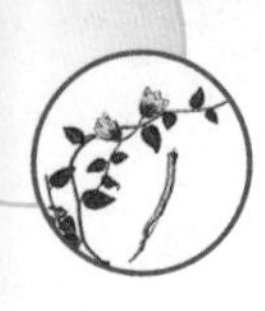

10 分型論治效果好，酒糟鼻不再令人惱

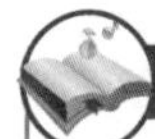

患者小檔案

症狀：酒糟鼻，鼻頭紅、光亮，鼻尖大，皮膚凹凸不平。

應驗小偏方：取枇杷葉、當歸各12克，桑白皮、黃柏各9克，黃連、白芷、甘草各6克，白花蛇舌草30克。水煎服，每日1劑。

酒糟鼻俗稱「紅鼻子」。多見於中年男女。這種病我們可以在生活中經常見到：某些人鼻尖和鼻翼異常光亮，面中部發紅，給人一種神情緊張的感覺；而另一些人鼻尖部異常增大，與整個面部不成比例，加上鼻尖皮膚凹凸不平，顯得有點像馬戲團裡的紅鼻子小丑，滑稽可笑。

他們這種症狀，很可能患了酒糟鼻。這是一種是發生於面部中央和鼻部紅赤，並伴有局部組織增生肥厚的皮膚病。中醫認為，此病是因為飲食不節、肺部和胃部積熱上蒸，復感風邪和血瘀凝結所致，從而將其分為肺胃積熱型、瘀血阻滯型和熱毒熾盛型，治療原則以解鬱、驅邪、補虛為主。

分型	病解	療治小偏方
肺胃積熱型	鼻部及口周皮膚發紅，日久不褪，有成批粟疹、膿皰，伴口渴喜飲或口臭善饑，舌紅苔黃。	取枇杷葉、當歸各12克，桑白皮、黃柏各9克，黃連、白芷、甘草各6克，白花蛇舌草30克。水煎服，每日1劑。

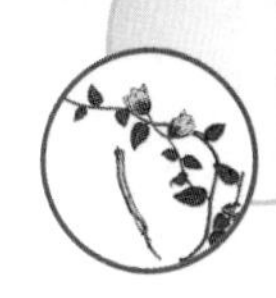

瘀血阻滯型	鼻部暗紅或紫紅，結節隆起，攢集成塊，凹凸不平，贅生如疣，舌暗有瘀斑。	取紅花12克，川芎、桃仁、赤芍各9克，蔥白、紅棗、甘草各6克，麝香0.1克（沖），生薑3片。水煎服，每日1劑。
熱毒熾盛型	鼻部及周圍泛發紅丘疹或膿皰，有黃色結痂，舌紅苔黃厚。	取紫花地丁30克，金銀花、蒲公英、野菊花各15克，連翹12克，夏枯草、元參各9克，大黃3克。水煎服，每日1劑。

提醒酒糟鼻患者，日常生活中要多食水果和蔬菜，少飲酒和咖啡，少吃辣椒、芥末、生蔥、大蒜等刺激性的食物，少吃油膩的食物，如動物油、肥肉、油炸食品、奶油糕點等，以此來減少皮脂的分泌。特別注意：在炎症顯著時，忌用油性化妝品，否則易加重局部的炎症，使鼻子更發紅難看。

此外我再給大家介紹幾種外敷的方法，配合內服治療效果會更加明顯：

❶大黃、硫黃各等份，共研為細末，水調敷患處，每日1次。

❷核桃仁30克，硫黃15克，輕粉6克，共搗如泥，塗患處，每日1次。

❸大黃、芒硝、檳榔各等份，共研為細末，水調敷患處，每日3～4次。

❹白礬、硫黃、乳香各等份，共研為細末，以茄汁調和外敷。

❺苦參30克，連翹15克，陳皮、乳香、沒藥、紅花各9克，吳茱萸、百部各10克，加食醋浸泡，取汁徐徐塗患處。

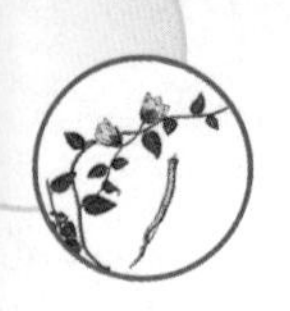

老中醫推薦方

增效食療方

白果豬肺

【具體作法】白果20克，豬肺1具。白果去殼，豬肺洗淨切塊，加水適量，燉至白果、豬肺熟透後，調味服食。

【功效】補氣養心，滋陰清熱。白果甘苦澀，有毒，入肺經，治鼻面酒齇；豬肺甘平，養肺益氣。

雪梨糖水

【具體作法】雪梨1個，蜜棗3枚，雪耳20克，白糖適量。雪梨切片後，與蜜棗、雪耳、白糖同置砂鍋中，加水適量，燉數沸至雪耳熟透即可。

【功效】雪梨甘寒微酸，清熱降火，潤肺；雪耳清熱潤肺；蜜棗甘平，益氣生津，潤心肺。三者合用，清瀉肺胃之火，潤肺生津。適用於肺熱型酒糟鼻。

蓮藕糖水

【具體作法】鮮蓮藕400克，紅糖適量。蓮藕洗淨去皮切片，放入砂鍋內，加水適量，燉至藕片熟透，根據患者口味下糖。

【功效】清熱涼血，活血祛瘀。蓮藕甘寒，與甘溫之紅糖相伍，有活血祛瘀的作用，涼血與溫散並用，有利於祛除瘀血，適宜於酒糟鼻瘀血較重之患者。

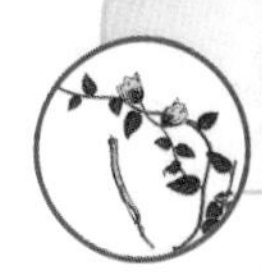

11 巧用花椒治牙痛，牙痛不再要人命

患者小檔案

症狀：牙痛。

應驗小偏方：取花椒15克，米酒50CC，將花椒泡在酒內10～15天，濾去花椒即成。一般牙痛，可用花椒酒漱口；如果是齲齒，可用棉球蘸此酒塞牙洞內。

俗話說：「牙痛不算病，痛時能要命。」可見牙痛給人造成的痛苦之大。去醫院治療，基本上也是根據抗菌、消炎、止痛的原則採取治療措施。其實，小小的廚房之物──花椒，就能治療牙痛。

鄰居老賈就親身試驗了這個偏方。這天我和老李去他家做客，一開門，發現他原本清瘦的臉竟然腫了大半邊，眼睛紅得冒火，和我打招呼都聽不清楚他在說什麼。原來他牙齦上火了，導致整個牙床腫脹，痛得他整夜都沒睡好。我讓他張開口，牙齒沒有蛀牙，這確定是牙齦炎無疑了。我請他妻子趕緊找幾粒花椒過來，順便帶2粒味精。等她拿來後，我讓老賈側躺在床上，將腫脹一側的臉部向下面，然後讓他張開口，用鑷子夾住花椒粒包住味精放在他的牙齒上，最後用棉球覆蓋，再讓老賈咬住棉球等待味精含化。5分鐘後，老賈摸了摸腫脹的半邊臉，吐掉口中的棉球說：「哎呀，好了，不疼了！」

這個方法之所以有效，主要靠的是花椒。研究證明，花椒中含有的揮發油對6種以上的細菌、11種以上的真菌有很好的殺滅作用，還含有能消炎止痛、抑制局部炎症的成分，對牙齦炎之類的感染性牙病能產生治本的作用。

花椒除了和味精組合能治牙痛外，和米酒相配治牙痛效果也不

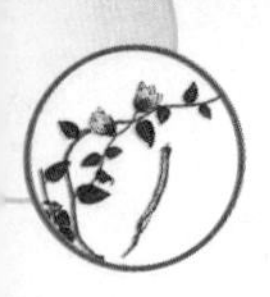

錯。米酒本身就有殺菌效果，再加上富含乙醇的特質，能更好地把花椒裡的成分溶解出來，最大限度地發揮消毒作用。

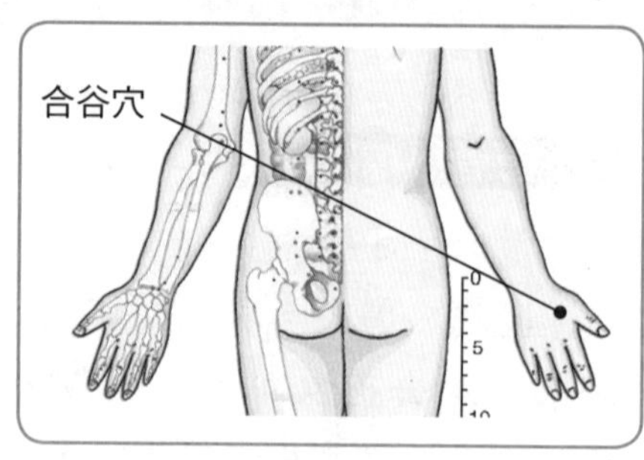

具體作法：取花椒15克，米酒50CC，將花椒泡在酒內10～15天，濾去花椒即成。一般牙痛，可用花椒酒漱口；如果是齲齒，可用棉球蘸此酒塞牙洞內。如果家裡一時找不到花椒和米酒，用陳醋漱口也能應急。萬一出門在外，牙痛發作，還可以按壓合谷穴。合谷穴的位置在大拇指和食指的虎口間，離虎口邊緣2～3公分的位置。當你左邊牙痛的時候，去找右手的合谷穴，反之就是左手。稍微用力按壓幾分鐘後，疼痛立刻就會減輕。

溫馨提醒

當老年人突然牙痛，千萬不要忘了心源性牙痛的可能性。臨床觀察發現，心臟缺血引起疼痛時，患者有時並不會感覺胸口不適，卻會感到牙痛、喉嚨痛或者手臂痛。鑑別起來並不難，這種心臟疾病引起的牙痛，針對牙齒局部治療是沒效果的，如果含一個硝酸甘油片不能迅速緩解牙痛的話，要想到有可能是心絞痛甚至心肌梗塞的原因。

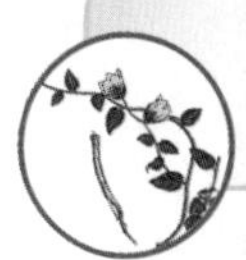

老中醫推薦方

增效食療方

骨碎燉豬蹄

【具體作法】菟絲子30克，骨碎補、川牛膝各20克，川斷15克，豬蹄2個。將上述4味藥用紗布包好，和豬蹄一起放入鍋中，加水及黃酒適量，燉至豬蹄熟。吃豬蹄喝湯。每天1次。

【功效】補腎強骨，活血化瘀。治療腎虛腰痛、牙齒鬆動性疼痛症。

清胃敗毒湯

【具體作法】當歸、黃連各6克，生地12克，丹皮、黃芩、升麻各9克，生石膏30克，將上述藥材，加水煎至300CC，每日1劑（雙煎），分2次溫服，連服3～5日即可治癒。

【功效】清胃敗火，續傷止痛。有效治療牙痛。

黃連

炒馬齒莧

【具體作法】鮮馬齒莧250克，調料適量。馬齒莧切段，大火炒，加入調料。佐餐吃，每日1劑。

【功效】清熱解毒，散血消腫。適用於胃火上蒸型牙痛。

第六章

皮膚科小偏方，面子問題全解決

皮膚病不僅讓身體備受折磨，還會讓自己的美麗蒙上一層陰影，這對於愛美的現代人來說，無疑是心中揮之不去的煩惱。我們教你用民間偏方的方法，趕走這些影響容貌美的皮膚病，為自己重新找回「面子」。

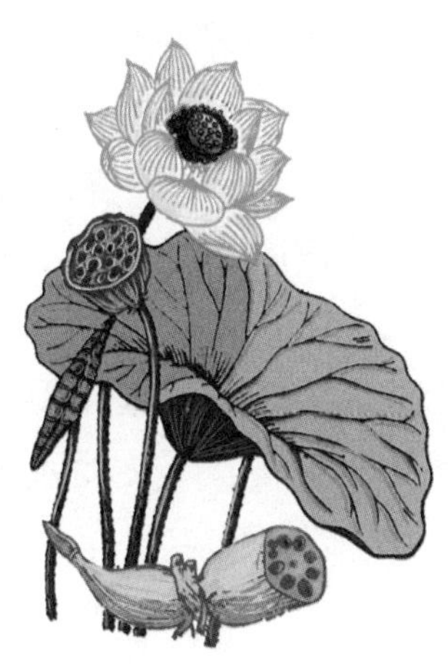

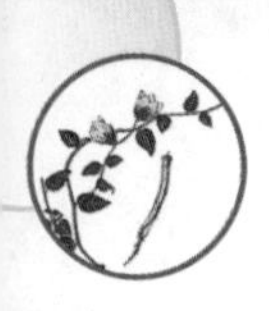

1 巧用食醋，去除頭屑沒煩

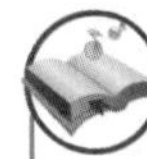

患者小檔案

症狀：頭屑。

應驗小偏方：白醋80CC，生薑5克。將生薑切片，放入鍋中煮沸，待水溫不燙的時候，倒入白醋，充分攪拌。用此水每週洗頭3次。

上個月，我的診室來了一位年輕漂亮的小姐，衣著打扮很時尚，卻缺少一份應有的自信。她坐下來時，我才發現她肩上密密麻麻的頭屑。見我注意她的肩頭，她有點不好意思了：「其實，我用過很多去屑洗髮精，可能是因為含有很多化學成分吧？頭屑問題不但沒解決，用久了就會頭髮乾枯，頭皮乾燥，真叫人煩。」

大家都知道，頭皮上的細胞每日都在進行著新陳代謝，死亡的細胞就會變成人眼觀察不到的細小顆粒脫落，一般不會影響我們的正常生活和工作。如果這個過程出了問題，使頭皮細胞成熟過程不完全，不成熟的細胞到達皮膚頂層，便會以肉眼可見的白色或灰色鱗屑剝落，形成頭皮屑。而頭皮屑過多，則主要是由於一種真菌──馬拉色菌所致，它以頭皮上的油脂為食，刺激皮膚，造成成片的細胞像雪花狀脫落。特別提醒的是，感覺頭屑多時，千萬不要用指甲或尖銳物搔抓或刮磨，否則只會越抓越多，越刮越多。

那麼，有沒有治療頭皮屑的天然方法呢？有，用食醋去頭屑的效果就很好。這是因為醋的主要成分是醋酸，它有很強的殺菌作用，對皮膚、頭髮能產生很好的保護作用。用加醋的水洗皮膚，能使皮膚吸收到十分需要的營養素，從而產生鬆軟皮膚、增強皮膚活力的作用。

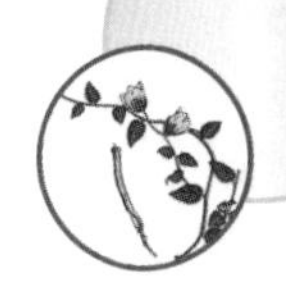

當然，食醋有白醋、陳醋、米醋之分，但不論哪種醋，對頭屑問題都有不同的功效。下面來一一列舉：

種類	去屑方法	功效
白醋	取白醋80CC，生薑5克。將生薑切片，放入鍋中煮沸，待水溫不燙的時候，倒入白醋，充分攪拌。用此水每週洗頭3次。	白醋有殺菌消毒之效，而生薑對馬拉色菌的殺滅功效也很強，還能擴張頭皮下的血管，增加髮根毛囊的血流供應。因此，這個偏方不但能去屑止癢，還能減少頭髮分叉。
陳醋	取陳醋150CC，加溫水1000CC，充分攪勻，再用來洗頭髮即可。洗髮前，先用少量的洗髮乳清潔頭髮，將泡沫沖洗乾淨後，將髮絲浸泡在陳醋水裡面，輕輕揉搓3～5分鐘，最後用溫水漂乾淨頭髮裡的醋味即可。也可以加些護髮素再將頭髮清洗一遍。	陳醋不僅能有效地去屑止癢，殺滅細菌，還能有效中和殘留在髮絲和髮根的鹼性染髮劑或燙髮劑，抑制頭皮脂溢性物質的生成，促進毛髮的生長。因此，這個偏方特別適合燙染後的頭髮。
米醋	醋2大匙，蒸餾水半杯，茶樹精油5滴。將米醋、蒸餾水、茶樹精油一同放入容器中，充分攪拌均勻。用時將護髮乳分幾次塗在髮根位置，按摩頭皮，約5分鐘後，用溫水沖洗，然後像平時一樣洗髮護髮。	米醋能抑制頭皮真菌滋生，去除頭屑；茶樹精油殺菌力極強，能增強皮膚抵抗力，平衡皮膚油脂。米醋與茶樹精油搭配使用，具有控油去屑的功效。

生活中，大多數頭屑多的人會伴有頭癢。說到頭皮癢，不得不提一下正確的梳頭細節。梳頭時，應散開所有的頭髮，從前額髮邊向後梳；兩鬢也應從前向後梳；後面的頭髮自髮根起向前梳，最後從上到下整體順著頭皮梳一遍。在此順便說一下，梳子宜選用牛角、桃木或黃楊梳。梳齒不要過稀或過密，宜短禿。當然，梳頭需

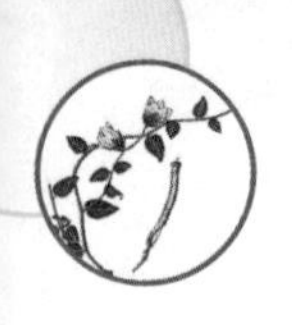

著力適中，以刺激頭皮血液循環。各方位梳髮需5～6次，長期如此做，不僅能清除頭髮上的灰塵和污垢，有效防治頭皮瘙癢，對頭皮具有按摩的效果。

此外，美女們愛美也要有「尺度」，染髮、燙髮不宜過於頻繁，因為染髮劑、燙髮劑、髮膠等化學性用品，會傷害髮質，刺激頭皮，同樣會加劇頭屑的生成，並會損傷頭皮細胞使毛髮乾燥，引起頭髮斷裂。

老中醫推薦方

增效經穴方

【具體操作】

❶兩手指腹從頭頂向前、後、左、右，依次在頭部做環形按揉，反覆15次。

❷兩手指腹輕捏頭皮，用力且有節律地一提一放，重複20次，直至頭部有牽熱感。

❸兩手輕握空拳，用拳的側面自兩側耳部上方向頭頂輕叩，重複數次。右手拇指按住太陽穴，餘四指指腹貼住前額髮際，順逆各轉約50圈。

【功效】疏通血脈，抑制頭屑，養護頭皮。

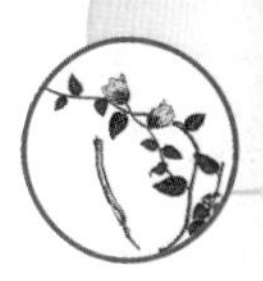

2 祛除雀斑，馬鈴薯讓你瑩肌如玉

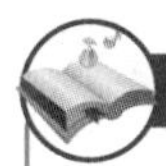

患者小檔案

症狀：雀斑。

應驗小偏方：❶取鮮馬鈴薯500克，洗淨後搗爛絞汁，將馬鈴薯汁液直接塗在臉上。或將馬鈴薯汁放入鍋中，以小火煎熬至黏稠時，加入一倍量的蜂蜜，再熬至黏稠如蜜，冷卻後裝瓶，每日2次，每次1匙，用開水沖服。❷固定每日服用一粒維生素E。

28歲的楊豔，曾經是遠近聞名的大美人，沒想到生完孩子沒幾年，兩頰上長滿了雀斑，密密麻麻的，鼻子上還有黑頭，看上去像一個40來歲的阿姨。回想年輕的時候連化妝品都不抹，臉上不僅沒有那些討人嫌的各種斑點，而且連皮膚都變得潤澤。現在苦惱不已。「以前還用遮瑕膏來掩蓋，沒想到越弄越糟！弄得現在我整天戴著大口罩，見人說話都不想摘。」

我告訴楊豔，要想呵護肌膚、保養容顏，不妨常用馬鈴薯美容法。她很驚訝：「用馬鈴薯？它會那麼神奇？」是的，馬鈴薯營養豐富齊全，碳水化合物含量約為16.5%，蛋白質含量約為2%，此外，馬鈴薯還含有較多的鐵、磷、維生素C、粗纖維等成分，是公認的營養豐富的食物。另外，馬鈴薯也是呵護肌膚、保養容顏的極佳選擇。

具體作法：取鮮馬鈴薯500克，洗淨後搗爛絞汁，將馬鈴薯汁液直接塗在臉上。或將馬鈴薯汁放入鍋中，以小火煎熬至黏稠時，加入一倍量的蜂蜜，再熬至黏稠如蜜，冷卻後裝瓶，每日2次，每次1匙，用開水沖服。只要持續服用，就一定能夠戰勝雀斑，擁有光滑無痕的皮膚。不過，現在的馬鈴薯在種植時，不可避免會噴灑農

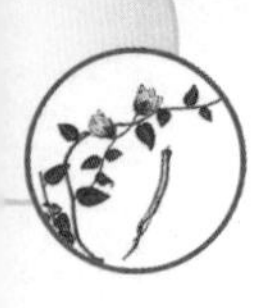

藥、除蟲劑，所以用前一定要沖洗乾淨。

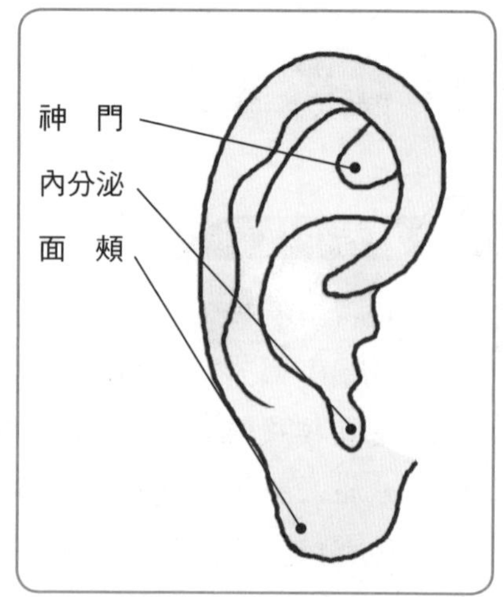

除了馬鈴薯祛斑法外，日常保養也很重要。我有一位朋友，在醫院做護士長，50多歲的人了，皮膚仍如小姐般細嫩，臉上、手上的皮膚看不到任何斑，一點都不顯出年紀！這就是平時注重保養的結果。

許多年前，她就固定每日服用1粒維生素E。維生素E是一種公認的優秀抗氧化劑，能阻止脂褐素形成，長期服用，可使皮膚細滑白嫩，還可消除或減輕皮膚暗瘡、雀斑、黑斑症狀。

溫馨提醒

耳穴埋豆法對去除雀斑也很有效。用王不留行子埋壓在內分泌穴、神門穴、面頰穴等。一週1次，一般5次為一療程。

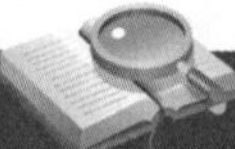

老中醫推薦方

增效經穴方

【具體操作】

取風池穴、肺俞穴、腎俞穴、足三里穴、血海穴、三陰交穴，以單純火罐法吸拔穴位，留罐10～15分鐘。

【功效】疏通面部微血管，收緊皮膚，消除或減輕皮膚暗瘡、雀斑、黑斑症狀。

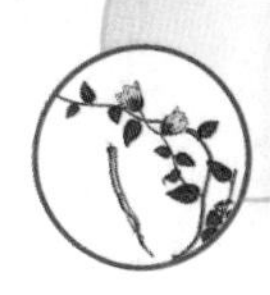

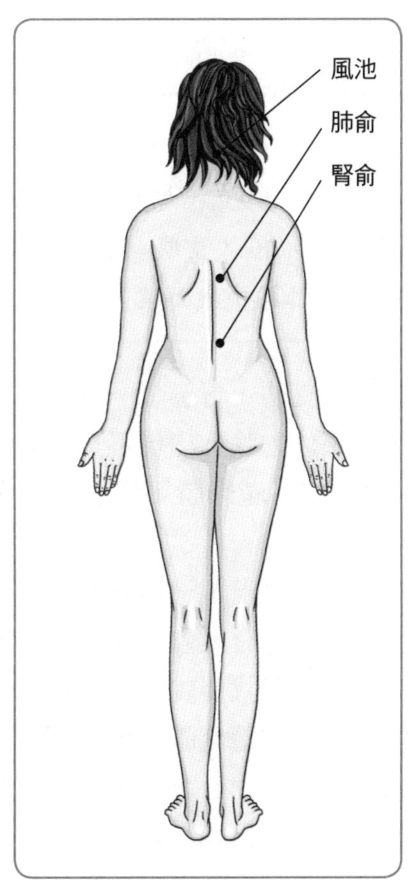
風池
肺俞
腎俞

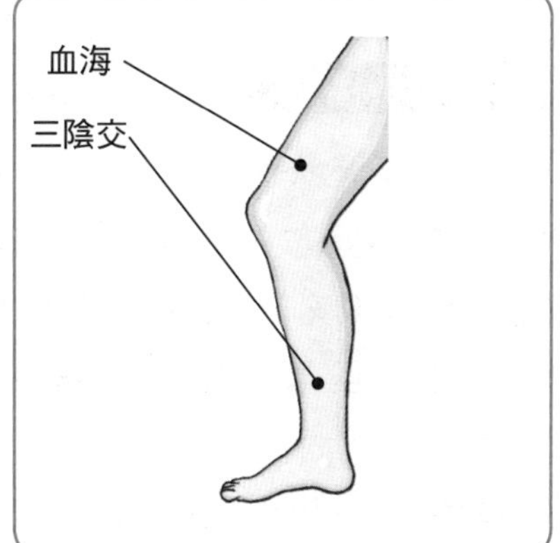
血海
三陰交

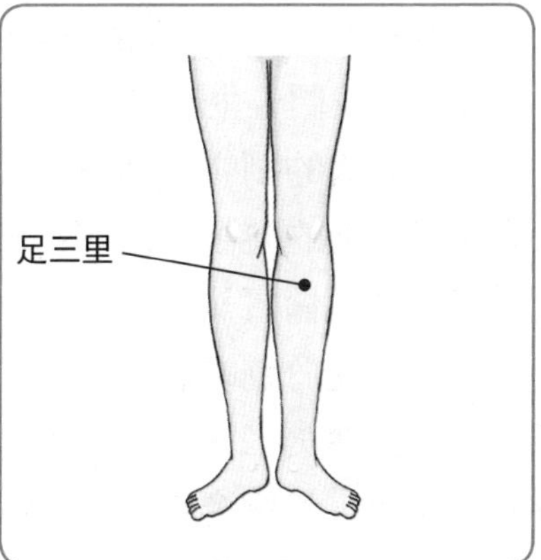
足三里

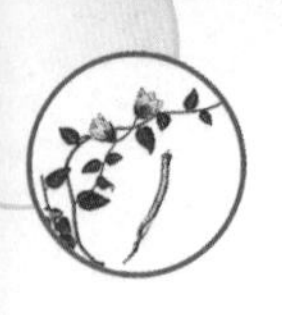

3 草藥面膜，祛除痤瘡無煩惱

患者小檔案

症狀：痤瘡。

應驗小偏方：❶取蒼朮、陳皮（去白）各9克，厚朴（薑製）6克，甘草（炙）3克。將上物共為細末，水煎，空腹熱服。❷敷本草面膜（益母草面膜、杏仁白面膜、馬齒莧祛痘面膜）。

痤瘡，又叫青春痘、粉刺，因為其含有的「青春」一詞，被很多人看成是一個擁有青春的象徵。但如果你的臉上出現了青春痘，會像下面這位女士一樣傷透腦筋，因為它不僅影響了自己的形象美，還會讓我們心生自卑。

今年42歲的劉暢，透過多年的拚搏，已創出了一片天地。可是事業蒸蒸日上的時候，煩惱卻接踵而至。也許有人會說，守著那麼大的家業，煩惱當然有了，這也不足為怪。但我要說的煩惱並不在於此，而是在於劉暢滿臉的「青春痘」，有的還流膿了，別提多難看了。也許你笑了，說「青春痘」只是在十六、七歲、十七、八歲時長的東西，怎麼會在一個40多歲的女人臉上長呢？最初，劉暢還以為是每月「那幾天」的原因呢，然而，過了「那幾天」後，痘痘依舊不去。這下劉暢可急了，不停地進出美容院，可折騰了幾次下來竟無濟於事。無奈之下，求調治偏方。

在中醫看來，青春痘是一種病理產物，常與消化功能有關。具體說來，如果青春痘長在了兩眼及鼻梁之間，說明這個人肝功能不好；所以，要起居有常，避免熬夜、喝酒、抽菸。如果鼻尖上長了青春痘，則可能是胃火大，消化系統出現了問題，如果不嚴重，不需要特別用藥，只要多吃些溫性食物，以防止寒性食物引起胃酸分

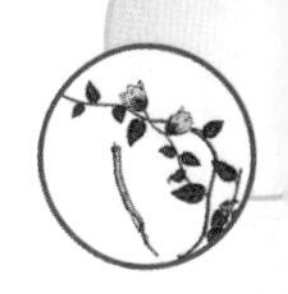

泌，造成胃火過大即可。而鼻翼上出現的青春痘則是在「說」皮脂分泌較多，或者是生殖系統出現了問題；此時要做的就是及時清除毛孔污垢。

再依據劉暢的生活狀態做進一步分析，她常年出入各種場合應酬，多年的魚肉飲食，使身體內部調節出現了問題。針對病因，我向她提供了口服平胃散加上外敷中藥面膜的治療方法。口服藥主要是抑制肝火（尤其是壓力過大、情緒不穩者），化濕活血。

具體作法：取蒼朮、陳皮（去白）各9克，厚朴（薑製）6克，甘草（炙）3克。將上物共為細末，水煎，空腹熱服。外敷本草面膜主要是為了清熱解毒，化濕除燥。

此外，還可以用益母草面膜。從藥店買些益母草，洗淨曬乾。用乾淨的瓷器，將小段益母草放在裡面燃燒，然後搗成灰。每次敷面，取出部分益母草灰加入純羊奶或純牛奶敷面即可。大家不要小看益母草，它不但可以治療女性經期不順等多種婦科疾病，還可以用於美顏美容用途，達到祛除青春痘、美白肌膚的效果。

痤瘡如果長在了唇部的周圍，那麼多吃點富含纖維的蔬菜水果，以緩解便祕等導致的體內毒素堆積；如果是長在下巴上很可能是內分泌出了問題，通常情況下，年輕女性在月經到來的前幾天會在這個位置出現痘痘，所以，多吃清淡的食物，尤其不要吃涼食。

最後，我還特別提醒她，油脂分泌旺盛，毛囊及皮脂腺阻塞，細菌感染發炎是痤瘡產生的原因。如果用油性化妝品，尤其是在炎症明顯時，易導致痤瘡加重。用水性化妝品，比油性好一些，但仍存在感染的可能性。所以，痤瘡患者最好停止化妝一段時間，待痤瘡痊癒後再化妝為宜。

溫馨提醒

準備1～2顆白果，去殼，壓碎，在70%的酒精裡浸泡7天左右，濾汁取液，塗擦患部，每日2～3次，對青春痘的治療效果不錯。

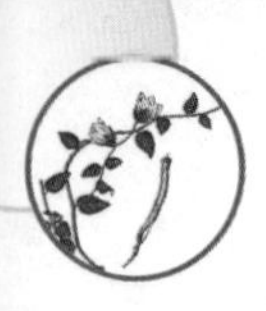

老中醫推薦方

增效食療方

海藻薏仁粥

【具體作法】海藻、昆布、甜杏仁各10克，茅根15克，薏仁50克。將前四味藥加950CC，煎取汁500CC，用藥汁與薏仁同煮成粥即可食用，每日一劑，連用20劑。

【功效】清熱解毒，清火消炎，殺菌。

香椿拌豆腐

【具體作法】豆腐500克，嫩香椿50克，低納鹽、麻油等調味料各適量。將豆腐洗淨，切成大塊放鍋中，加清水煮沸後撈出，瀝乾水晾涼，切成黃豆大的小丁，裝盤備用。再將香椿洗淨，放沸水鍋內汆一下，撈出切成細末，放入碗內，加適量低納鹽、麻油等調味料，拌勻後撒在豆腐丁上，吃時用筷子拌勻。

【功效】補氣和中，生津潤燥，消痘潤膚。

銀耳雞湯

【具體作法】銀耳20克，雞湯300CC，胡椒粉少許。銀耳加水浸泡6小時，洗淨，再置溫水浸泡至完全膨脹。雞湯中加入銀耳，大火燒沸後倒入蒸鍋中，用小火蒸30分鐘，加少許胡椒粉即可食用。每日1次，常食有效。

【功效】益氣補肺，滋陰潤膚。適用於肌膚粗糙無華、痤瘡、早生皺紋等症。

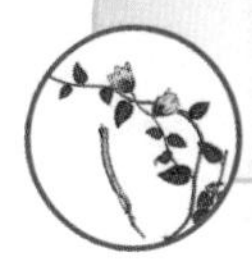

4 想不顯老，眼膜「敷」掉眼角細紋

患者小檔案

症狀：皺紋、眼角細紋。

應驗小偏方：❶用大拇指與食指指腹，以輕柔的小挾捏動作挾捏肌膚表面，指腹與魚尾紋的接觸面需呈90°，以實現對魚尾紋的「垂直打擊」。❷自製眼膜（藍莓眼膜、杏仁面膜、桑葉黃瓜面膜）。

「沒有哪個女人不想自己漂亮的，然而，人老不老，很多時候，看的就是皺紋，一看皺紋都那麼多了，人的年齡也就高高在上了。也正是因為這一點，我很少在人前大笑，省得一笑眼周細小皺紋就曝露出來，叫別人猜到我最不想讓人知道的年齡。」

這段話充分反映了女人們愛美的心性，其實，美女們不必抓狂，要知道歲月從我們原本有85%含水量的肌膚角質層奪去了70%的水分，肌膚因此失去了柔性、彈性，變得粗糙、乾燥。另外，肌膚缺少水分也是細紋產生的重要的原因。再就是面部表情肌長期反覆收縮，皮膚便在與之收縮方向成直角處出現皺紋。

針對這樣的形成原因，一方面我們要減少在日晒、燥冷的環境中生活，日常洗臉的時候，注意水溫適宜。另一方面則可以運用大拇指與食指指腹，以輕柔的小挾捏動作挾捏肌膚表面，指腹與魚尾紋的接觸面需呈90°，以實現對魚尾紋的「垂直打擊」。透過以上按摩，不僅能夠改善血液循環，清除「體內垃圾」，讓面部容光煥發，還能在以經絡為介質連接臟腑的過程中，讓內在臟腑和外在的美容相互調和一致。

此外，還可以按照以下方法自製眼膜，既省錢又自然健康，同

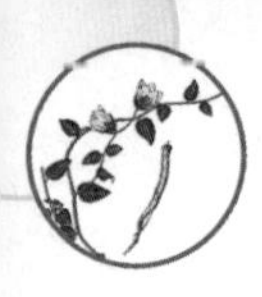

時可以解決多種眼睛問題。

具體作法：

❶藍莓眼膜：取藍莓10粒，搗爛成泥。敷在眼部10～15分鐘，再以冷水洗掉。早晚各1次。藍莓中含有對美容養顏大有裨益的成分，能促進眼部微血管循環，減退黑眼圈，對眼底的油脂粒及乾紋效果很好。

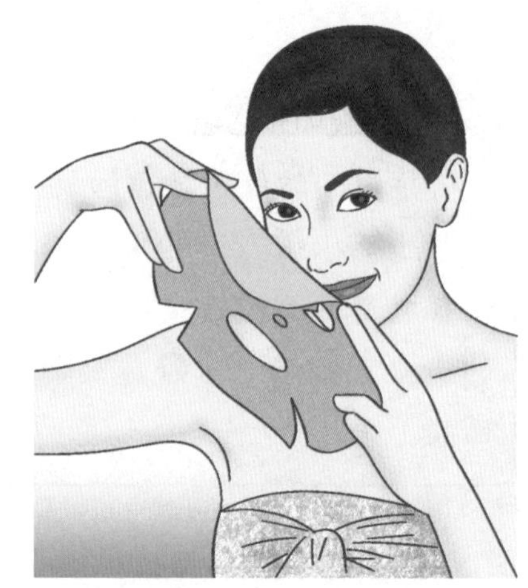

❷杏仁面膜：取杏仁5克，加適量的水一同放入攪拌機中，磨成杏仁露。再用乾淨的棉花棒蘸取適量調製好的杏仁露，薄薄地塗在眼圈周圍，用指腹輕輕按摩，不用清洗。早晚各用1次。具有潤膚、改善血液循環、減少皺紋形成和延緩皮膚衰老的作用，同時還能幫助肌膚抵抗氧化、抑制黃褐斑的生成。

❸桑葉黃瓜眼膜：取黃瓜汁10CC，夏枯草10克，桑葉30克，水900CC。將夏枯草、桑葉放入水中浸泡半小時後，用小火將藥液熬至300CC左右。用無菌濾布將藥渣過濾掉，留取藥液。冷卻後，將黃瓜汁加入藥液，充分攪拌均勻後，將乾淨的專用眼膜紙在藥液中浸濕，敷在眼部周圍皮膚上，約15分鐘後，用清水洗淨即可。桑葉含有維生素B_2、胡蘿蔔素、胺基酸等營養成分，能滋養肌膚，預防眼部細紋的產生。與夏枯草和黃瓜搭配使用，可產生除皺及淡化黑眼圈的功效。

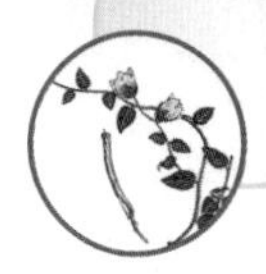

老中醫推薦方

增效食療方

五色美容湯

【具體作法】青皮10克，白木耳5克，黑豆20克，紅棗15枚，黃花椰菜10克。將青皮布包，加水適量，與黑豆煎煮；白木耳、紅棗、黃花椰菜用溫水泡發後撈出入鍋共燉，豆熟即可停火，加調味品少許（以味清淡為佳），去掉青皮包，即可食用。每日1劑，可常食。

【功效】和五臟，調氣血，消皺紋。適用於預防和治療顏面部過早出現皺紋。

肉皮燒白菜

【具體作法】大白菜250克，胡蘿蔔100克，鮮豬肉皮250克，水發香菇30克，瘦豬肉50克，食用油、薑絲、蔥花、低納鹽等調味料各適量。將大白菜、胡蘿蔔、豬肉皮、水發香菇、瘦豬肉分別洗淨，切成條狀，備用。炒鍋上火，加油燒熱，下肉皮、豬肉煸至變色，放入薑絲、蔥花、大白菜、胡蘿蔔、低納鹽及清水少許，燒至入味後加少許雞晶粉提味即成。

【功效】豬肉滋陰養血；大白菜利水澤膚；豬肉皮滋陰潤燥；胡蘿蔔健脾和胃，壯陽補腎。合而食之，可滋陰養顏、除紋潤膚之功。

5 推揉胃經美容顏，防止老年斑

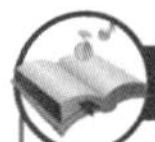

患者小檔案

症狀：老年斑。

應驗小偏方：❶取10克鮮薑片，熬煮5分鐘，加入10克蜂蜜調勻當水喝。如果沒有生薑，喝醋加蜂蜜水的效果也是一樣的。❷推揉胃經：從鎖骨下，順兩乳，過腹部，到兩腿正面，一直敲到腳踝。胃經推揉中，不妨稍用力，這樣效果更佳。

前些日子回老家一趟，少不了和老同學聚餐。多年未見，有人音容依舊，有人老態初現，令人感慨！畢竟歲月不饒人，年齡在增長，人的身體機能也會逐漸衰退，如果氣血既少又壅滯不通，再不加以悉心護理，自然展示一種人老色衰的面容。說到這兒，突然想起「班花」半開玩笑地說：「最近這兩年，精力、體力、活力明顯不如以前了，不僅常腰痠腿痛，臉上還出現了老年斑，真是人老色衰嘍。」

老年斑，聽起來是笑談，事實上，真有不少人為此困擾不已。那麼，有沒有什麼方法能遏制老年斑呢？有！常喝生薑蜂蜜水。

具體作法：取10克鮮薑片，熬煮5分鐘，加入10克蜂蜜調勻，代茶頻飲，每日1劑。生薑裡含有天然黃酮類物質和酚類物質，蜂蜜裡則含酚酸，有明顯的抗氧化作用，還能中和薑水的辣味，避免服用生薑後出汗過多，導致人體陰液損耗的不良反應，而且，蜂蜜潤腸通便效果也不錯，這個偏方既祛斑又益腦，還通便，算得上是一舉三得了！如果沒有生薑，喝醋加蜂蜜水的效果也是一樣的。方法很簡單：開水放涼，將一湯勺醋加一湯勺蜂蜜攪勻，再加些熱水，最少喝一小杯，多了不限。

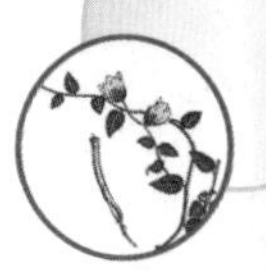

除了常喝生薑蜂蜜水，刺激胃經也是不錯的袪斑方法。在中醫看來，面部的供血主要靠胃經，至於顏面的光澤、皮膚的彈性都是由胃經供血是否充足所決定的。如果稍微改變一下觀念，在閒暇時常刺激有關穴位，會贏得令人欣慰的返老還童效果。

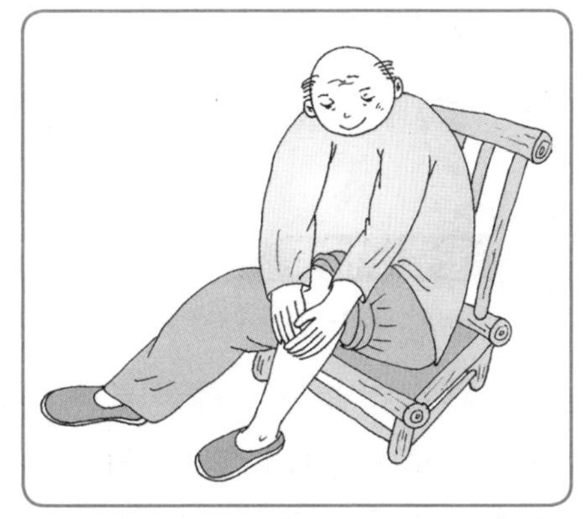

具體方法：從鎖骨下，順兩乳，過腹部，到兩腿正面，一直敲到腳踝。胃經推揉中，不妨稍用力，這樣效果更佳。只要持續推揉胃經，老年斑很快就會有驚人的改觀，紅潤的光彩會重新回到你的臉龐，滿面的春風將向世界展示你人生的愜意與亮麗。

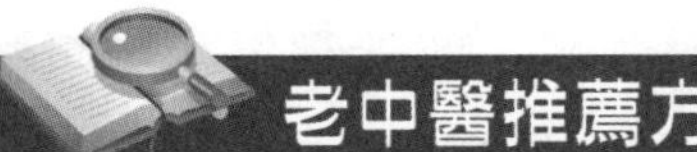

老中醫推薦方

增效經穴方

【具體操作】

兩手手掌互相搓擦，待充分暖熱後，各自對著面頰上下左右不斷按摩，直至產生舒服感；然後對兩手背進行交叉按摩；再用手指甲對個別的明顯斑點進行局部刮擦，直至皮膚變紅、發熱為止，每日進行2～3次。大約兩三個月就可使老年斑明顯減褪。此外，可配合將維生素E、維生素A膠丸刺破，塗抹在老年斑處，每天3次。

【功效】消除或淡化老年斑。老年斑是由於細胞代謝機能減退，體內脂肪發生氧化而產生色素沉澱。這種色素不能排出體外，於是沉積在細胞體上形成。中醫認為，進入老年期後肺氣虛衰，氣滯血瘀，導致皮膚腠理失養，因而出現老年斑。但只要長期持續治療，會有一定療效。

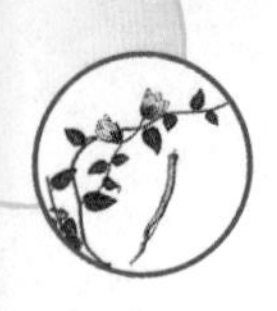

6 對付濕疹，常洗燕麥澡就好

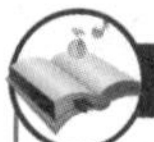

患者小檔案

症狀：濕疹。

應驗小偏方：❶將新鮮雞蛋煮熟，取蛋黃放在鐵勺上榨出油，去渣後冷卻備用。濕疹患處先用雙氧水（過氧化氫）清洗，再敷上雞蛋牛油，外用紗布包紮，5～7天濕疹即癒。❷在浴缸中添加膠質燕麥粉（所謂的「膠質」，其實就是指燕麥被磨成細粉後，能在水中呈懸浮狀），再加上適量溫度的浴水，然後進行洗浴。

容先生做海鮮生意十幾年了，雖然常年在凍存食物的冷凍庫和商店外面炎熱的氣候間往返，身體倒也沒出現過什麼異常。但最近一、兩年，可能是長期缺乏運動的緣故，他的手腳出現了紅色斑塊，只要一遇到冷熱突然改變的外界環境，就會變得心情緊張，全身各個部位都可能會出現紅色斑塊，且每次的部位都不固定。也因此，他真是懊惱不已，不僅生意受到了很大影響，給身心也帶來了極大的痛苦。

仔細看了他身上的斑點，屬於濕疹。此病是由風濕熱侵入肌膚所致的一種反應性皮膚病，分急性、亞急性、慢性三種。其中，急性、亞急性以濕熱為主，慢性乃因久病耗血所致。常因外界各種激發因素（海鮮、藥物、慢性病、花粉）發病或加劇。

作為一種疾病，濕疹自然有它的可怕之處，不過，畢竟是魔高一尺，道高一丈，只要積極想辦法，降伏病魔還是存在諸多有效武器的，比如，雞蛋油外敷法，就是有效方法之一。

具體作法：取新鮮雞蛋2枚，煮熟後取蛋黃，放在鐵勺上榨出

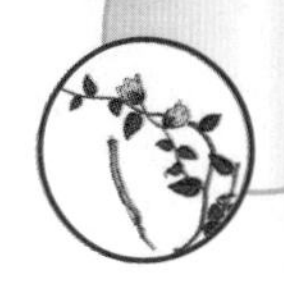

油，去渣後冷卻備用。先用雙氧水清洗濕疹斑點，再將雞蛋油敷於皮膚表面，外用紗布包紮，5～7天濕疹即癒。此方也適用於治療燙傷、慢性皮膚潰瘍等。

此外，燕麥粉也是治療濕疹的有力武器。洗澡前，可在浴缸中添加膠質燕麥粉（所謂的「膠質」，其實就是指燕麥被磨成細粉後，能在水中呈懸浮狀），再加上適量溫度的浴水，這樣能減少感染的機率，並有助於軟化皮膚，控制濕疹蔓延。若想以燕麥粉當肥皂，可將它包在手帕內，用橡皮筋綁住頂端，浸入水中，將水擰出，然後以使用毛巾的方式使用。

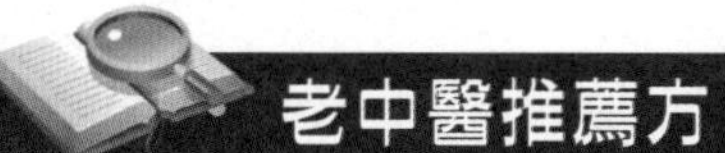

老中醫推薦方

增效食療方

瓜皮薏仁粥

【具體作法】冬瓜皮、薏仁各30克，車前草15克。將冬瓜皮、薏仁、車前草同放鍋內，加水適量煮粥。每天1次，連食7～10次為1個療程。

【功效】健脾，利濕，行水。適用於脾虛濕盛之濕疹。

茅根綠豆飲

【具體作法】鮮茅根30克（切段），澤瀉15克，綠豆50克，冰糖20克。先煮白茅根、澤瀉，20分鐘後，撈去藥渣，再入綠豆、冰糖，煮至綠豆開花蛻皮後，過濾去渣，留汁即可。

【功效】清熱除濕，涼血解毒。適用於濕熱並盛型濕疹。

海帶瓜片湯

【具體作法】冬瓜250克，水發海帶100克，紫菜15克，黃酒、醬

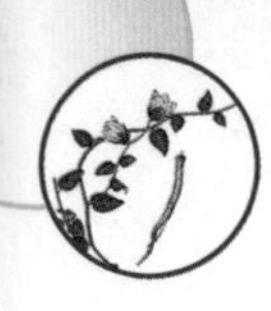

油、低納鹽、麻油等調味料各適量。將冬瓜去皮、切片，瓜皮備用。用瓜皮、瓜片同煮湯，棄瓜皮，加入海帶絲，煮沸2分鐘，調入黃酒、低納鹽、醬油等調味料後，倒入盛放紫菜的湯碗內，淋上麻油。佐餐食。

【功效】清熱護膚，祛濕止癢。適用於濕疹、蕁麻疹等。

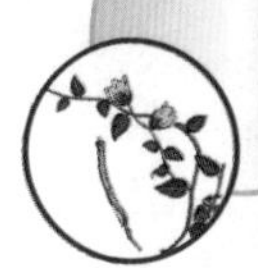

7 花小錢，桃葉、枇杷葉去蕁麻疹

患者小檔案

症狀：蕁麻疹。

應驗小偏方：取新鮮桃葉若干，洗淨切碎，放入玻璃瓶內，加入70%的酒精，將桃葉浸沒，放置3天後，用消毒棉棒蘸酒精塗患處，每天2次，一般5～10日瘙癢症狀可消失。

這天，來了一位患者。他是一位體育愛好者，前些天打球，出了一身汗，冷風一激，身上、四肢甚至臉上冒出許多狀如五角硬幣大小的紅疙瘩，每到晚上就瘙癢無比。我查看了他的皮膚，告訴他這是蕁麻疹，俗稱風疹塊。此病是一種過敏性皮膚病，常因某種食物、藥物、生物製品、病灶感染、精神因素、腸寄生蟲、外界冷熱等刺激引起。臨床表現為大小不等的局部性紅塊，伴有瘙癢和灼熱感，少數患者可有發熱、腹痛等症狀，特點是驟然發生、迅速消褪、癒後不留任何痕跡。根據病程長短可分急性和慢性兩型，急性蕁麻疹經數日至數週消褪，原因較易追查，除去病源後，迅速消退。慢性蕁麻疹反覆發作，常經年累月不癒，病因不易追查。

根據這位患者的病情，我給了他一則十分有效的偏方，他回去試用後，果然很快消疹了。

具體作法：取新鮮桃葉若干洗淨切碎，放入玻璃瓶內，加入70%的酒精，將桃葉浸沒，放置3天後，用消毒棉棒蘸酒精塗患處，每天2次，一般5～10日瘙癢症狀可消失。此方中桃葉可除風濕、清熱解毒；酒精可殺菌、促進血液循環和藥力發揮，二者合用，效果更佳。

此外，枇杷葉的煎煮法也有治療蕁麻疹的功效。取3枚枇杷葉，

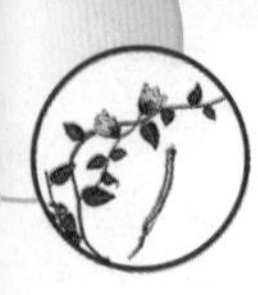

洗淨搗碎，放入500CC水中煮沸。待煮汁冷卻，用此清洗患部。也可以將枇杷葉放入紗布袋中，放入浴池水中片刻，用作入浴劑。如果找不到枇杷葉。用洗米水也可以抑制蕁麻疹的搔癢。方法如下：留下淘米的第一遍水（大約1000CC左右），加三大匙鹽，置於鐵鍋中燒沸，燒沸後不要急於倒出，再繼續置火上沸騰一刻鐘，取出待其溫度適合皮膚時，用來沐浴擦洗全身。

溫馨提醒

若是因為吃魚、蝦、蟹而出現蕁麻疹，可以飲用紫蘇葉的煎煮汁。作法是以乾燥後的紫蘇葉5克加上200CC的水煎煮而成。

老中醫推薦方

增效食療方

荸薺清涼飲

【具體作法】荸薺200克，鮮薄荷葉10克，白糖10克。荸薺洗淨去皮，切碎攪汁，鮮薄荷葉加白糖搗爛，放入荸薺汁中，加水至200CC，代茶頻飲。

【功效】荸薺甘寒，清熱涼血；薄荷辛涼，疏散風熱。合用之有清熱涼血、祛風止癢之功。適用於風熱襲肺型蕁麻疹。

木瓜薑醋方

【具體作法】生薑9克，木瓜60克，米醋100CC。將上述3味共放入砂鍋中煎煮，待醋煮乾時，取出生薑、木瓜，分早晚兩次服完。每天1劑，連服7～10劑。

【功效】疏風散寒。適用於風寒束表型蕁麻疹。

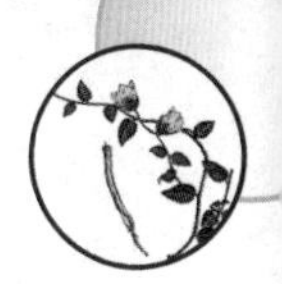

牛肉南瓜條

【具體作法】牛肉300克，南瓜500克。牛肉燉至七分熟，撈出切條，南瓜去皮、瓤洗淨切條，與牛肉同炒即可。

【功效】固衛禦風。適用於風寒束表型蕁麻疹。

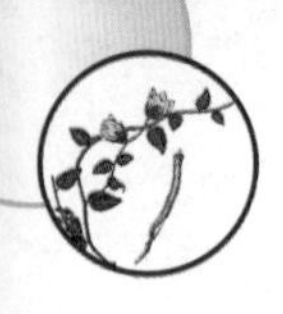

8 白癜風，巧用白芷效果出奇

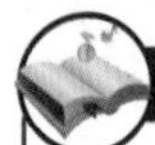

患者小檔案

症狀：白癜風，皮膚局部脫色變白。（白斑）

應驗小偏方：取白芷100克，打碎成粗粒，加入70％酒精500CC，浸泡10天，過濾，加入氮酮50CC備用。用棉棒塗藥液於患部，每日2次，塗藥後適度日晒患部。個別頑固病例，另取白芷研末，每日6克，分2次沖服。

白癜風是一種後天性的局限性皮膚色素脫失症，好發於顏面和四肢，常無自覺症狀。常因皮膚色素消失而發生大小不等的白色斑片，皮損大小、形狀、數目因人而異。我就曾遇到過一位患者，他患有白癜風5年了，頸項、面部密集分布著大小不等的圓形白斑，並且逐漸發展。曾用敏白靈治癒，但一年後復發了。

針對他的實際情況，我向他介紹了2種白芷療法，叫他回去試用。半年後，他告訴我白斑漸褪了，一年後隨訪未復發。這裡為大家奉上這2則良方，以供有同樣病患的朋友選用。

具體作法：取白芷100克，打碎成粗粒，加入70％酒精500CC，浸泡10天，過濾，加入氮酮50CC備用。用棉棒塗藥液於患部，每日2次，塗藥後適度日曬患部。個別頑固病例，另取白芷研末，每日6克，分2次沖服。此方對局限型及節段型白癜風效果較好，散發型和泛發型效果較差。

白芷用於治療白癜風的作用原理在於白芷富含光敏活性物質，如香柑內酯、花椒毒素、異歐前胡素乙等。通常，光敏活性物質可用來治療白癜風。當它們進入機體後，一旦受到日光或紫外線照射，則可使受照射處皮膚發生日光性皮炎，發生紅腫、色素增加、

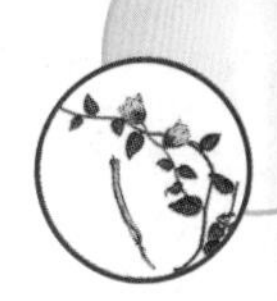

素皮增厚等。因此白芷治療白癜風效果頗佳。

老中醫推薦方

增效食療方

桑枝桑葚湯

【具體作法】鮮桑枝1500克，益母草、桑葚子各500克，玄參、何首烏、生地黃、白蒺藜、補骨脂各250克。將上藥煎熬，去渣，濃縮成1000CC，加入蜂蜜500克，收成1200CC。每日服3次，每次20～30CC。一般連服上方1帖即可見效，如未癒，可繼服3～4帖。

【功效】主治白癜風。

首烏女貞子湯

【具體作法】何首烏25克，白蒺藜、黑芝麻、女貞子、沙苑子各15克，蘇木、茺蔚子、赤芍、蟬蛻各10克，紅棗6枚。將上藥水煎分2～3次口服，每日1劑；10劑為1個療程，間隔2～3天後，再行下一個療程。白斑局部可配合日光浴，每次15～20分鐘，每日2～3次，或者多做戶外活動，使白斑處多接觸日光照射，但要避免強光曝晒。

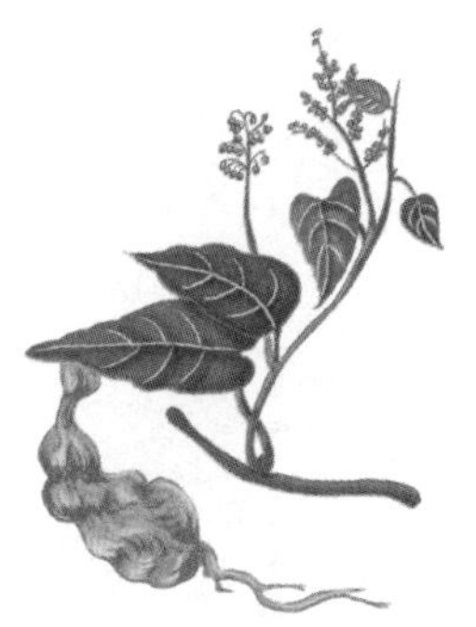
何首烏

【功效】治白癜風。

白蒺藜雞血藤丸

【具體作法】白蒺藜50克，白茯苓、生黃耆、補骨脂、當歸、丹參、雞血藤各30克，紅花、防風各15克。將上藥共研末，用純棗花蜜蜂蜜為丸，每丸10克。口服，1日2次，每次1丸。1個月為1個療

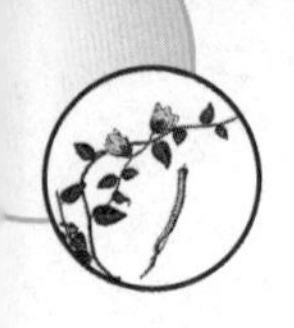

程，治療1～2個療程。期間忌食辛辣刺激、魚腥之品。

【功效】清熱涼血，補肝腎。主治白癜風。

如意黑白散

【具體作法】旱蓮草90克，白芷、何首烏、沙蒺藜、刺蒺藜各60克，紫草45克，重樓30克，紫丹參、苦參各30克，蒼朮24克。將上藥研細末，收貯勿洩氣。每天服3次，每次服6克，開水送下。

【功效】祛風活血，除濕清熱，補益肝腎。主治白癜風。

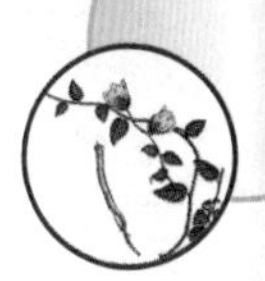

9 灰指甲，有了陳醋不再招人煩

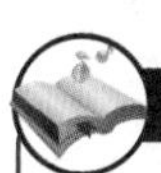

患者小檔案

症狀：灰指甲。

應驗小偏方：取老陳醋250CC，大蒜250克，將大蒜搗碎入瓶（瓶口能伸進手為宜），再倒入陳醋，浸泡一天。將患有灰指甲的手用蒜醋浸泡，每晚一次，浸泡時間15～20分鐘，在浸泡的過程中，蒜醋液必須漫過病甲，且不能更換蒜或醋。

我有個朋友常愛做美甲，不知什麼時候開始，她左手的食指上出現了顏色暗淡的情況。起初她以為是有時為了造型需要美甲而造成的顏色脫落，所以並沒放在心上。隨後不久，發現了中指和無名指也有變色暗黃的跡象。對於一個愛美甲的女人來說，無法出「手」是一種一言難盡的痛楚，相信大家能理解到她的心情，所以她找我看診也在意料之中了。經檢查她得的是灰指甲。

灰指甲是一種發生在人甲上的傳染性疾病，是由一大類稱作病原真菌的微生物感染引起的。一般以1～2個指（趾）甲開始發病，重者全部指（趾）甲均可罹患。患病甲板失去光澤，日久甲板增厚變形，呈灰白、汙黃色。中醫常採用中藥內服、外敷的方法治療本病，無痛苦、不復發，完全可以治癒。當然，具體用藥必須依據患者實際情況。

具體作法：取老陳醋250CC，大蒜250克，將大蒜搗碎入瓶（瓶口能伸進手為宜），再倒入陳醋，浸泡一天。將患有灰指甲的手用蒜醋浸泡，每晚一次，浸泡時間15～20分鐘，在浸泡的過程中，蒜醋液必須漫過病甲，且不能更換蒜或醋。持續此法治療，半個月基本可見效果。另外，這種方法也適合腳部的灰指甲，只需選個瓶口

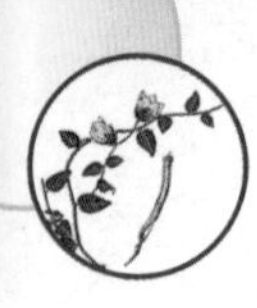

大點的容器就行了。

此外，取地膚子、苦參、大茴香各等份，以75%乙醇浸泡，取液塗患處，每日數次；或者用人工牛黃、川椒共研為細末，以米酒調成糊狀，並酌加甘油，調勻後塗患處。均可。

老中醫推薦方

增效經穴方

【具體操作】

❶**讓角質軟化**：軟化角質可讓手上肌膚細嫩，是現代人保養中非常重要的一環，可使用溫水，滴入適量橄欖油，把雙手完成浸入，保持15分鐘。

❷**深度清潔手、指**：取少量去死皮霜或磨砂膏均勻抹在雙手上，輕輕按摩手掌、手指及手腕，尤其是指甲周圍容易產生硬皮及倒刺的部位。

❸**塗上按摩霜進行按摩**：從手背指尖開始按摩到手指根部，從容而柔和；然後螺旋形按摩手掌，並用指關節輕按手心上的穴位；最後用食指和中指夾住手指，從根部向指尖螺旋狀旋轉拉伸，每一根手指都按摩到。

【功效】軟化角質，深度清潔，消除灰指甲。

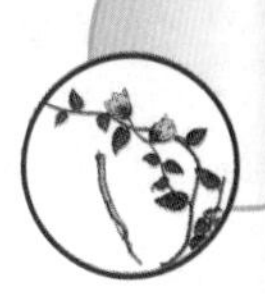

10 溫陽散寒，生薑、辣椒治凍瘡

患者小檔案

症狀：凍瘡，皮膚出現紅腫、化膿、潰爛，疤痕很深。

應驗小偏方：❶生薑療法：生薑切片，摩擦常患凍瘡處，每日1～2次，連擦1週。❷辣椒療法：取乾紅辣椒5～7個，加水煮沸成辣椒湯，待水不燙時泡洗易患凍瘡處，每日1次，連用5天。

李青是個高大的帥哥，在社區負責保全工作，有著陽光性格，整天騎著自行車圍著社區巡邏。雖然所從事的工作並不是很累，但他的煩惱卻一點也不少，不僅僅是因為工作，還因為他的老朋友──凍瘡。每到冬天，他的雙手就不可遏止地長凍瘡。起初是小紅點，很快發展成團狀硬塊，寄居大拇指、小指和手背上，漸漸手腫得像發酵的饅頭。甚至還化膿、潰爛，弄出很深的坑，然後結了傷疤，一不小心碰破就流淌鮮血。為了治這病，用過很多凍瘡膏，卻年年治年年發。沒想到，試一試偏方居然讓煩惱一掃而光。

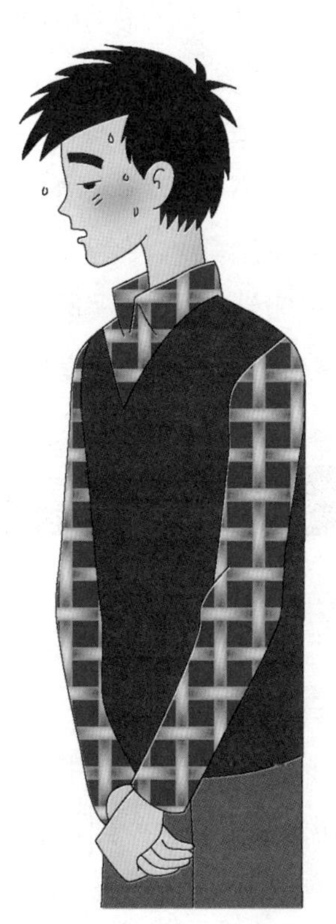
凍瘡

我告訴他，凍瘡是由於氣候寒冷、潮濕引起局部血管痙攣、瘀血而發生的。平時要多加強耐寒鍛鍊，如用冷水洗臉、洗腳、洗手或冷水浴等都有助於預防凍瘡。當然，這種鍛鍊要從秋天就

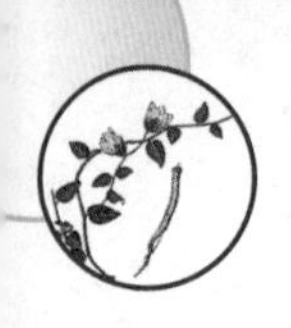

開始循序漸進地進行，使身體有一個較好的適應過程。想治好陳年凍瘡，兩種常見廚房食物——生薑、辣椒可以派上用場。生薑性溫，其中所含的揮發油有加速血液循環的作用，如果應用得當，可以防治凍瘡。辣椒的作用原理也是如此。

如果你不幸患有凍瘡，不妨也嘗試用生薑療法，說不定會和李青一樣，將疾患徹底拔除。

具體作法：生薑切片，摩擦常患凍瘡處，每日1～2次，連擦1週。生薑60克，搗爛，加入米酒100CC，浸泡3天即成。使用時用消毒棉棒蘸藥液擦拭生過凍瘡的部位，每日2次，連續1週。

此外，還可以用辣椒療法調治凍瘡。取乾紅辣椒5～7只，加水煮沸成辣椒湯，待水不燙時泡洗易患凍瘡處，每日1次，連用5天。或者，取紅辣椒10克，去籽切碎，放入米酒60CC中浸泡7天，再加樟腦3克搖勻，使用時用消毒棉棒蘸藥液擦拭生過凍瘡的部位，每日2次，連續1週。

這裡再多說幾句，如果萬一因為溫差大不適應而被凍傷，那麼，切不要用熱水燙，也不要立即就烤火解凍，可以在身體知覺恢復後再用熱水浸泡。此外，常用加有啤酒的水浸泡凍瘡處，也能使患處血液暢通，緩解凍瘡帶來的痛苦。方法如下：在溫水中加入少量啤酒，浸泡20分鐘再沖淨。每週泡1～2次。

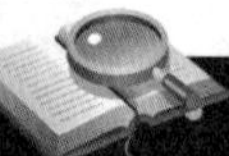

老中醫推薦方

增效經穴方

【具體操作】

取合谷、足三里兩穴。在凍瘡局部先揉按5分鐘，選準穴位後，點燃藥用艾卷，對準已凍或被凍部位，各懸灸3～5分鐘，以局部皮膚潮紅為準。若凍瘡在上肢或耳朵部位，必須加灸合谷穴，若凍瘡

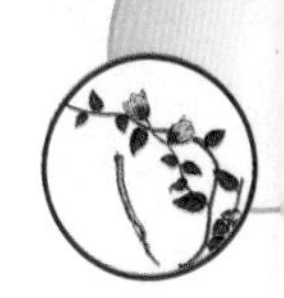

在下肢部位，則加灸足三里穴，以患者能承受的最大熱度為準，注意不可灼傷皮膚。連續艾灸3天，凍瘡便不再復發。

【功效】補益氣血，祛寒除濕，活血化瘀。治療凍瘡。

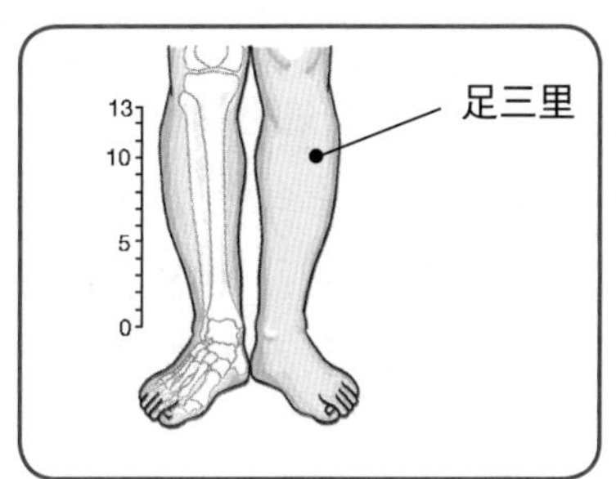

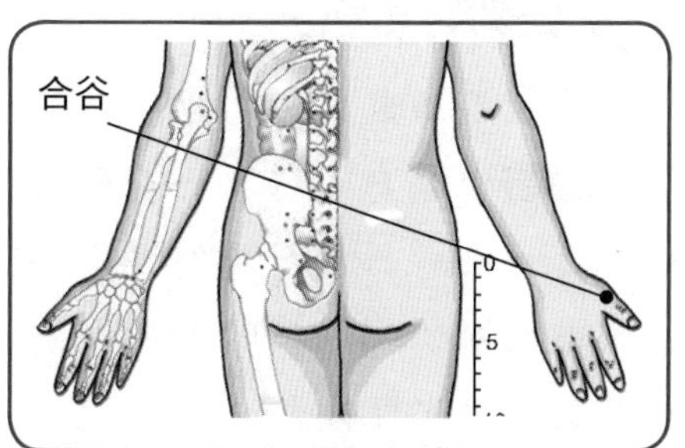

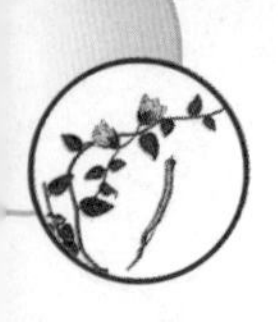

11 想治雞眼，就用蔥白、蒲公英

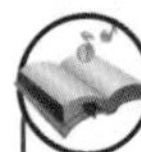

患者小檔案

症狀：雞眼，腳底角質層厚，走路多時，疼痛難忍。

應驗小偏方：❶取一棵蒲公英，將根部冒出的白色漿液塗在雞眼上，兩、三天雞眼便慢慢向外脫落，一週便脫落乾淨。❷將蔥葉頭割斷，用手擠其液（即蔥葉內帶黏性的汁液），緩慢塗擦雞眼處，數次可癒。

我舅母從小就生活在農村，長年累月下地工作，兩個腳板的角質層特別厚，呈灰黃色或蠟黃色，用熱水泡過後可以刮下一層粗皮來。有時走路多了，還會疼痛難忍。她打電話問我有沒有辦法治療這病。我告訴她，她腳上長的是雞眼。

雞眼是由腳上較突出部分的皮膚長期受壓或摩擦而形成的。由於腳負擔著很大的重量，並且經常站立、行走，在這個過程中，會不斷與鞋子產生摩擦，腳部的皮膚因此會增生很厚的角質。隨著行走的增多，角質層會進一步變粗變厚。由於角質層本來就缺乏水分和油分，當累積的角質變厚之後，若不注意保濕、滋潤，就會生成胼胝，且很容易脫皮、龜裂，形成雞眼。如果行走時鞋子過緊，或腳部先天性畸形，長期重心固定，會使尖端壓迫神經末梢，產生疼痛。如果你的腳上有了雞眼，別著急整天用刀子剜，那樣做不僅痛還不能除病，可以選用偏方。

具體作法：先把腳洗淨，趁濕用刮鬍刀片削掉雞眼頂部，直到能看到裡邊的豎絲為止。取一棵蒲公英，將根部冒出的白色漿液塗在雞眼上，兩三天雞眼便慢慢向外脫落，一週便脫落乾淨。如果沒有蒲公英，用鮮大蔥效果也是一樣的。將蔥葉頭割斷，用手擠其液

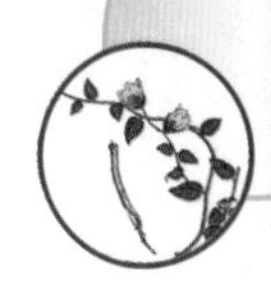

（即蔥葉內帶黏性的汁液），緩慢塗擦雞眼處，效果極佳。

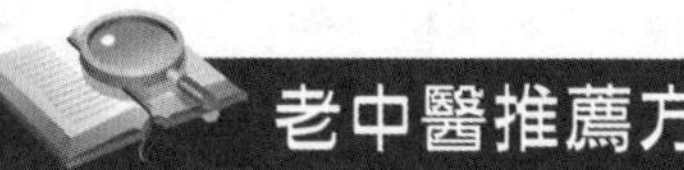

老中醫推薦方

增效驗方

荔枝核泥

【具體作法】荔枝核適量。將上藥在太陽下曬乾，或置瓦片上（忌用鐵器）焙乾，碾壓成粉，用不加色素的米醋，混和如泥即成。將上藥塗抹患處，荔核粉泥需把周圍僵硬的皮蓋嚴，上附脫脂棉，用紗布包紮，每晚將腳燙洗後換洗1次，輕者3～5日，重者10日就可治好。

【功效】用於治療雞眼。

五倍子粉

【具體作法】五倍子、生石灰、石龍腦、樟腦、輕粉、血竭各1克，凡士林12克。各研細粉，調勻（可加溫）成膏即成。先用熱水泡洗患處，待雞眼外皮變軟後，用刀片仔細刮去雞眼的角質層，貼上剪有中心孔的膠布（露出雞眼），敷上此藥，再用膠布貼在上面。每日換藥1次。

【功效】用於治療雞眼。

無花果膏

【具體作法】未成熟的無花果搗爛，敷於患處，每日換藥2次，數日見效。

【功效】用於治療贅疣、雞眼。

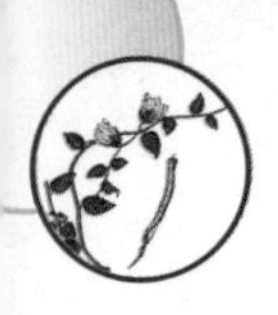

12 用醋泡腳，治好腳氣、腳臭

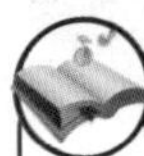

患者小檔案

症狀：腳氣（香港腳）、腳臭，腳癢難忍。

應驗小偏方：洗腳中加入陳醋，再將雙腳放在盆內泡兩、三分鐘，待雙腳都熱了，用一隻腳的足跟壓在另一隻腳趾縫稍後處，然後將腳跟向前推至趾尖處再回搓，回拉輕，前推重，以不搓傷皮膚為宜。每個趾縫搓50～80次，雙腳交替進行。速度為每分鐘100～120次。當然，加入白醋，殺菌效果也不錯。不過，泡腳之前一定要先稀釋，一般一盆水中放5～10CC即可，以腳放進去不感到刺痛為好。

炎熱的夏天，在公車上、火車裡，不知道大家有沒有被腳臭熏得只想跳窗的衝動？反過來想想，這些人也挺無奈的，誰也不想有腳臭啊，如果是腳氣引起的，不僅氣味熏人，由於會長水泡、脫皮、奇癢難耐等，還會給人帶來無盡的折磨。

我就有這樣一位患者，他本來沒有腳氣，大學時和朋友用同一個洗腳盆，僅半月的時間，就被傳染上了腳氣。從畢業後工作到結婚，時光荏苒，已經十幾年了，可是腳氣就像自己的影子，怎麼甩都甩不掉，晚上睡到半夜甚至會被癢醒，真是苦不堪言。每年春天，腳部瘙癢劇烈，甚至反覆脫落鱗屑片。

經朋友介紹，他來找我看診。我告訴他，腳癢難忍時，可取蘆薈葉（新葉老葉均可），切一段3～4公分長短，然後剖成兩瓣，用葉內流出黏液的一面擦患處，可立刻止癢。他問我有沒有根治腳氣的方法，我給了他這樣一個泡腳偏方。

具體作法：洗腳水中加入陳醋，再將雙腳放在盆內泡兩三分

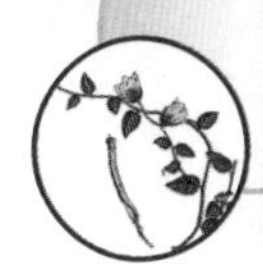

鐘，待雙腳都熱了，用一隻腳的足跟壓在另一隻腳趾縫稍後處，然後將腳跟向前推至趾尖處再回搓，回拉輕，前推重，以不搓傷皮膚為宜。每個趾縫搓50～80次，雙腳交替進行。速度為每分鐘100～120次。當然，加入白醋，殺菌效果也不錯。不過，泡腳之前一定要先稀釋，一般一盆水中放5～10CC即可，以腳放進去不感到刺痛為好。

當然，腳上有傷口的人不建議使用此方。他回去後，持續每晚用醋泡腳，勤加按摩，沒過多久，腳氣就治好了。為何有此奇效呢？醋的殺菌效果很強，而按摩，原來叫「按蹻」。蹻，《說文解字》中說：「蹻，舉足行高也。從足，喬聲。」可見「蹻」是個形聲字，部首為「足」，其本義是「舉足」的意思。在古代，我們的先輩是沒有鞋可以穿的，而腳是身體的支撐，所以，腳成為了一個較早按摩的對象，而且為了生計奔波的先人們最受累的就是腳，故此腳部的按摩就成為了貫穿養生保健始終的重點，這或許是按摩別稱來源的真義。只要不在什麼大雅之堂，你就可以沒事經常扳扳你的腳趾，揉揉你的腳心，或者去公園踩踩鵝卵石等，能幫助促進腳部血液的流暢，將討厭的腳氣、腳臭消滅掉。

俗話說：「羅馬不是一日建成的。」腳氣也不是一日可以清除的，提醒有腳氣的朋友，就算腳氣看上去似乎好了，也不要長時間穿不透氣的鞋襪，任意使用他人的腳盆、拖鞋、毛巾，或在公共浴室、游泳池和地毯上赤腳行走，這是因為在通常情況下，腳氣的症狀消除後，真菌仍然會存活在皮膚鱗屑或鞋襪中，當遇到潮濕溫暖的環境，真菌又會大量繁殖，導致腳氣復發。

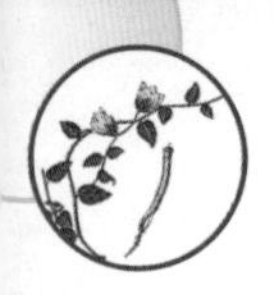

老中醫推薦方

增效食療方

冬瓜鯉魚湯

【具體作法】冬瓜1000克，鯉魚1條（500克左右），鹽等調味料各少許。兩者煮湯，放入鹽等調味料，分餐佐食。

【功效】清熱除濕，解毒。治療熱毒熾盛，傷及陰液所致的乾腳氣病，症見兩腳日漸枯瘦、皮膚枯燥、小便短赤等。

黑豆甘草湯

【具體作法】黑豆50克，甘草6克。甘草布包，與黑豆同煮熟，吃豆喝湯。

【功效】黑豆甘平，活血，利水，祛風，解毒；甘草甘平，解毒祛痰。兩者配合適宜足脛腫大沉重、行動不便之濕腳氣病患者。

冬瓜大麥餅

【具體作法】冬瓜、大麥麵各適量，油少許。將冬瓜洗淨切碎取汁，用冬瓜汁和大麥麵做成餅，烙熟即可。

【功效】冬瓜甘淡利水，含維生素B_1等；大麥麵益氣和胃。兩者配合，既可健脾除濕，利水消腫，又可補充多種維生素，非常適合濕腳氣患者食用。

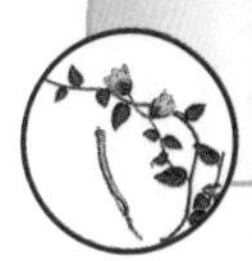

13 治療汗腳，巧用茶葉和明礬

患者小檔案

症狀：腳臭、易出汗。

應驗小偏方：用煮過的茶葉水來泡腳，也可以在茶水裡加點低納鹽用以泡腳，不僅能除異味，也可以殺菌。

余先生七年多來，一直為自己的汗腳煩惱著。起初，他以為是鞋子太便宜，品質和透氣性不夠好，後來咬咬牙，買了雙二千多元的名牌運動鞋，可是結果腳還是很臭。余先生愁眉苦臉地說：「我的腳很臭，到朋友家做客，碰上進屋要脫鞋的，剛脫下，就一屋子的臭味。有一次還差點熏倒朋友的父母！我覺得好尷尬，都不願去朋友家串門子了。」本來挺受歡迎的人，卻因為一雙臭腳，給自己也給別人帶來了這麼多的困擾。

其實，要想解決這個難題也不難，首先要對汗腳、腳臭有所了解。與腳氣不同，汗腳不是病，是腳很容易出汗。腳汗是多方面原因造成的。首先，人的腳心是小汗腺分布密度最大的部位，在劇烈運動、穿旅遊鞋長時間走路之後，腳汗會增多，汗液中的有機質分解，產生一種難聞的刺激性氣味；再有支配汗腺分泌汗液的神經緊張性增加，也會使它對於正常強度的神經刺激發生強烈地出汗反應。至於腳臭，主要也是腳上有細菌，再加上出汗多，細菌分解汗液後產生的分解物產生臭味所致。

在中醫看來，汗腳、腳臭就屬於「濕」的範疇，「諸濕腫滿，皆屬於脾」，也就是說，腳特別臭的人是因為脾大，而脾大則是由於脾臟積濕、脾濕熱，這時人就會出又黃又臭的汗，就形成了汗腳。那麼，有何良方能有效治療汗腳呢？首推明礬。明礬，又名白

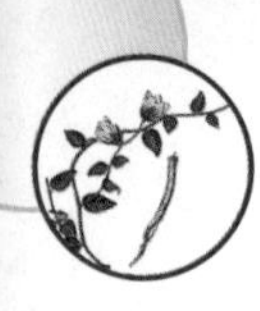

礬，是礦物明礬石，經加工提煉而成的結晶。中醫認為，它有消痰燥濕、止瀉止血、解毒殺蟲之效，對付汗腳功力強大。

具體作法：

❶白蘿蔔明礬治汗腳。鮮白蘿蔔600克（切片），白礬15克，加水2500CC，煎30～40分鐘，去渣取汁，待溫度適宜，浸泡手足20分鐘，每日洗2次，經3～5天治療，便能治好汗腳。

❷葛根明礬治汗腳。葛根、白礬各15克，放入米酒中浸泡7日，過濾取液，浸泡患處，每次10～15分鐘，每日1次，2～3天即癒。

如果是正值發育期的青少年，由於汗腺分泌旺盛造成汗腳，則不宜長期、多次使用明礬，可以改用枯礬（白礬火煅後失去結晶水的產物，藥店裡可以買到）研成細粉，在清潔後用少許撒在腳趾部，即可產生立竿見影的療效，通常作用可以保持8～12小時，且停藥後對機體不會有任何影響。此法也可用於發育期的腋臭、體臭等症後的緩解。

另外，如果沒有汗腳，僅僅是腳臭，可用煮過的茶葉水來泡腳，也可以在茶水裡加點低納鹽用以泡腳，不僅能除異味，也可以殺菌。另外，咖啡渣、茶葉末也能產生相同的作用，將其抹在腳趾縫裡，就能在一定程度上防止出汗和腳臭。

溫馨提醒

鞋內潮濕是導致腳汗、異味的重要原因，在穿鞋前，用吹風機對著鞋裡吹一會兒，不但能使鞋內乾燥、舒適，還可以除去真菌。

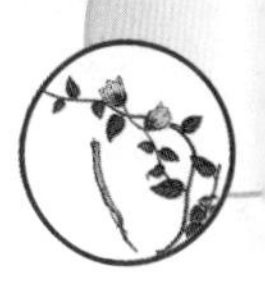

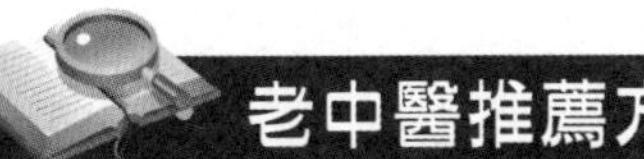

老中醫推薦方

增效足浴方

白蘿蔔足浴方

【具體操作】白蘿蔔1500克，將白蘿蔔洗淨，切片，放入鍋中，加清水適量，浸泡片刻，而後水煎取汁，放入浴盆中，先熏雙足，待溫度適宜時足浴，每日2～3次，每次10～30分鐘，連續5～7天。

【功效】收斂止汗。

礬杏蘿蔔足浴方

【具體操作】枯礬10克，苦杏仁30克，白蘿蔔100克。將蘿蔔洗淨，切片，杏仁洗淨，與枯礬同放入鍋中，加清水適量，先浸泡5～10分鐘後，水煎取汁，先薰蒸雙足，待溫度適宜時足浴，每日1次，每次10～30分鐘，連續5～7天。

【功效】燥濕斂汗，緩解腳臭。

薏仁冬瓜皮足浴方

【具體操作】生薏仁、冬瓜皮各100克，枯礬20克。將生薏仁、冬瓜皮同入鍋中，加水適量，煎煮30分鐘，去渣取汁，調入枯礬，等枯礬溶化後倒入泡足桶中。浸泡雙足30分鐘。每晚1次，10天為1個療程。

【功效】清熱，利濕，斂汗。主治汗腳。

第七章

生活小偏方，處處幫大忙

人們居家生活，衣食住行，幾乎天天碰到各種各樣的問題。有時一些區區小病，竟成「難題」，給生活帶來不便。其實只要掌握一些小偏方，就能輕鬆解決生活中的常見難題，達到事半功倍的效果。

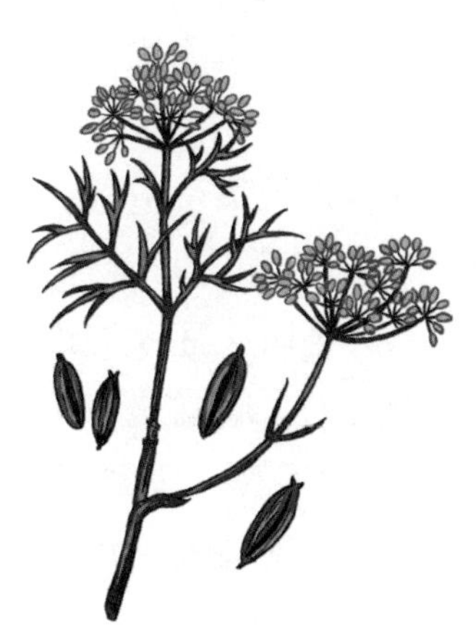

1 用對食物，提高你的身體免疫力

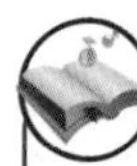

患者小檔案

症狀：免疫力低下，易生病，患感冒。

應驗小偏方：取黨參25克，香菇（鮮）50克，黃耆15克，雞肉適量，加入蔥、薑、料理酒、鹽等，一起清燉1個小時左右。持續每週吃上1～2次，同時再配合運動鍛鍊，一定能將免疫力保持在較高水準上。

如果把我們的身體看做是一座城堡，那麼免疫力就相當於我們城堡的圍牆，幫我們抵擋外來的毒蟲和野獸。一旦我們這些圍牆倒塌了，那麼我們的城堡就岌岌可危了。但在現實生活中，冷熱交替，寒暑更變，總能引起一兩次大範圍的流行性感冒。免疫力比較強的人一般都能挺過去，但免疫力比較弱的人就很難倖免了。

王女士來到我的診所，向我請教，她的父親今年已經近八十高齡了，在社區裡是數一數二的高齡老人，歲數大了，身體相應也就不那麼硬朗了。生活中稍有不注意（少穿件衣服啊，不蓋被子午睡啊，突然起點風啊什麼的）就會感冒，甚至出現肺部感染，最近一個月得了肺氣腫，一直在使用抗生素，到現在還沒有治好。醫生說他年紀大，自身免疫力低下，所以容易感染。

中醫學中沒有「免疫力低下」這種說法，但有氣虛、體虛等類似的概念。中醫認為，因為體內正氣不足，外邪容易反覆入侵，出現感冒、咽喉炎、肺炎等感染症狀，即為西醫所解釋的免疫力低下。所以，如何提高免疫力，應當是每一個人都要重視的問題。我告訴王女士，對付感冒最有效、最健康的方法是提高自身的免疫力，並注重搭配日常飲食中的營養。用黃耆、黨參、香菇燉雞湯就

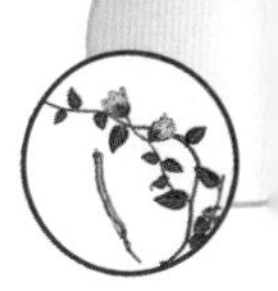

是不錯的方法。

具體作法：取黨參25克，香菇（鮮）50克，黃耆15克，雞肉適量，加入蔥、薑、料理酒、鹽等，一起清燉1個小時左右。持續每週吃上1～2次，同時再配合運動鍛鍊，一定能將免疫力保持在較高水準上。

藥物名稱	養生功效
黃耆	黃耆除了能治心律失調外，其抗衰老和強壯功能也得到了科學研究的證實。有個實驗專門研究人體細胞的生長壽命，結果發現，如果不使用黃耆，細胞在分裂繁殖到第61代時就會自然死亡，但使用黃耆後，卻延長至88～89代才死亡。所以，普通的健康人也可以用黃耆來補氣、提高免疫力和強體延壽。
黨參	現代醫學研究證實，黨參含多種醣類、酚類、甾醇、揮發油、黃芩素、葡萄糖甙、皂甙及微量生物鹼，具有增強免疫力、擴張血管、降壓、改善微血管循環、增強造血功能等作用，適用於各種氣虛不足、倦怠乏力、氣急喘促、脾虛食少、面目水腫、久瀉脫肛患者。
香菇	香菇中含有一種叫做香菇多醣的成分，這種成分能提高輔助性T細胞的活力而增加人體體液免疫功能，不但可以用來治療反覆感染，還可用在子宮頸癌、胃癌、肺癌等腫瘤的輔助治療上。此外，香菇中還含有6大酶類的40多種酶。經常食用香菇，可以增進人體酶的種類組成和提高酶的活性，有利於身體健康。

清燉雞本身就是補品，有溫中補氣、補虛填精、益五臟、健脾胃、活血脈，以及強筋骨的功效，而且很容易被人體吸收利用，是增強體力、強壯身體的佳品。再加上黃耆、黨參、香菇這幾味補品，更能對人體的免疫功能產生促進作用。

王女士聽我介紹完，覺得非常有道理，於是持續給她父親做這個藥膳。後來聽說她父親持續服用了一段時間，效果很好，再經過檢查發現，肺部感染已經完全治好，面色紅潤，聲音洪亮，整個人精神多了。

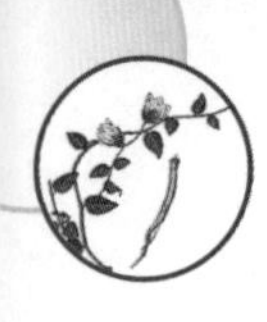

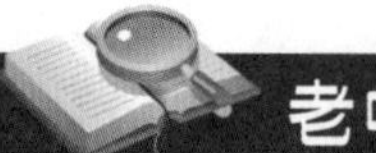

老中醫推薦方

增效足浴方

保健足浴方

【具體操作】 伸筋草、威靈仙各10克，透骨草、蘇木各15克，五加皮7克，紅花6克。將上藥煎湯取液泡腳，每次10～30分鐘，每日1次。

【功效】 活血通絡，增強身體免疫力。

麻桂二活足浴方

【具體操作】 桂枝20克，麻黃、獨活、羌活各15克，紅花、細辛、艾葉各10克。藥用紗布包好，用水煮沸，取溫水適量，將雙足浸入，每日1次，每劑藥可用3天。

【功效】 溫經通陽，活血散瘀。

參白足浴方

【具體操作】 人參、洋甘菊各10克，白芷、石菖蒲各20克，紫河車粉5克，刺五加20克，蘆薈15克。將上藥加水2000CC，浸泡15分鐘後煎煮30分鐘，過濾後藥渣復加水2000CC，煎煮30分鐘倒出藥液，將兩次藥液混合，倒入腳盆（桶）中，先薰蒸片刻，適溫後，即可足浴，20~30分鐘即可，每日1劑，早晚各泡1次，10次為1個療程，每劑可用2日。

【功效】 滋補肝腎，祛病養生。

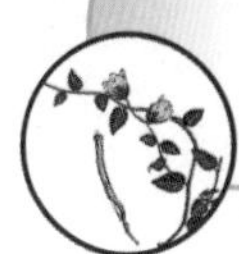

2 大蒜防治脫髮，讓你黑髮濃密

患者小檔案

症狀：脫髮。

應驗小偏方：❶取生黑芝麻1小匙，橄欖油30CC。將生黑芝麻磨成粉末，擠出芝麻油。再將芝麻油和橄欖油充分混合調勻，塗抹到距頭皮約3公分的頭髮上，靜置15分鐘後洗淨。❷取大蒜1頭，將蒜瓣切成片，每天用蒜片擦揉頭部脫髮處15分鐘。

王茹是位28歲的女工程師，最近剛接了一個案子，幾乎每天都要在電腦前坐上十個小時，除了吃飯、上洗手間這些事情，幾乎都不會離開電腦桌。晚上別人下班了，她還要再熬到八點鐘才能回家。也許是因為工作壓力的影響，每次梳頭，總見幾縷髮絲脫落，原本輕柔飄逸的秀髮不見往日風采，這下可急壞了她。

王茹從朋友處得知我有許多護髮偏方，便專門來找我，希望我能幫助她。其實，養髮護髮不只是簡單的選擇一些養髮、護髮品，更重要的是讓你的秀髮由內而外得到滋養。我給了王茹兩個小偏方，叮囑她交替使用。在持續半月後，逐漸生出新髮，而且烏黑。

具體作法：取生黑芝麻1小匙，橄欖油30CC。將生黑芝麻磨成粉末，擠出芝麻油。再將芝麻油和橄欖油充分混合調勻，塗抹到距頭皮約3公分的頭髮上（髮尾可適量多塗一點），靜置15分鐘後洗淨。黑芝麻含有豐富的鉀、磷、鐵等成分，能為受損的頭髮提供充足的養分，防治脫髮，還能減少白髮，令烏髮再現。與橄欖油配合使用，潤髮效果更加理想。

此外，大蒜也是防止脫髮很好的武器。取大蒜1頭，將蒜瓣切成片，每天用蒜片擦揉頭部脫髮處15分鐘，能夠有效地促進皮膚內

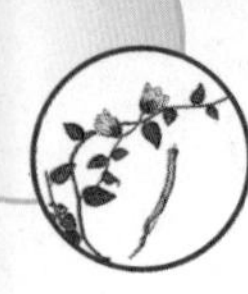

血液的循環，使皮膚的毛囊因刺激而擴張，從而使頭部重新長出毛髮。

我還告訴王茹，古人說：「笑一笑，十年少；愁一愁，白了頭。」這句話是十分有道理的。心態的平和與健康、精神的愉悅與安定，頭髮可攝取到足夠蛋白質，不致出現乾燥變脆，就會減少頭髮脫落。特別是女性，更要特別注意。

此外，染髮劑中通常會含有引發肝臟、腎臟等發生病變的有毒物質，所以，長期染髮也會給人的身體帶來危害。因此，在生活中應當盡量避免染髮。後來，聽王茹回應，她採用我的建議後，不但解決了脫髮問題，還有個很大的意外驚喜，之前的頭髮乾枯問題也一起解決了。

老中醫推薦方

增效經穴方

【具體操作】

❶揉摩頭部：首先用十指微屈叉開，用十指指腹在頭部及髮根處，做揉摩搓按的手法30～50次或1～2分鐘。先從前髮際逐漸揉摩至頭頂及側頭、後頭部。十指用力均勻，速度不宜過快。接著再用雙手拇指指腹，先沿正中線從前髮際按壓至後髮際，然後再分兩條線，用雙拇指同時按壓兩條線2～3次。按壓要按順序，每一個按壓點相隔3公分左右。用力要均勻，每個點按壓時要稍停留1～2秒鐘。再次，雙手掌相合，以側掌或側指部叩打全頭部30～50次。叩打的力量要柔和，以免引起不適。最後，十指端呈屈曲狀，在頭部由前髮際交替梳推至後頭部及側頭部，梳推30～50次。梳推的速度要慢，力量稍大，以不引起頭皮疼痛為佳。

❷按壓百會：用單手或雙手拇指指腹按壓百會1分鐘左右。按壓

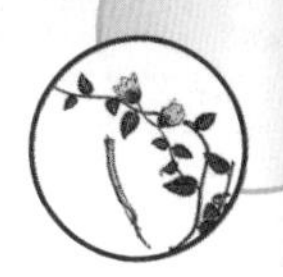

百會的力量可稍大，時間可稍長一些。

❸**揉按四神聰**：用雙手拇指指腹在頭頂百會的前後左右各1寸處按揉各1分鐘。按壓時稍用力以局部出現酸脹感為佳。

❹**拿捏頸項**：用拇指和食、中指指腹相對用力拿捏頸項，從風池穴水平起到大椎水平止，上下3～5次。力量要適中，移動要慢，拿捏風池時不宜過久。

❺**牽拉頭髮**：用五指微叉開，手指插進頭髮根部，輕輕夾住頭髮，垂直向上方牽拉頭髮20～30次。牽拉時用力不要過大，微痛即可，以防拉斷頭髮。

【**功效**】疏通頭部微血管，促進頭髮生長，增強頭髮牢固程度，預防脫髮。

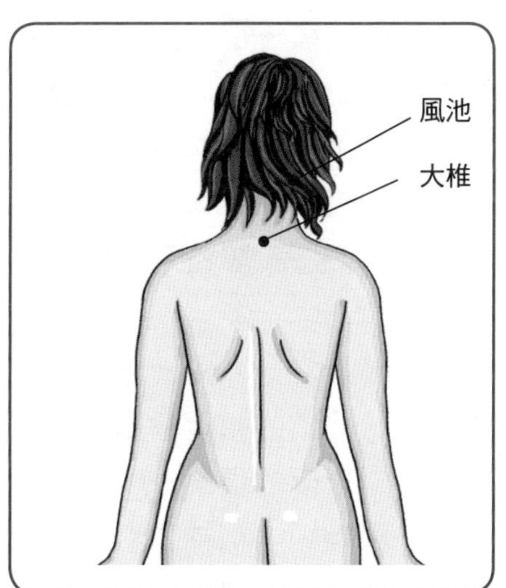

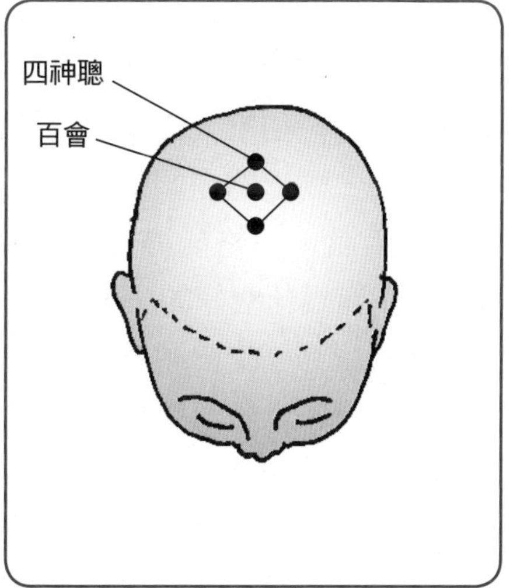

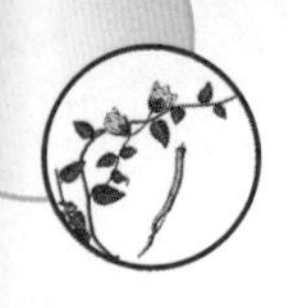

3 少白頭，有了這招不用愁

患者小檔案

症狀：少白頭。

應驗小偏方：❶取何首烏30～60克，白米60克，紅棗3～5枚，紅糖（或冰糖）適量。先將何首烏用砂鍋煎取汁，去渣後加入白米、紅棗，小火煮粥，待粥熟，加入適量紅糖或冰糖，再煮沸一到兩次，趁熱服食。每天服1～2次，7～10天為一療程。間隔5天再進行下一療程。

❷常用洗米水洗頭髮。

在幾個世紀以前，白髮還是足智多謀的象徵，可如今的人們卻討厭白髮的存在。尤其是青年人頭髮過早發白，非但不是什麼好事，還給自己和家人添麻煩。我們社區就有個例子，馮伯伯的孫子剛上高中，頭上的白頭髮卻越來越多，開始沒當回事，但孩子總被同齡人笑話，性格變得更加內向，家人看著挺著急。馮伯伯找到我，問我有沒什麼好的法子。

在醫學上，少白頭有先天因素和後天因素之分。先天性白髮，是指出生後頭上就有數根白髮，一般來說，他們的頭髮會比一般人白得早一些。而馮伯伯家前幾輩都沒有少年白髮的現象，所以應該可以排除先天性遺傳因素。後天因素則多與神經、精神因素有關，驚嚇、恐慌、憂慮、悲傷等嚴重的精神創傷或精神過度疲勞，是早年白髮最直接的原因。而馮伯伯的孫子平素性格內向，再加上剛進高中，學習壓力非常大，長期的精神緊張等因素都容易導致頭皮下營養供應不足，使頭髮的黑色素減少，進而導致白髮。

綜合實際情形，我給馮伯伯的孫子開了一個偏方，就是仙人

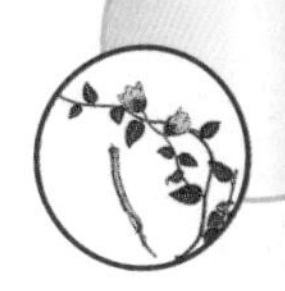

粥。

具體作法：取何首烏30～60克，白米60克，紅棗3～5枚，紅糖（或冰糖）適量。先將何首烏用砂鍋煎取汁，去渣後加入白米、紅棗，小火煮粥，待粥熟，加入適量紅糖或冰糖，再煮沸一到兩次，趁熱服食。熬煮時禁用鐵鍋。7～10天為一療程。間隔5天再進行下一療程。服藥粥期間忌食蔥、蒜，忌冷服。

方中何首烏有固精補腎、健筋骨、烏鬚髮之效，而紅棗則能補益脾胃、養血益肝，二者合用，滋補肝腎，澤顏美髮效果明顯。此粥對頭暈、耳鳴、失眠、腰膝軟弱、夢遺滑精、崩漏帶下、久痢等症也有治療效果。不過，大便溏泄者不宜食用。

大家都知道，頭髮由黑變白，一般是毛髮的色素細胞的功能衰退了，當衰退到完全不能產生色素顆粒時，頭髮就完全變白了。這裡再為大家介紹一則護髮方，方劑來源於我的祖母，她一生最驕傲的就是直到60多歲，頭髮依然又黑又順又密，讓很多人羨慕。她是如何做到的呢？其實很簡單，用洗米水洗頭髮。洗米水中含有多種微量元素及水溶性維生素，長期用其洗頭，等於給頭髮補充維生素，洗出來的頭髮自然黑亮飄逸。不過，應盡量使用粗米淘洗過的水，以更好地達到護髮養髮的效果。

馮伯伯的孫子用了我給的小偏方，再加上平時注意髮質養護，少白頭的情況得到緩解。

溫馨提醒

相關資料證實，體內如缺乏微量元素銅和鋅，即銅與鋅的比例下降後，毛髮就會出現黑色素生成障礙。因此，少白頭者平時應多吃富含微量元素銅和鋅的物質，如蝦類、甲魚、豆類、玉米及菠菜等，並適當補鋅。

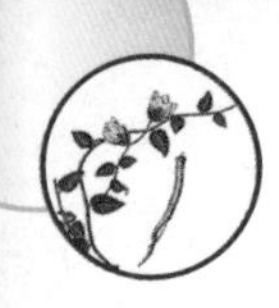

老中醫推薦方

增效食療方

黑大豆烏髮方

【具體作法】何首烏、黑芝麻、旱蓮草各500克，黑大豆1500克。將以上各味加水浸泡6小時，再以小火煎至豆熟無水，不糊為度；將豆子揀出。每日早、晚空腹時各食30粒。

【功效】滋陰補血。適用於青年白髮、脫髮。需注意的是，服藥期間禁辛辣菸酒，避免過度腦力工作及房事。

黑芝麻枸杞飲

【具體作法】黑芝麻、枸杞各20克，何首烏15克，杭菊花10克，冰糖5克。將黑芝麻揀洗乾淨，與枸杞、何首烏、杭菊花一同放入砂鍋內，加清水，小火燉40分鐘，加入冰糖，再燉20分鐘即可。每日清晨服1劑，10日為1療程。月經期間停服，可持續常年飲用。

【功效】滋補肝腎，養血益精。血壓偏高的中年婦女最適宜於服此飲，既可美髮，又能治病。

人參首烏酒

【具體作法】人參、當歸、玉竹、黃精、制首烏、枸杞各30克，黃酒1500CC。將上述各藥切成小片與黃酒一起置入容器中，密封浸泡7天即成。早、晚各1次，每次20CC。

【功效】潤膚烏髮，健身益壽。適用於容顏憔悴、面色不華、身體羸弱、皮膚毛髮乾燥，甚則鬚髮枯槁等。

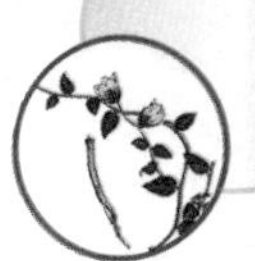

4 清除狐臭，不用夾著手臂做人

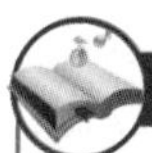

患者小檔案

症狀：狐臭，腋下有異味。

應驗小偏方：取辣椒2～3個，切成小段後放入瓶內，加入10CC2%～5%的碘酊，密封一定時間，用時振搖，以棉球蘸液塗腋窩，每日1～3次，一般7天可癒。

高中同學聚會的時候，大家都會抓住我問一些健康上的問題，每次都幾乎成了一個義診會。上次聚會，老李把我拉到一邊，悄悄問及如何清除狐臭。我很奇怪，認識這麼多年，沒見他及他家人有這毛病啊。原來，他兒子最近認識了一個女孩，女孩長得不錯，性格溫柔賢淑，但美中不足的是，她有讓人鬱悶的狐臭。大家都知道，狐臭味難聞，而且狐臭據說會遺傳給孩子什麼的。可是偏偏兒子真心喜歡這女孩，不想放棄這段感情，當父母的只好尋醫問藥，也算是成全兒子和女孩的感情。

所謂狐臭，是腋窩大汗腺分泌物中的有機物被細菌分解後產生的不飽和脂肪酸所致的一種特殊氣味，因其氣味類似狐狸肛門排出的氣味，故此稱為狐臭。以青年女性多見。狐臭不會給患者健康帶來任何影響，亦不會給肢體活動帶來任何障礙，但其特殊的氣味，不僅讓女性不敢穿短袖、無袖背心，還會使美麗大打折扣，個人魅力喪失殆盡。

目前，很多醫院都有採取口服藥或是局部塗抹抗生素加上止汗劑的方式來治療，但也都是治標，並不能根除。偏方調治，往往沒有副作用，還能由裡而外更治本，在長期的醫療經驗裡，民間也有不少醫治狐臭的古方，大家不妨拿來一試。

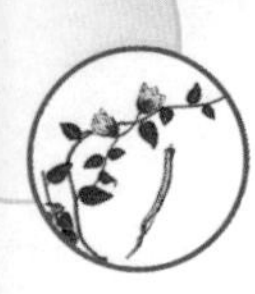

具體作法：

❶取辣椒2～3個，切成小段後放入瓶內，加入10CC2%～5%的碘酊，密封一定時間，用時振搖，以棉球蘸液塗腋窩，每日1～3次，一般7天可癒。

❷取母丁香、藿香、青木香、鉛粉各30克，共研為細粉，以袋盛之夾於腋窩下，每晚1次，持續2週。

❸取辛夷、川芎、細辛、　本、川椒各等份，共研為細末；食醋浸泡，每晚睡前用此液塗腋，次晨洗去，以癒為準。

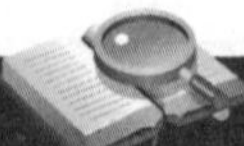

老中醫推薦方

增效經穴方

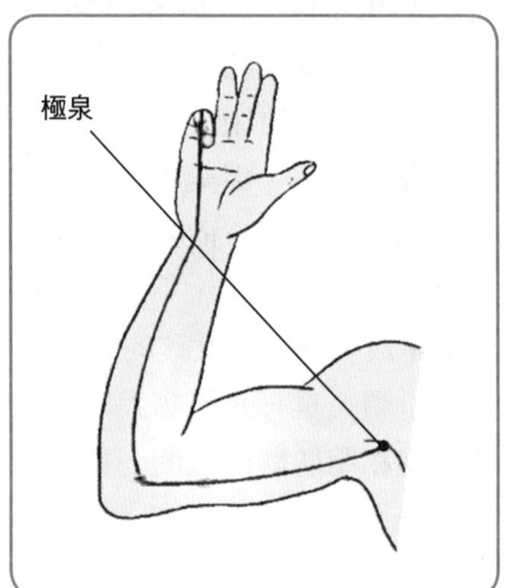

【具體操作】

用中指尖按壓極泉穴，左右各揉1～3分鐘，每日2～3次。

【功效】從經絡的角度採取按摩極泉穴的方式，也能儘快緩解以致最終解除患者的精神負擔。

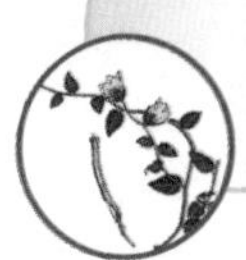

5 打嗝不斷，內關穴出手不簡單

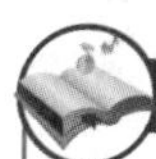

患者小檔案

症狀：打嗝不斷，並伴有呼吸不暢。

應驗小偏方：❶用拇指按壓內關穴，同時用食指按壓外關穴，力道以感到痠痛為限。❷取生八角100克，用兩碗水煎至一碗時，再加些蜂蜜煮沸，調好服用。

前幾天，一患者從進門起就不停地打嗝。「大夫（嗝兒），我今天（嗝兒）中午吃了點涼麵（嗝兒），然後就這樣（嗝兒）打個不停，現在（嗝兒）整個胸部都疼（嗝兒），好難受！（嗝兒）」他一邊打嗝一邊說，我忍不住笑了。站起身給他倒杯熱水，看著他喝了點水，這才稍微好了一點。

打嗝多由三方面原因引起：一是外感風寒，寒熱之氣逆而不順，俗話說是「吃了冷風」而誘發打嗝；二是飲食不當，如飲食不節制、食積不化或過食生冷、過服寒涼藥物，引起氣滯不行，脾胃功能減弱，氣機升降失常使胃氣上逆而誘發打嗝；三是由於進食過急或驚哭之後進食，一時哽噎也可誘發打嗝。如果你在和別人交談時不停地打嗝，你肯定會備感難為情。別著急，這裡有一個應急的方案。

具體作法：拇指按壓內關穴（小臂內側的正中，離腕橫紋兩寸的位置），與拇指對應，同時用食指按壓外關穴（從內關穴穿過胳膊到手臂外側的對應位置，就是外關穴），力道以感到痠痛為限。通常按壓幾分鐘，打嗝一般就會止住。他試著做了一會兒，果然止住了，高興地站起來走了兩圈，說：「太神奇了，這真是太神奇了。」待他冷靜下來，我又看了一下他的舌苔，上面像是積了一層

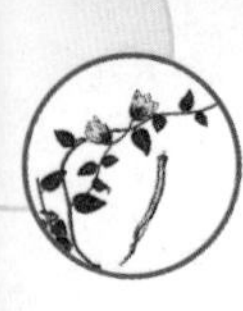

霜，診斷出他可能是因胃受寒而引起了打嗝症狀。於是我就給他推薦了一個偏方。

具體方法：取生八角100克，用兩碗水煎到剩下一碗時，再加些蜂蜜煮沸，調好服用。八角又叫做大茴香，是止嗝的主料，蜂蜜則是作為調味，中和八角的氣味以便下嚥。這個偏方非常適合他這種胃寒型的打嗝症狀。

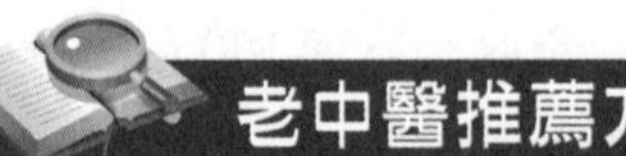

老中醫推薦方

增效經穴方

【具體操作】

患者俯臥位，在背部第7胸椎棘突左右旁開1.5寸處的膈俞穴處，取竹火罐兩個，運用閃火法將火罐分別吸附在該穴位處，留罐10分鐘即可。

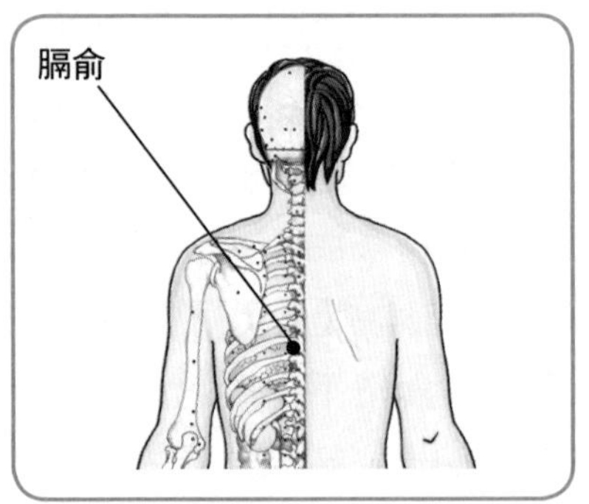

【功效】順氣寬腸，消除打嗝。

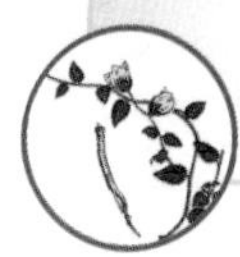

6 快速解酒，讓你不「醉酒」

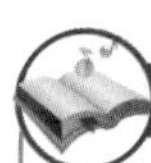

患者小檔案

症狀：酒醉，頭暈眼花，完全失去控制能力。

應驗小偏方：❶用蜂蜜沖溫開水，喝上五、六勺就沒問題了。❷灑數滴綠油精或白花油在熱毛巾上，輕輕擦拭醉酒者的胸背、手肘和太陽穴等處，可明顯減輕其醉意。

有個老朋友，是典型的工作狂。這天因為他剛剛簽了一個大單，喝到大醉才東倒西歪地回家，他老婆連忙打電話向我求教解酒的方法。我叫她用蜂蜜沖溫開水，讓朋友喝上五、六勺就沒問題了。第二天朋友打電話來表示感謝，說按照我的方法解酒效果特別好，以往他醉酒後第二天肯定會頭痛，這次卻沒有這個症狀。我告訴他，很多人認為濃茶解酒，從健康角度來看，這種說法並不正確。茶葉中的茶多酚有一定的保肝作用，喝點淡茶解酒效果不錯，但濃茶中的茶鹼可使血管收縮，血壓上升，反而會加劇頭疼，因此酒醉後最好不能喝濃茶。而用蜂蜜解酒就見效迅速且無健康隱患，因為蜂蜜含有大量的果糖，可以加速乙醇代謝，迅速分解代謝體內的酒精。

如果一時間找不到蜂蜜，那該怎麼辦呢？不用著急，我們們還有另外一個更為簡便實用的方法。材料就更簡單了，只需要喝點優酪乳就行。研究證實，優酪乳能保護胃黏膜、延緩酒精吸收，並且含鈣豐富，對緩解酒後煩躁尤其有效。這裡還有幾則解酒良方，大家不妨參照使用。

具體作法：

❶灑數滴綠油精或白花油在熱毛巾上，輕輕擦拭醉酒者的胸

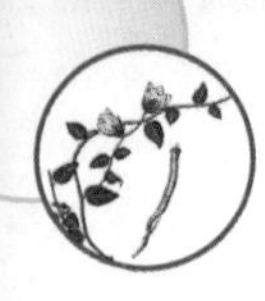

背、手肘和太陽穴等處，可明顯減輕其醉意。

❷將大白菜幫洗淨，切成細絲，加些食醋、白糖，拌勻後醃漬10分鐘後食用，清涼、酸甜又解酒。

❸取芹菜適量洗淨切碎搗爛，用紗布包裹壓榨出汁飲服。可解酒醉後頭痛腦漲、顏面潮紅等症。

❹取馬蹄（荸薺）10個，洗淨搗成泥狀，用紗布包裹壓榨出汁飲服。此法適宜於飲高粱酒等烈性酒致醉者。

回到現實，在男人的世界中，對某些人而言幾乎就是菸酒的世界，出去應酬時吸菸喝酒是不可避免的。改變不了習慣，如果能注意以下細節，就可以最大限度地改變事情的結局。

❶喝酒前，先吃肥肉類、澱粉類食品墊底。

❷喝酒前，大量喝水，再吃一勺低納鹽，少喝碳酸飲料如可樂、汽水等。

❸飲酒時，吃豬肝最好。多吃綠葉蔬菜或者豆製品。

❹飲酒時，多飲用熱湯，尤其用薑絲燉的魚湯最好。

❺飲酒後，吃飯宜慢不宜快。喝多後吐出來。

❻飲酒後，立即吃些甜點心和水果可以保持不醉狀態。

不過，這些方法只能產生一些輔助作用，因為喝進肚子裡的酒90%透過肝臟代謝分解，只有10%左右透過尿或汗排出，也就是說靠這些方法，只能產生10%的解酒作用。

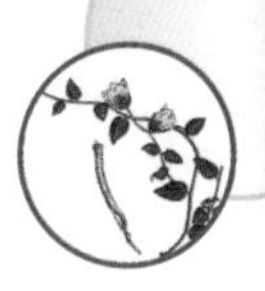

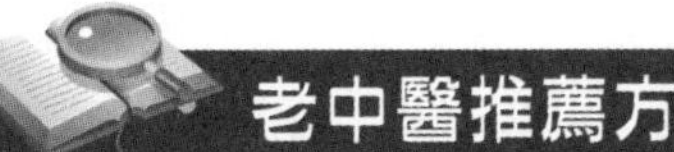

老中醫推薦方

增效經穴方

【具體操作】

一手拇指立起，指尖垂直向下，用力點按另一隻手的內關穴，同時用食指、中指點按手背上相應的外關穴，內外關同時刺激，按摩5分鐘，以痠脹感為宜。

【功效】疏通氣血，止呃逆，緩解酒醉後心胸滿悶、泛酸、噁心想吐的症狀。

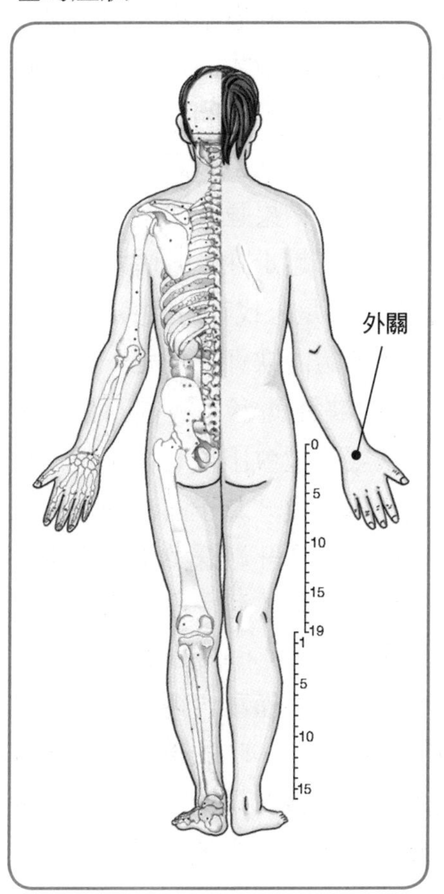

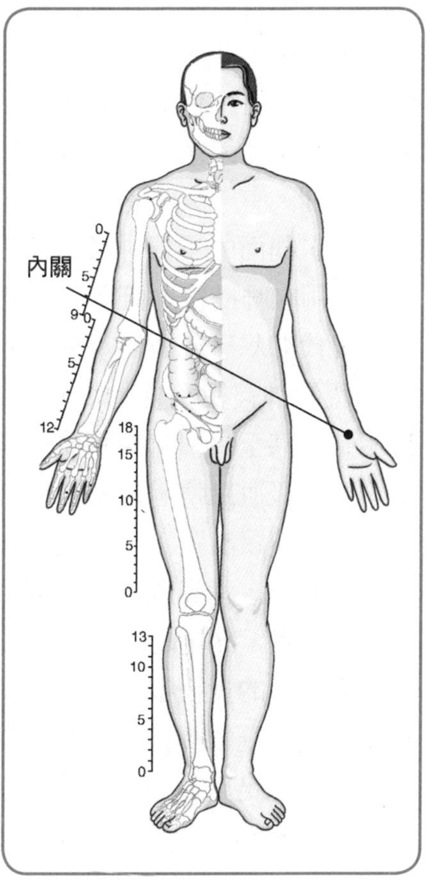

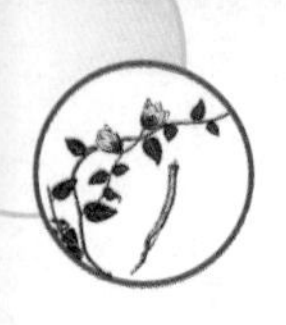

7 趕走疲勞乏力，薄荷泡茶有奇效

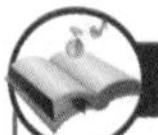

患者小檔案

症狀：疲勞乏力，勞累過度，總想睡覺。

應驗小偏方：❶反覆揉摩中沖穴，或叩打左右眉毛中間處，能提神醒腦，不再睏倦。❷經常用薄荷泡茶，能有效預防精神睏乏。

張先生是一名程式設計員，老闆給他的薪酬還不錯，加上又專業，張先生工作起來很是賣力，經常加班到很晚才回家。也許是長時間睡眠不足，他最近總感覺很睏、很累，特別想躺下睡一覺。起初他以為是勞累過度，就請假休息了幾天，還吃了幾天藥，卻還是疲乏犯睏。有一天，竟然在公車上睡著了，結果睡過了站，背包也被劃開，裡面的手機、錢包都不見了。為了趕走睏意，驅逐疲勞，他只好用咖啡提神，但這也不是長計啊，於是來找我討教良方。

現代醫學研究認為，疲勞易睏預示著體內缺鉀。鉀是一種能維持人體的神經興奮性的微量元素，體內缺鉀就容易精神不振，疲倦犯睏，甚至會引起手腳肌肉無力，嚴重的還會出現心律不整、停跳乃至呼吸肌麻痺等現象。曾經有個貨車司機，為了省汽油沒開空調，加上連續趕路，出了很多汗，在市區遇到紅燈踩煞車時發現自己手腳無力，幸好副駕駛眼明手快，拉了手煞才避免發生事故。到醫院一檢查，發現是低血鉀，需要立即補充鉀水，才能緩解症狀。

富含鉀的食物很多，最典型是橘子。它不僅富含鉀元素，而且橘子味酸，既能提神，又可以開胃。胃口好了，吃的東西多了，鉀就補得更充足了。如果不方便吃橘子，就直接買果汁，如橙汁、葡萄汁等，因為這些果汁裡都含有鉀元素。不過，最值得推崇的方式還是喝杯清涼的薄荷茶，薄荷味辛性涼，有疏風散熱、辟穢解毒的功效，提神效果很不錯。

當然，喝薄荷茶也是很有講究的。下面為大家提供幾則薄荷茶。

具體作法：

❶**菊花薄荷茶**：取薄荷葉5～10片，菊花5克。將菊花與薄荷一起放入茶杯中，加蓋沖泡5～10分鐘即可。

❷**冰糖薄荷茶**：取薄荷葉5～10片，冰糖5克。薄荷葉用冷水洗淨後放到茶杯中，加入熱水200CC，加蓋15～20分鐘直到藥香散出即可，等涼的時候根據個人的喜好加入冰糖，可以使茶的口感提升。

❸**玫瑰薄荷茶**：取薄荷葉5～10片，玫瑰花乾花蕾4～5顆。將乾玫瑰花與薄荷一同放入杯中，加蓋沖泡10～15分鐘，待茶涼後飲用，提神效果更佳。

後來，張先生常用薄荷泡茶，順便還推薦給了同事和朋友們，大家都很認同它的提神效果，說這方子真管用。長時間的疲勞、易睏很容易被忽視，往往預示著體內氣血不足。靠咖啡提神是沒用的，而且常喝咖啡，尤其是夜晚空腹喝它，不僅會消耗體內與神經、肌肉協調有關的維生素B群，還會對胃腸黏膜造成刺激，引起腹痛等不適。

張先生又問道，那疲倦乏力，無法集中精神工作時，該怎麼辦呢？其實，還有一些小動作也可以有大改善。先放下手上的工作，換個舒服的姿勢，反覆揉摩中沖穴（中指尖正中），左右手交替按揉，出現疼痛感時，便可逐漸擺脫瞌睡的糾纏。或者用中指或鉛筆端叩打左右眉毛中間處，連叩2～3分鐘，也有上述效果。

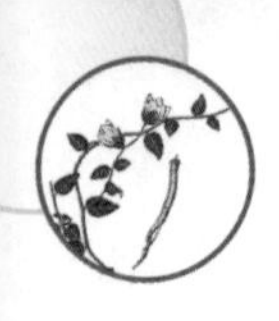

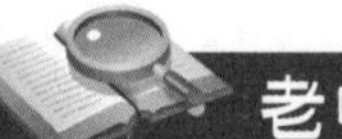

老中醫推薦方

增效食療方

花生紅棗湯

【具體作法】花生60克，紅棗15克。將花生、紅棗放鍋內，加適量水，小火煮至棗熟爛即可。吃花生、紅棗，喝湯。每日1劑。

【功效】健脾補血，養心健腦。對防治神經衰弱和智力減退有較好的效果。

桑葚桂圓糕

【具體作法】鮮熟紅桑葚20克，桂圓肉50克，蘋果200克，冰糖50克，玫瑰蜜餞10克，水適量。先將桑葚、桂圓肉、蘋果洗淨，桑葚搗碎，桂圓肉切成顆粒，蘋果切成丁形小塊，冰糖搗碎；然後置鍋加適量水，加入玫瑰蜜餞與上述各料，用中火煮至桂圓肉熟軟即成。1日食完，連食5日為1療程。

【功效】具有健腦、益智之功效。適用於健忘、易疲人群食用。

魚頭豆腐湯

【具體作法】鯉魚頭1個，豆腐150克，芡實、大白菜各25克，薑、油、鹽各少許，水適量。先將鯉魚頭去鱗、鰓洗淨、切塊；芡實放熱水中浸軟、去皮；薺菜、生薑洗淨，薑刮外皮、切片，大白菜撕成小朵；豆腐洗淨後切成約2公分見方小塊，並加油、鹽調拌，然後置鍋加水，放入魚頭和薑，用旺火煮沸後去除水面上浮沫，加入芡實、豆腐、大白菜，再稍煮片刻至芡實、薺菜熟透即成。

【功效】健腦強身。芡實與豆腐、魚頭一起煮，可增強健腦、滋養效能，對神經衰弱症也有一定的治療作用，很適宜腦力工作者及青少年學生食用。

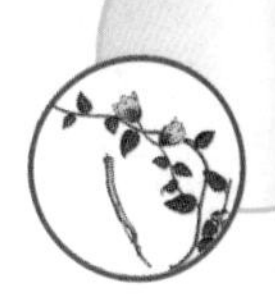

8 落枕不愁，按摩穴位讓你安枕無憂

患者小檔案

症狀：落枕，脖子僵直疼痛，轉動不靈。

應驗小偏方：特效穴按摩法：取天柱、風池、天容、肩井、落枕、外關等穴，先按揉天柱穴、肩井穴各30～50次，力道以脹痛為宜；再捏揉風池穴、天容穴各30～50次，力道適中；掐按手部的落枕穴、外關穴各10～20次，力道以痠痛為佳。

李佳是個孝順的孩子，一大早就帶他母親來看病。原來，他母親是從事財務工作的，臨近月底，需要做的工作很多，壓力大得睡不好，以至於落枕了！這幾天，老感覺頸肩部痠疼僵硬，吃飯或做事的時候也會感到脖子僵直疼痛，轉動不靈，特別難受。

落枕又稱「失枕」，是一種常見病，好發於青壯年，以冬春季多見。落枕的常見發病經過是入睡前並無任何症狀，晨起後卻感到項背部明顯痠痛，頸部活動受限。這說明病起於睡眠之後，與睡枕及睡眠姿勢有密切關係。

落枕雖然不是什麼大的毛病，但它會造成頸項部肌肉痙攣、強直、痠脹、疼痛，脖子扭動困難，給日常生活造成了諸多不便。由於落枕多與勞累過度後，睡眠姿勢欠佳、枕頭高低不適而造成氣血凝滯有關，疏通經絡便成為一種有效的方法。只要能及時、正確地使用療治方法，比如，醋敷法就可以收到立竿見影的較好效果。

具體作法：取食醋100CC，加熱至不燙手為宜，然後用紗布蘸熱醋在頸背痛處熱敷，可用兩塊紗布輪換進行，痛處保持濕熱感，同時活動頸部，每次20分鐘，每日2～3次，兩日內可治癒。

此外，按摩對治療落枕效果也較好，我教李佳一個簡單按摩的

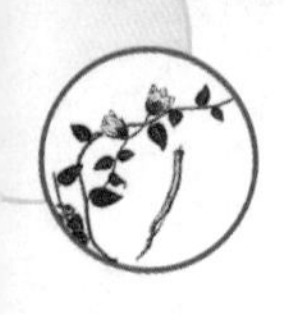

方法——特效穴按摩法。

具體作法：取天柱、風池、天容、肩井、落枕、外關等穴，先按揉天柱穴、肩井穴各30～50次，力道以脹痛為宜；再捏揉風池穴、天容穴各30～50次，力道適中；掐按手部的落枕、外關各10～20次，力道以痠痛為佳。

我擔心李佳找不到穴位，於是就送給他一幅穴位掛圖，並給他標注要按摩的穴位，李佳萬分感謝，說等媽媽的病好了一定登門道謝。

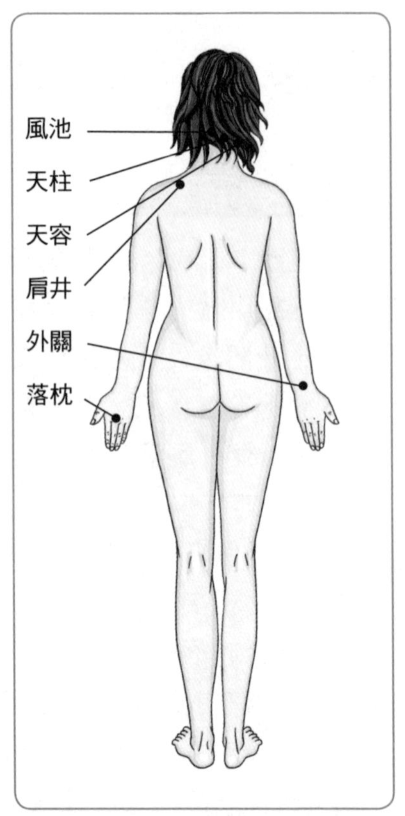

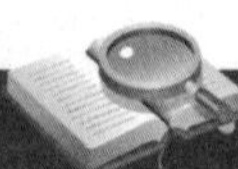

老中醫推薦方

增效經穴方

【具體操作】

❶**火罐法**：用閃火法將罐吸附於大椎、肩井、懸鐘、局部壓痛點（阿是穴）；或用抽氣罐法吸附於上述穴位。

❷**針罐法**：取大椎、肩井、天宗、崑崙、阿是穴，局部常規消毒後，用毫針針刺，起針後，局部再拔火罐。

❸**刺絡拔罐法**：取阿是穴，局部常規消毒後，用皮膚針叩刺至微滲血，立即用閃火法拔罐。

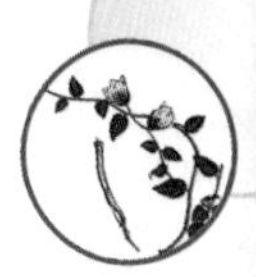

【功效】舒筋活血。緩解落枕引起的脖子僵硬、疼痛。

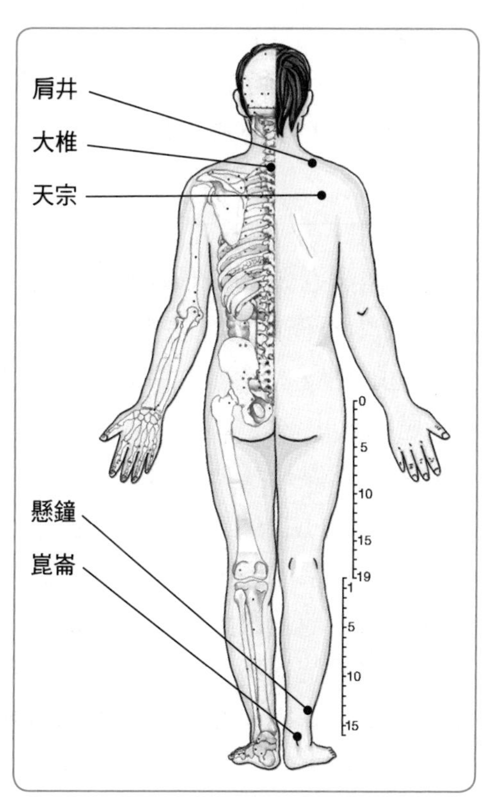

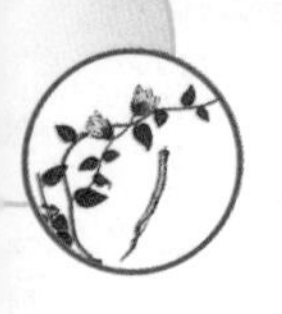

9 早晚喝茶，不失眠讓你睡得香

患者小檔案

症狀：失眠，睡眠淺，入睡困難。

應驗小偏方：❶早上喝普通的紅茶，晚上喝枸杞茶或酸棗仁茶。❷晚飯後或臨睡前，生吃兩瓣大蒜，對失眠治療效果也不錯。

基本上每個人都曾經歷過失眠，想睡卻睡不著，在床上輾轉反側的滋味著實讓人難受！不僅如此，失眠對健康的影響也不容忽視。長期睡眠不足或睡眠品質太差，大腦的疲勞難以恢復，其機能就會受到嚴重影響，聰明人也會變糊塗。

這裡說說一個故事。李傑是我一個朋友的孩子，從小就聰明伶俐，讀書成績非常好。我這朋友是做服裝生意的，和妻子關係不是很好，經常為一些小事吵架，懂事的李傑唯有躲開，但常私下偷偷掉眼淚。後來，李傑去外地上了大學，以為遠離了怒罵聲，自己會心裡平靜些。然而，讓他始料不及的是，他居然漸漸開始失眠。起初只是入睡困難，後來漸漸出現夢多，睡眠品質差，每天只能睡三、四個鐘頭。他去醫院開了一些幫助睡眠的藥物，但他對藥物很敏感，一吃，藥物的副作用就顯現出來了，只好停掉。

趁著放暑假，他找到我，看看有沒有什麼方法能幫他。我想了一下，告訴他一個很簡單的偏方：喝茶。在中醫學上，喝茶應該歸入食膳之類。茶葉能提神醒腦，其所含的生物活性物質咖啡因能興奮高級神經中樞，使人精神振作，思想活躍，消除疲勞，所以對失眠者白天精神委靡、昏昏欲睡的狀況有調整作用。

當然，喝茶治失眠是有講究的，早上喝晚上喝作用各不相同。

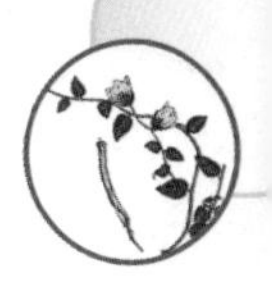

早上要喝普通的紅茶，這確實是有興奮作用的，目的是提神醒腦，這樣白天精神足一些；晚上要喝枸杞茶或酸棗仁茶。

具體作法：

❶枸杞茶：用枸杞15克，加柏子仁15克、五味子10克，開水沖泡，加蓋悶5分鐘即成。前文對枸杞的功效已有了解，這裡說說五味子、柏子仁，這兩味藥都是中醫裡經典的寧心安神、安眠鎮靜類藥物，普通藥店就能買到，三者合用，有養心氣、潤腎燥、安魂定魄之效，適宜心血不足、心神失養的神經衰弱及失眠之人服用。

❷酸棗仁茶：也很簡單，將酸棗仁炒熟後研成粉末，每晚臨睡前取10克用開水沖服。連續服用3～5天，即可見效。

除了喝茶外，每天晚飯後或臨睡前，生吃兩瓣大蒜也能使人恢復正常睡眠。如果不習慣生吃大蒜，可把蒜切成小碎塊，用水沖服。

我還告訴李傑，保持心情樂觀很重要，空閒時間不妨多找朋友聊天、運動，他回去後用我說的方法持續治療了一段時間，果然每日晚上都睡得很好。衷心希望李傑能儘快調理過來，恢復年輕人該有的青春活力。

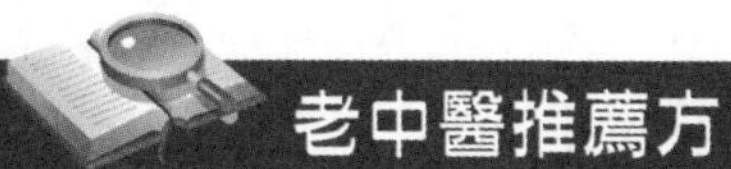

老中醫推薦方

增效經穴方

【具體操作】

❶取穴：脾俞、心俞、神門、三陰交、太溪、行間、氣海、足三里。多夢者加灸魄戶；健忘者加灸志室、百會。暈眩者加灸風池。

❷灸法：用艾條溫和灸。每次取2～4穴，各灸5～15分鐘，每日臨睡前1～2小時灸1次，5～7次為1個療程；用艾炷隔薑灸。每次取

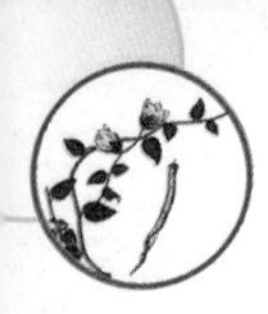

3～5個穴位，各灸5～10壯，每日或隔日臨睡前1～2小時灸1次，5次為1個療程；用溫針灸。每次取2～4穴，各灸2～3壯（或5～10分鐘），每日臨睡前1～2小時灸1次，7次為1療程（每療程間隔3日後再進行下一療程）。適用於各類失眠。

【功效】益氣養陰，補心安神，緩解失眠。

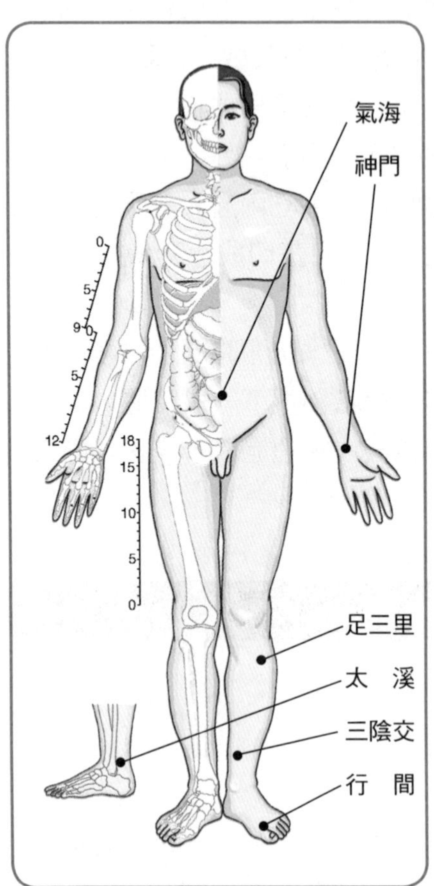

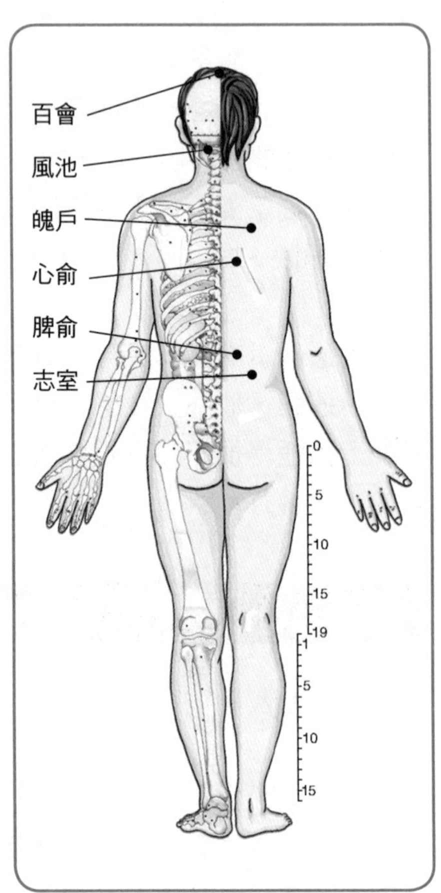

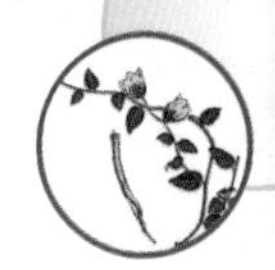

10 迎風流淚，內服外用效果好

患者小檔案

症狀：迎風流淚。

應驗小偏方：❶取槐實（即槐角，是豆科落葉喬木槐樹的成熟果實。中藥店有售）6～12克，用水煎服，一天2次，一次500克為佳。同時，取10克鹽溶於1000CC水中，製成淡鹽水，使鹽水滲入眼睛，一日3次，一次約為5分鐘。持續一週左右即可痊癒。❷取蘋果皮10克，白糖15克。將蘋果皮加白糖入鍋，再加入水一起煎煮，直到蘋果皮完全舒展即成。常溫後飲用，每日早晚各1次。一週即可見效。

小凡是一名體育特優生，長得既陽光帥氣又高大強壯。他媽媽帶他來診所看病時，我還納悶這孩子會有什麼病。小凡媽媽說，小凡的學校要舉辦運動會，擅長體育的他自然參加，可是他有個毛病，每當頂著風衝刺，眼淚像打開閘的洪水一樣，充滿了整個眼眶，連視線都模糊了，這種情況在寒冷的冬季表現尤為明顯。同學們知道了，都調侃他「風流眼」，給小凡造成很大的心理壓力。

我告訴小凡，迎風流淚算不得是很嚴重的病症，它只是淚腺對寒冷刺激所產生的一種保護性生理反應，不必過於擔憂。大家都知道，眼睛受到冷空氣的刺激，淚腺分泌功能就會增強，便分泌出較多的淚液。同時，淚小管遇到冷風刺激，眼部的括約肌發生痙攣性收縮，這樣，本來就比較細的淚小管，就不能把過多的淚液馬上排出去，便出現了流淚現象。

針對小凡的實際情況，我給他列了兩個偏方來治療。

具體作法：

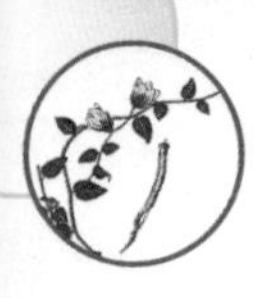

❶**洗眼法**。取槐實（即槐角）6～12克，用水煎服，一天2次，一次500CC為佳。同時，取10克鹽溶於1000CC水中，製成淡鹽水，使鹽水滲入眼睛，一日3次，一次約為5分鐘。持續一週左右即可痊癒。

❷**蘋果皮法**。取蘋果皮10克，白糖15克。將蘋果皮加白糖入鍋，再加入水一起煎煮，直到蘋果皮完全舒展即成。常溫後飲用，每日早晚各1次。一週即可見效。蘋果皮中含有豐富的抗氧化成分及生物活性物質，對迎風流淚極為有效。

剛開始，他打電話來說，採用第一種方法，眼睛紅腫疼痛。我告訴他那是正常的反應，每次洗完了用清水沖一下，睡覺前用濕潤的淡鹽水毛巾覆蓋在眼睛上約5分鐘效果會更好。一週後，他迎風流淚的症狀就消失了。

老中醫推薦方

增效經穴方

【具體操作】用手按揉承泣穴，此穴在下眼眶的邊緣上，持續每天按壓30～50次，效果非常明顯，如再配合四白穴，效果更好。

【功效】疏通血脈，抑制眼淚。

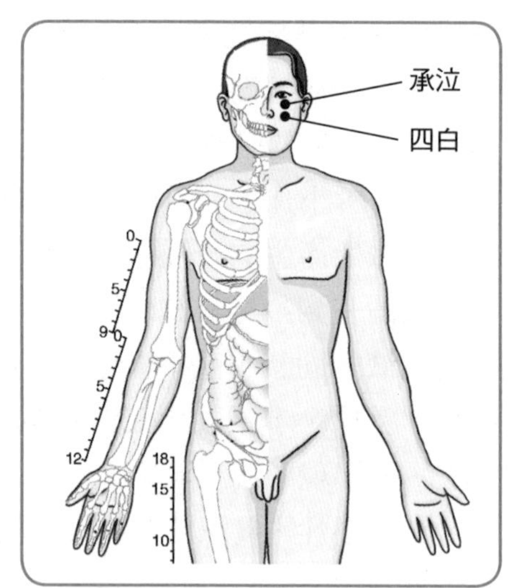

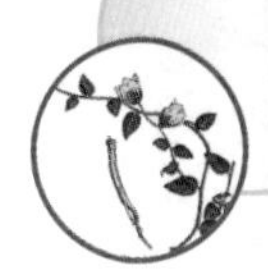

11 暈車暈船，生薑貼臍就不怕

患者小檔案

症狀：暈車、暈船。

應驗小偏方：❶每次坐車前半小時，先用溫水洗乾淨肚臍周圍的皮膚，然後取新鮮生薑1片，貼於肚臍，用傷濕止痛膏貼好。❷將傷濕止痛膏貼在內關穴上，用手指輕輕揉摩穴位，對於治療暈車症也是非常有效的。

在鋼筋水泥築就的城市森林中，人們對於自然有了回歸的強烈願望，在商業氣息隨處可聞的時空裡，人們開始渴望自己的心路歷程回歸到那些人文精神的正軌。所以，遊走名山大川、飽覽人文風光，成為了許多富足人士的首選。可是有這樣的人，一坐車、坐船就暈，如果沒帶暈車藥，一路上總能吐得七葷八素的，讓人頗為難堪。張嵐就屬於這類人，熱愛旅遊，但對暈車藥有了抗藥性，在車上還是難受得不行。她不得已來到我這裡訴苦，請我幫忙。

暈船往往是由於湧浪引起船體顛簸，使人體前庭平衡器官受到異常刺激而產生的植物性神經反應的症狀和體徵，暈車也類似。暈船暈車是由於腦部在環境中收到錯誤的資訊所致。唐諾波斯基博士指出，為了使身體平衡，我們的感覺器官不斷地蒐集外界的資訊，並送到內耳。就好比是我們經常使用的電腦一般，內耳會組織這些資訊，進而輸送至大腦。當我們的平衡系統發現內耳所接收到的信息與眼睛所接收到的有出入時，便會發生暈車、暈船或暈機。

根據張嵐的情況，我給她推薦了一個治療偏方。

具體作法：每次坐車上船前半小時，先用溫水洗乾淨肚臍周圍的皮膚，然後取新鮮生薑1片貼於肚臍，用傷濕止痛膏蓋貼好，這樣

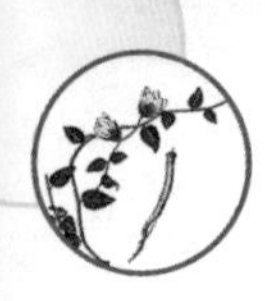

提前做好準備，坐車時一般就不會再暈車了。為什麼要貼在肚臍眼處呢？這是有講究的。在中醫學中，肚臍又名神闕，它與脾胃有緊密的聯繫，其經脈與任脈、督脈相關聯，因此敷臍療法是中醫常用的一種止嘔方法。

此外，將傷濕止痛膏貼在內關穴上，用手指輕輕揉摩穴位，對於治療暈車症也是非常有效的。

老中醫推薦方

增效經穴方

【具體操作】用手中指按揉百會穴、肝俞穴各50次，力道稍重，以痠痛感為宜；再按揉足竅陰穴、神門穴、內關穴和築賓穴、三陰交穴各50～100次，力道以痠痛為宜；揉搓手心50次，力道稍重，以有氣感為宜。

【功效】溫胃健脾，補氣養血。緩解頭暈、噁心等暈車、船症狀。

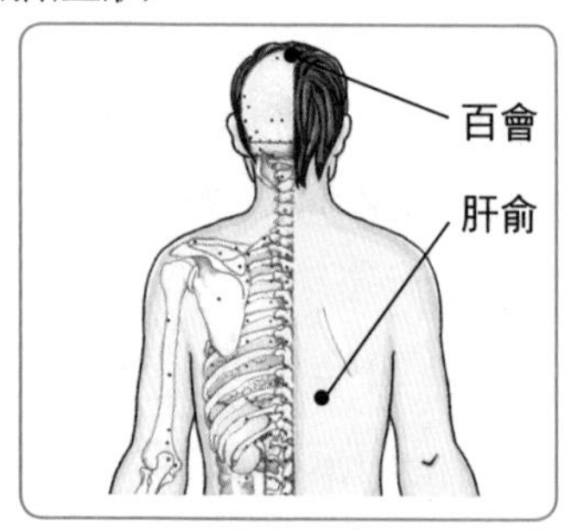

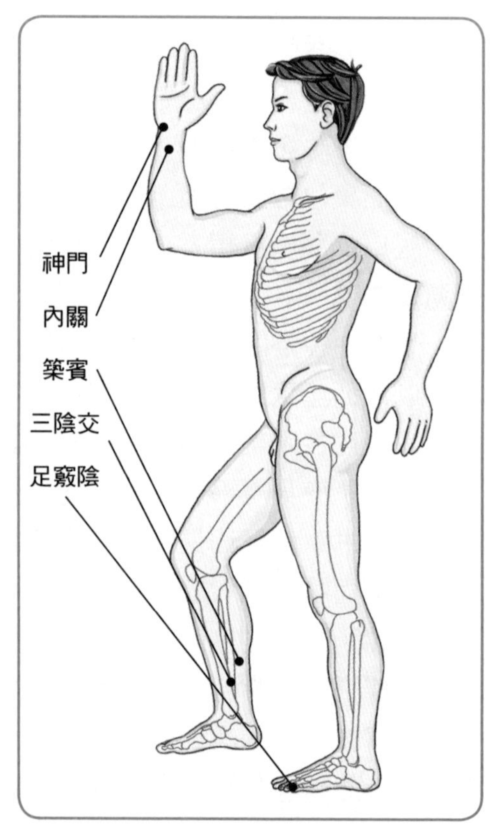

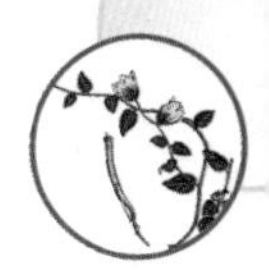

12 肥胖是病源，疏通經絡最有效

患者小檔案

症狀：減肥，去油，減少脂肪。

應驗小偏方：❶先敲敲肝經，肝經在腿部的內側，敲擊它可以先讓自己的心情好起來。然後，再對脾俞、胃俞、氣海、中脘、足三里、豐隆等穴位進行按摩、針刺或者艾灸。❷取玫瑰花、茉莉花、川芎、荷葉等，製成茶包，每次1包，放置茶杯內，用80～100℃開水沖泡（不要放在保溫杯內，杯中溫度不宜過高過長），飲2～3次，最好在晚上飲。

在流行骨感美的今天，「肥胖」成了女人所厭惡的一個詞語，也因此，「我胖不胖啊」幾乎是每個女人面對穿衣鏡時都要反覆詰問自己的問題。想要更瘦、更美的想法固然沒錯，但如果一味地追求身體苗條，選用錯誤的減肥方式，則可能適得其反，甚至對身體造成傷害。

我侄女有一個朋友叫貝貝，別人對她的評價都是「面容姣好，身材勻稱」，可她總感覺自己太胖了。一個月前，貝貝開始採用「節食+藥物」的方法減肥，較為「成功」地減掉了5公斤，可減肥成功的她越來越覺得腰痛，有時晚上還痛得無法入眠。侄女得知她的情況，趕緊帶她來找我。

我告訴貝貝，肥胖是因為皮下脂肪細胞內和內臟周圍積蓄了過多的中性脂肪。這種中性脂肪是由多餘的醣類、脂質、蛋白質轉化而來的，它們可作為身體的儲備能量，在一定條件下為人體供能，也有可能作為脂肪堆積下來，導致脂肪。而「節食＋藥物」的減肥方式，會打亂正常的飲食結構與飲食平衡，身體為了最大限度地保

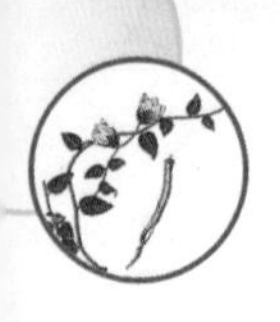

護自己，只好無奈地動用自身的存儲，時間長了，就會腸胃不適、營養不良了。因此，愛美人士應在專業人士的指導下，選擇正確健康的瘦身方式，不能在獲得美麗的同時忽略了自身的健康。要想減得舒心，減得健康，在很多時候不是吃與不吃的問題，更多是一個吃什麼的問題。

具體作法：配合飲用花茶，減肥效果更佳。取玫瑰花、茉莉花、川芎、荷葉等，製成茶包，每次1包，放置茶杯內，用80～100℃開水沖泡（不要放在保溫杯內，杯中溫度不宜過高過長），飲2～3次，最好在晚上飲，有寬胸利氣、祛痰逐飲、利水消腫之效。如減肥效果不顯，可早、晚各飲1包。

此外，肥胖不是一個簡單的飲食問題，還跟情緒有關。所以，面對你認為的肥胖，最好的辦法就是先別在意它，先處理好自己的情緒。日常生活中，要注意運動，生活規律，保證良好的睡眠，心情不好時，可找親近的人訴說，注意情緒調適。

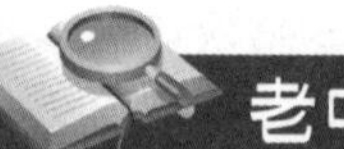

老中醫推薦方

增效經穴方

【具體操作】

❶以一手或雙手疊加，用掌面在兩側腰部上下來回按揉2分鐘，然後用雙手掌根對置於腰部脊柱兩側，餘四指附於腰際，掌根向外分推腋中線，反覆操作2分鐘。再取坐位，兩手中指按於腎俞穴，用力按揉30～50次；再將雙手掌疊加，有節律地用掌根按壓命門穴、腰陽關穴各30次，以痠脹感為宜。

❷屈肘，以一肘尖著力於一側腰部的腰眼穴，由輕而重地持續壓腰眼30次，然後壓對側腰眼穴，以痠脹感為宜。

❸將雙手拇指指腹按揉氣海俞穴、大腸俞穴、關元俞穴和次

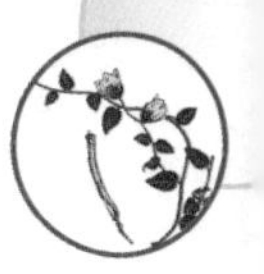

髎穴各30～50次，再將五指併攏，掌心虛空，以單掌拍打腰部和尾骶部1分鐘。

【功效】舒筋活血，燃燒身體多餘脂肪，緩解腰部疼痛。

注：右圖，除命門、腰陽關，餘穴皆左右各一穴。

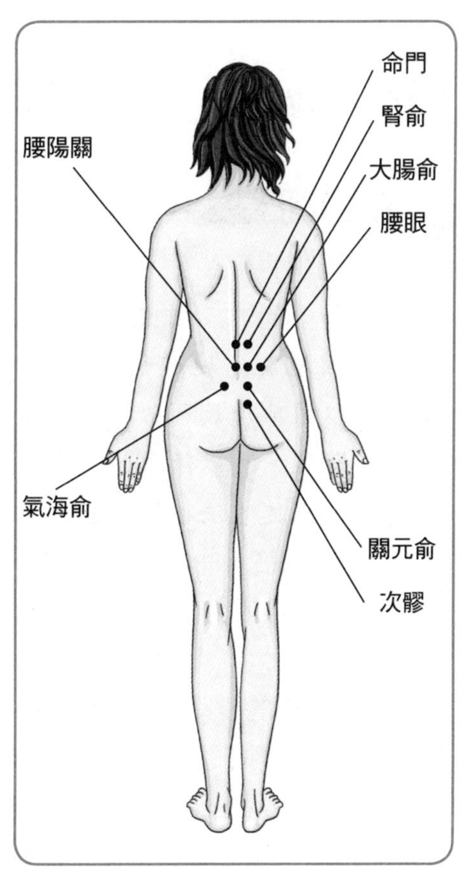

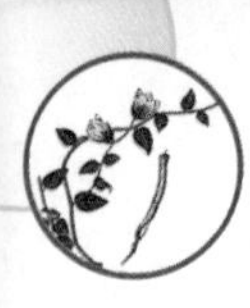

13 無厭於日，適當出汗防中暑

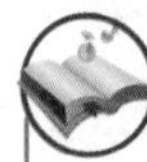

患者小檔案

症狀：中暑。

應驗小偏方：首先，要迅速將中暑者抬到陰涼、通風的地方，並因地制宜地進行降溫，將其衣褲鬆解，用冷水毛巾敷頭部，可以用冰塊敷頭、腋下、大腿根部位。必要時把患者浸浴在冷水中降溫。可以飲水的患者，要多飲涼鹽水或清涼飲料。輕型中暑者經上述方法很快就能恢復。中暑較重的患者，除上述方法外，還可以掐人中（上嘴唇溝的上三分之一與下三分之一交界處，為急救昏厥要穴）。

烈日炎炎的夏季，我們多少少了一些精氣神，難怪宋代詩人王令在《暑旱苦熱》這樣寫：「清風無力屠得熱，落日著翹飛上山；人困已懼江海竭，天豈不惜河漢乾。」正是因為酷熱難耐，很多人會像高先生一樣，體力不支，熱得中暑倒地。

高先生是一名記者，經常出去採訪，加班趕稿子更是常態，已經處於亞健康狀態。有一次，社裡急需一篇關於賽艇會的稿子，叫他約一位參賽者在湖邊採訪。等他趕赴約會地點時，才發現比預定時間早了一個小時，於是就在四周閒逛，以打發時間。那天氣溫很高，很快他就汗流浹背、體力不支中暑了。幸虧有路人經過，將他送到醫院。其實，日常掌握一些防暑偏方，也能派上用場。

具體作法：首先，要迅速將中暑者抬到陰涼、通風的地方，並因地制宜地進行降溫，將其衣褲松解，用冷水毛巾敷頭部，可以用冰塊敷頭、腋下、大腿根部位。必要時把患者浸浴在冷水中降溫。可以飲水的患者，要多飲涼淡鹽水或清涼飲料。輕型中暑者經上述

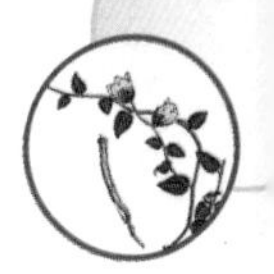

方法很快就能恢復。

中暑較重的患者，除上述方法外，還可以掐人中（上嘴唇溝的上1/3與下1/3交界處，為急救昏厥要穴）。對這一急救方法要特別說明的是，掐，絕對不是用指甲去扎，而是用拇指的指腹去推。昏迷患者還可以針刺水溝、合谷等穴位。經上述搶救處理後轉送醫院輸液及進行其他方法治療。

溫馨提醒

夏季防暑需注意五個方面：日光浴不能「久晒」；防紫外線的傘要常撐；中午強光（特別是中午11點～下午3點）要常避；淺色吸汗衣服要常穿；清淡飲料要常喝。

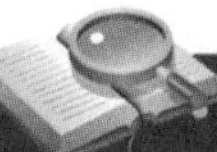

老中醫推薦方

增效食療方

蘆根麥冬消暑湯

【具體作法】鮮蘆根100克（乾品30克），麥冬20克，將上述食材一同放入砂鍋中煎湯，代茶飲。

【功效】清熱消暑。對夏日炎炎人體大量出汗所造成頭暈、牙周炎和胃腸病等有良好的治療作用。

白玉水果霜淇淋

【具體作法】糯米粉100克，水50CC，霜淇淋1個，西瓜、哈密瓜（挖球狀）各數粒，奇異果丁少許，蜜豆、黑糖汁各適量。將糯米粉與水混合揉勻，分成10個劑子，搓圓，入滾水中煮熟，取出泡冰水冷卻後，撈出瀝乾，即成湯圓。容器中擺入西瓜球、哈密瓜球、

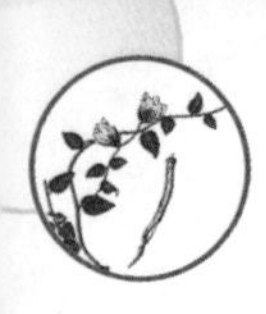

奇異果丁、蜜豆及湯圓，再舀入霜淇淋，淋上黑糖汁即可。

【功效】清涼解暑，潤肺止渴，在炎熱季節備受人們所青睞。

增效經穴方

【具體操作】

❶取大椎、曲池、神闕、氣海、關元，採用艾條溫和灸法，每穴灸3～5分鐘，或採用艾炷隔鹽灸法，每穴灸3～5壯，壯數不限，以甦醒為準。神闕穴、氣海穴、關元穴也可採用艾炷隔薑灸法，施灸前，用溫水擦拭身體，然後再施灸，灸至症狀緩解，甦醒為止。

❷取大椎、曲池、合谷、內關、神闕、足三里，採用艾炷隔鹽灸法，在神闕穴上灸5～7壯，其他穴位灸5～7壯，或採用艾條溫和灸法，每穴灸10～15分鐘。

【功效】開竅醒神，泄熱祛暑，緩解因中暑導致昏迷、頭暈、心悸等不適症狀。

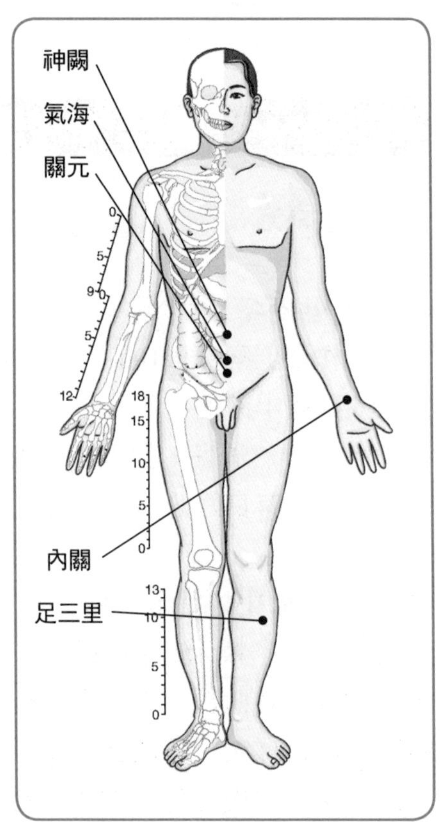

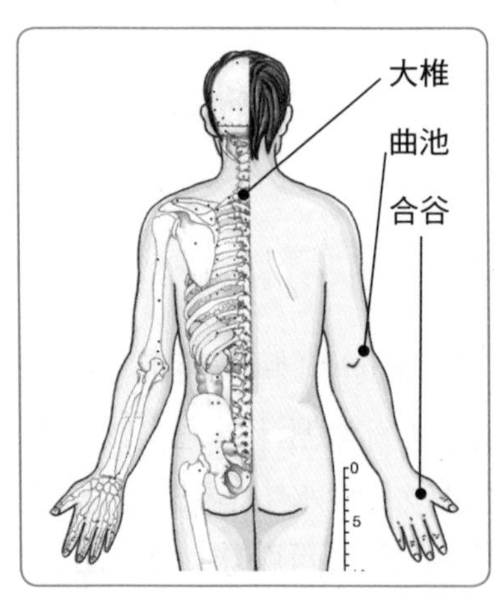

健康養生小百科好書推薦

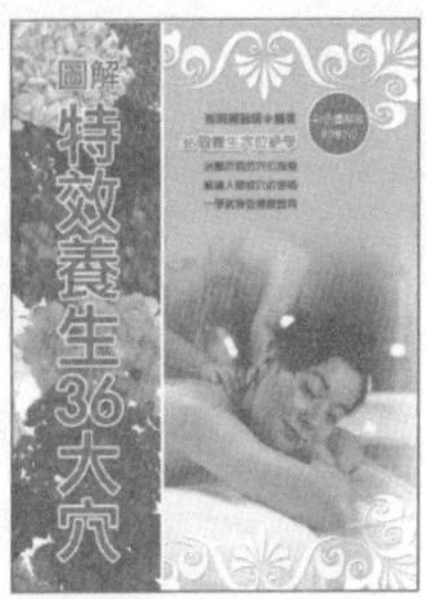

圖解特效養生36大穴
NT：300（附DVD）

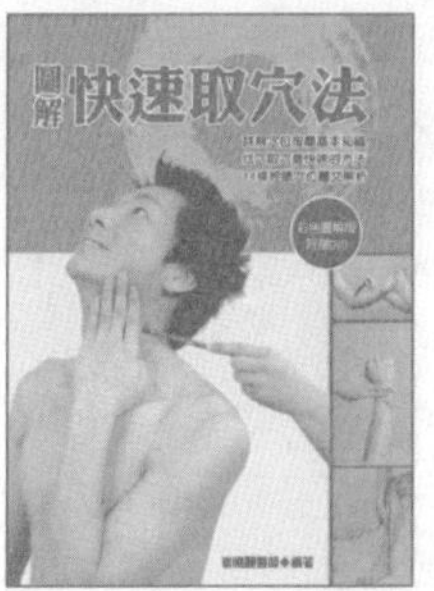

圖解快速取穴法
NT：300（附DVD）

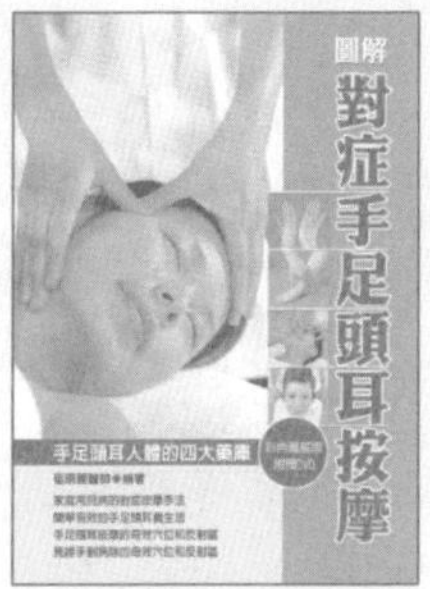

圖解對症手足頭耳按摩
NT：300（附DVD）

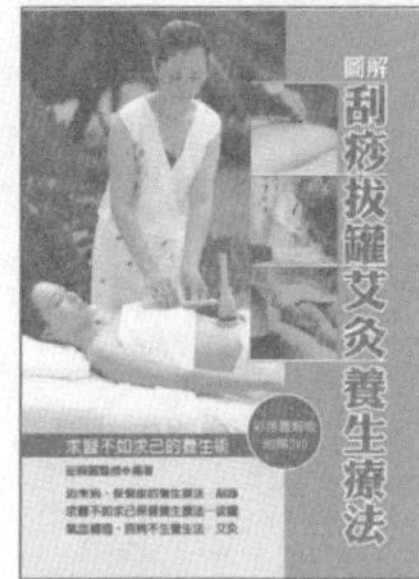

圖解刮痧拔罐艾灸
養生療法
NT：300（附DVD）

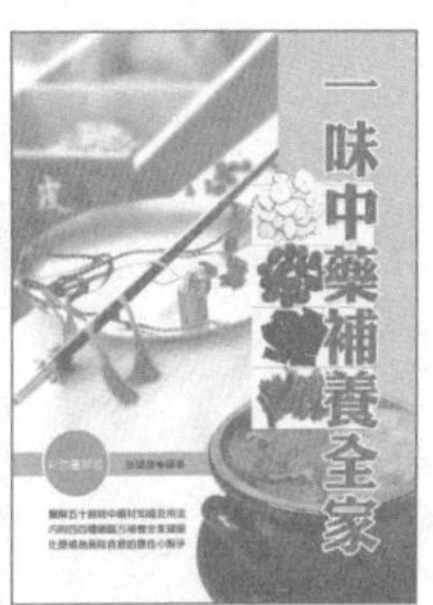

一味中藥補養全家
NT：280

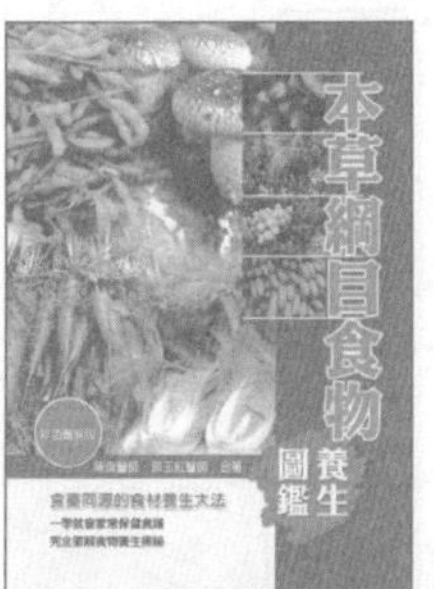

本草綱目食物養生圖鑑
NT：300

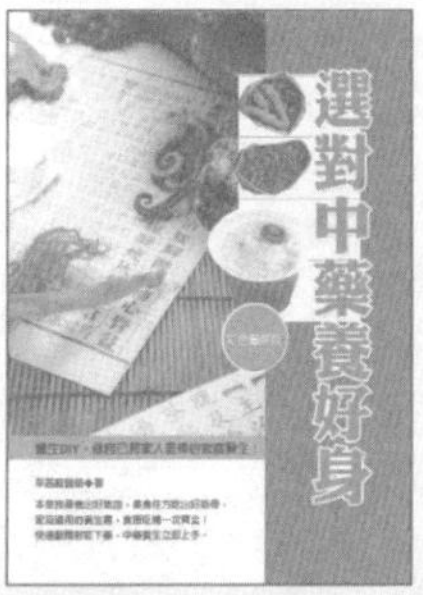

選對中藥養好身
NT：300

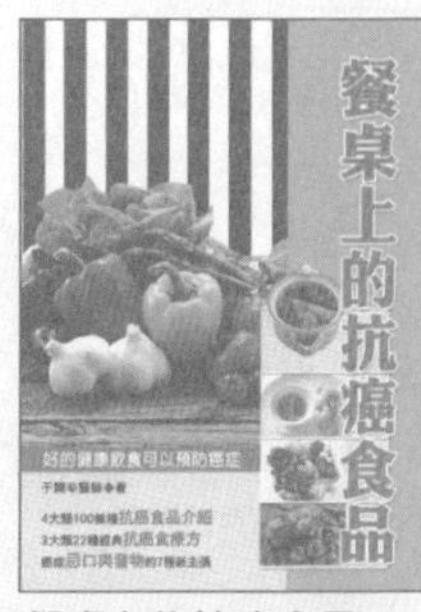

餐桌上的抗癌食品
NT：280

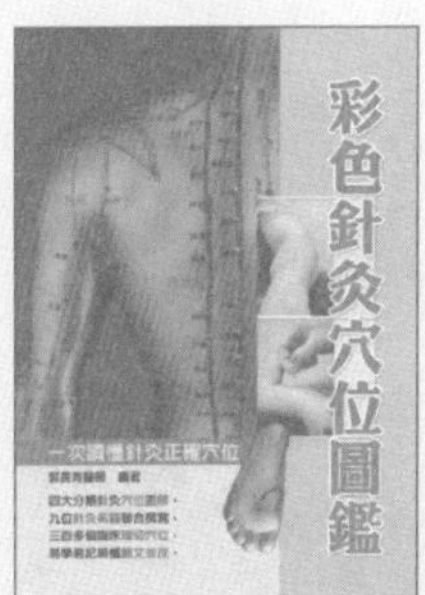

彩色針灸穴位圖鑑
NT：280

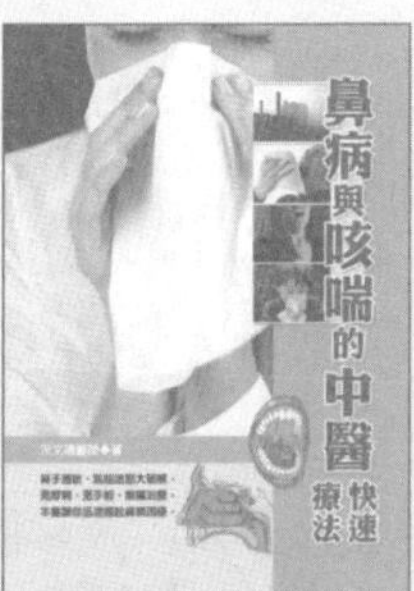

鼻病與咳喘的中醫
快速療法
NT：300

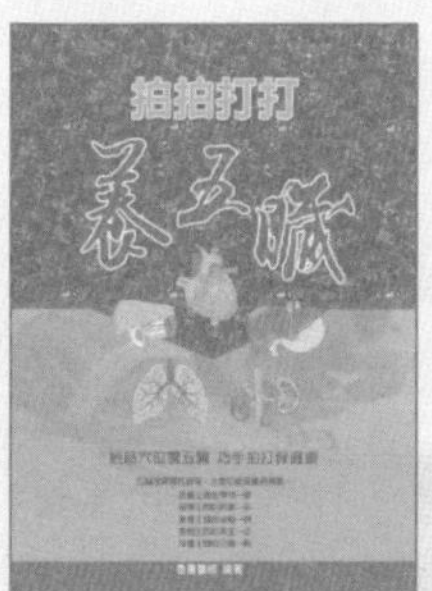

拍拍打打養五臟
NT：300

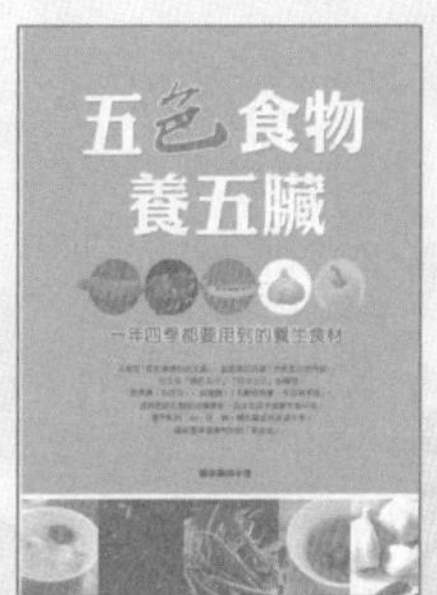

五色食物養五臟
NT：280

心理勵志小百科好書推薦

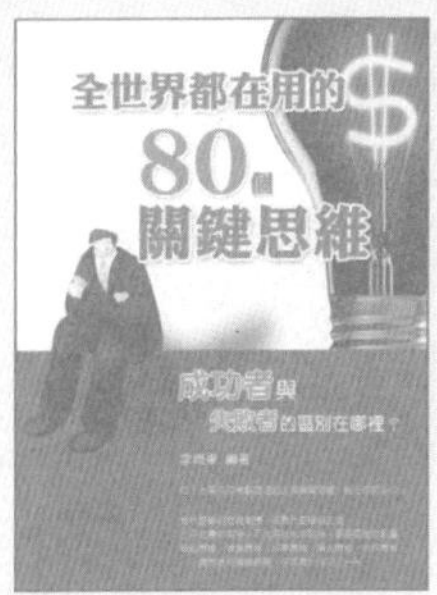

全世界都在用的80個
關鍵思維NT：280

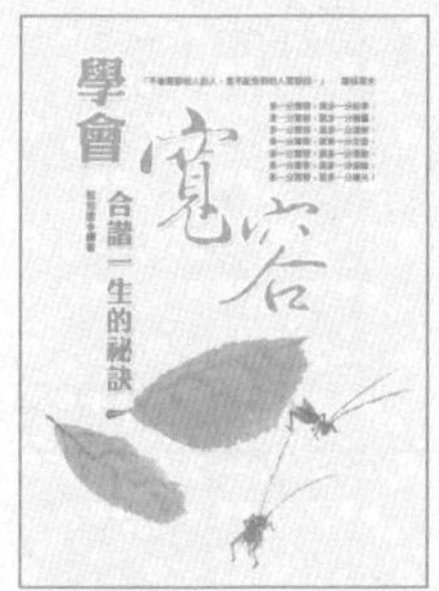

學會寬容
NT：280

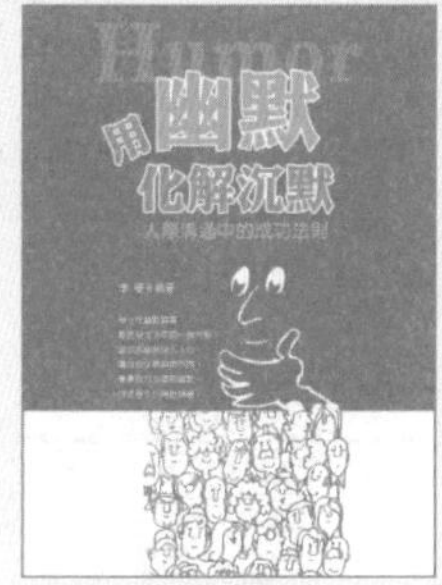

用幽默化解沉默
NT：280

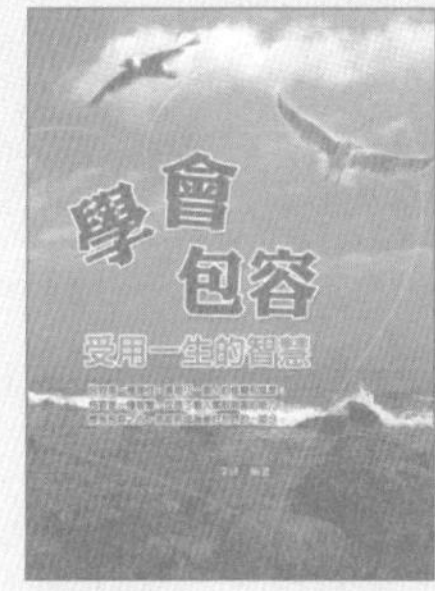

學會包容
NT：280

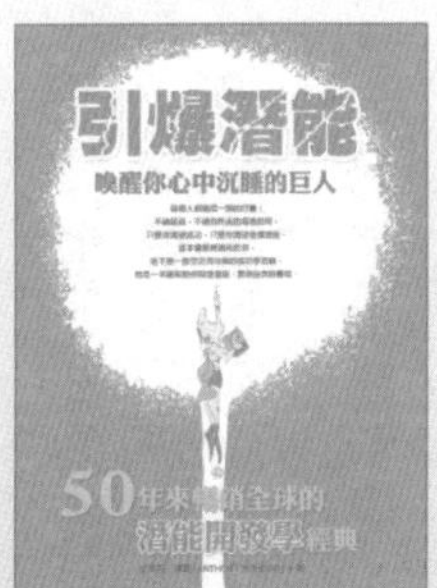

引爆潛能
NT：280

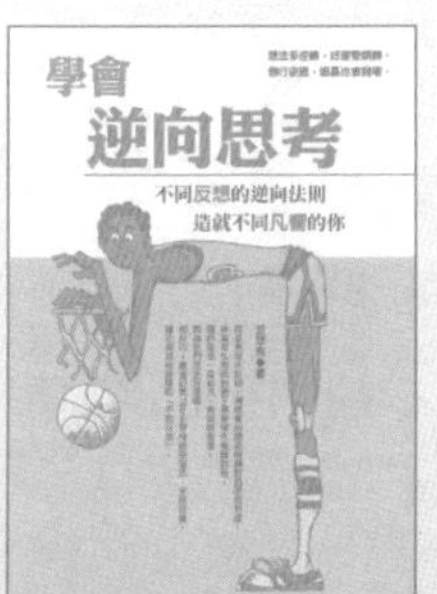

學會逆向思考
NT：280

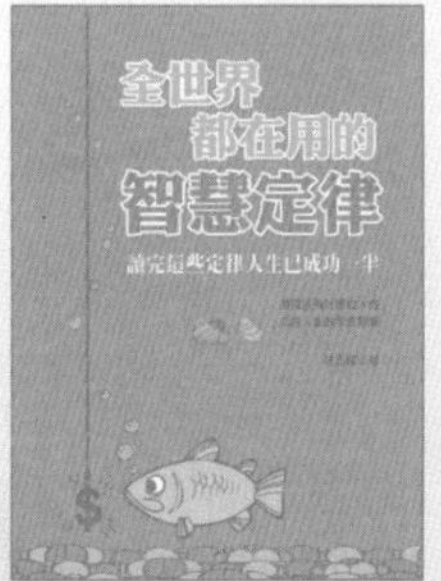

全世界都在用的智慧
定律 NT：300

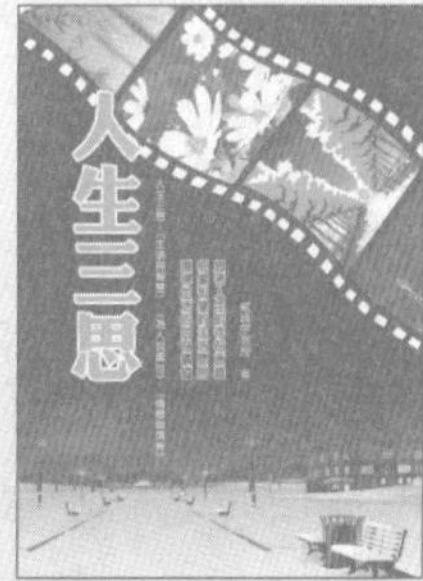

人生三思
NT：270

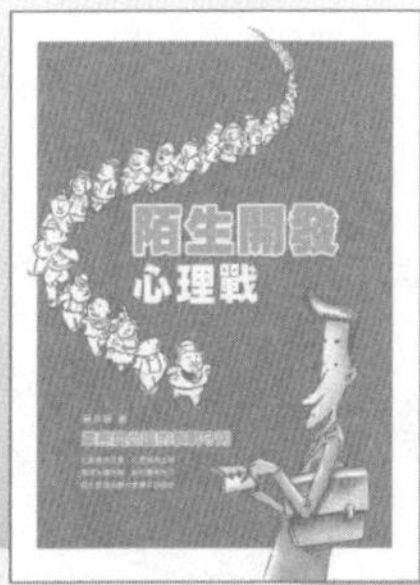

陌生開發心理戰
NT：270

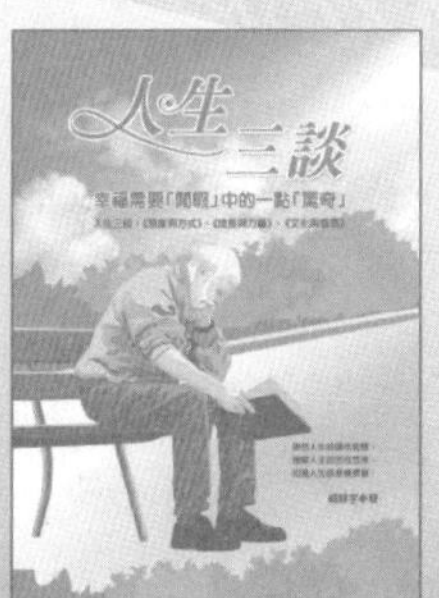

人生三談
NT：270

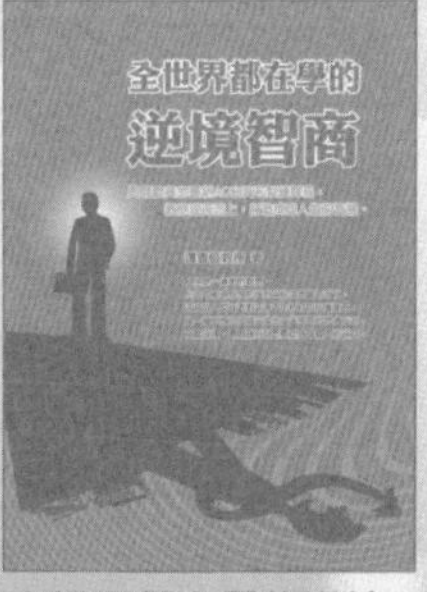

全世界都在學的逆境
智商NT：280

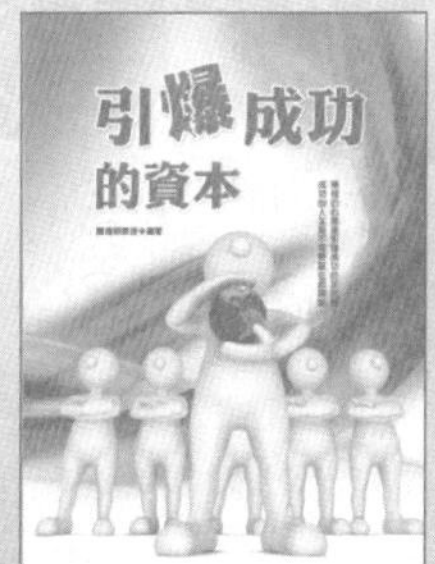

引爆成功的資本
NT：280

國家圖書館出版品預行編目資料

很小很小的小偏方：常見病一掃而光 / 土曉明作.
-- 初版. -- 新北市：華志文化, 2015.04
面；　公分. --（健康養生小百科；32）

ISBN 978-986-5636-15-9（平裝）

1. 偏方

414.65　　104002832

華志文化事業有限公司

系列／健康養生小百科 0 3 2

書名／很小很小的小偏方：常見病一掃而光

作　者　土曉明醫師
執行編輯　林雅婷
美術編輯　簡郁庭
封面設計　黃雲華
文字校對　陳麗鳳
企劃執行　康敏才
總 編 輯　黃志中
社　長　楊凱翔
出 版 者　華志文化事業有限公司
電子信箱　huachihbook@yahoo.com.tw
地　址　116 台北市興隆路四段九十六巷三弄六號四樓
電　話　02-22341779
印製排版　辰皓國際出版製作有限公司

總經銷商　旭昇圖書有限公司
地　址　235 新北市中和區中山路二段三五二號二樓
電　話　02-22451480
傳　真　02-22451479
郵政劃撥　戶名：旭昇圖書有限公司（帳號：12935041）

出版日期　西元二〇一五年四月初版第一刷
售　價　二六〇元

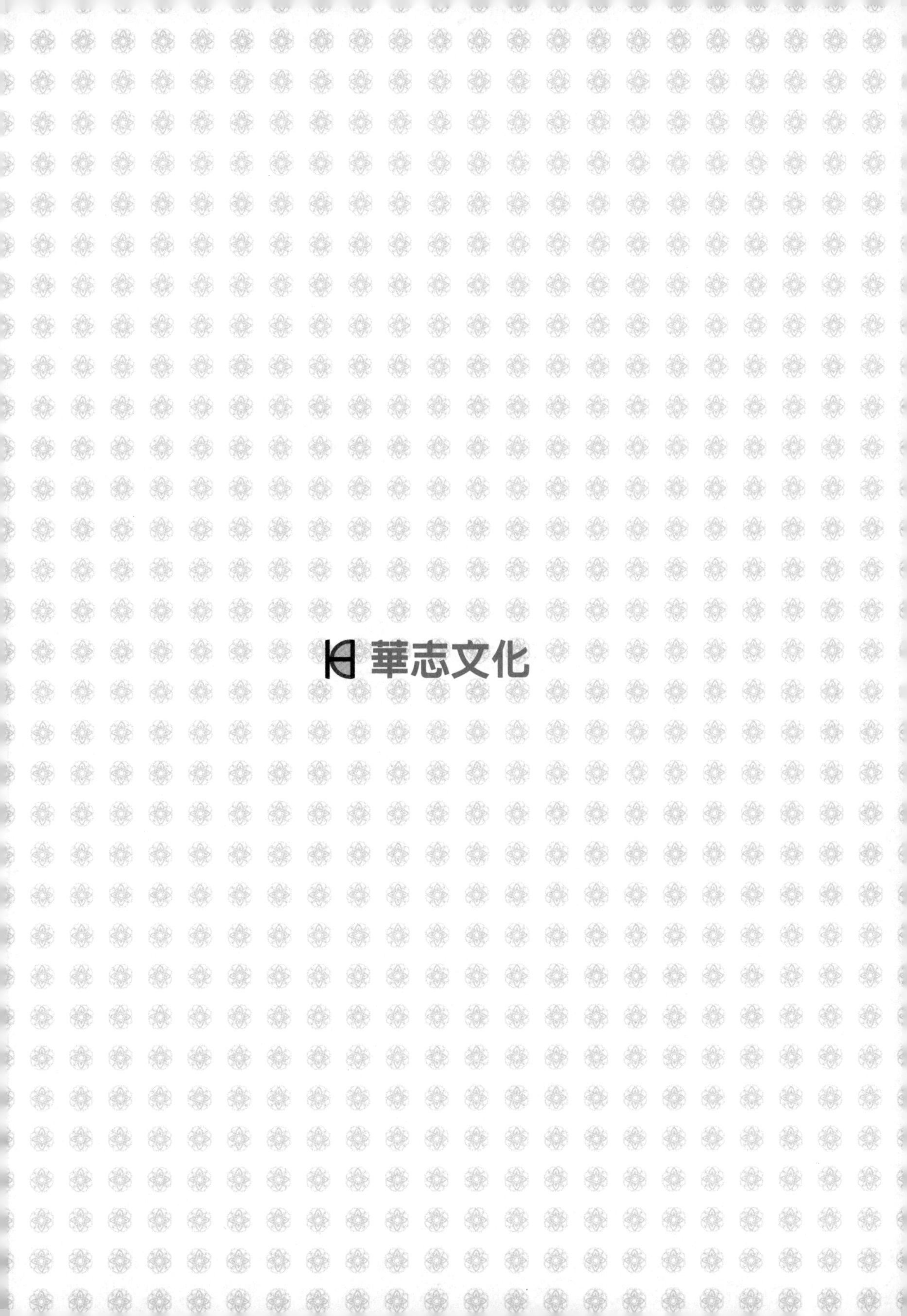
華志文化

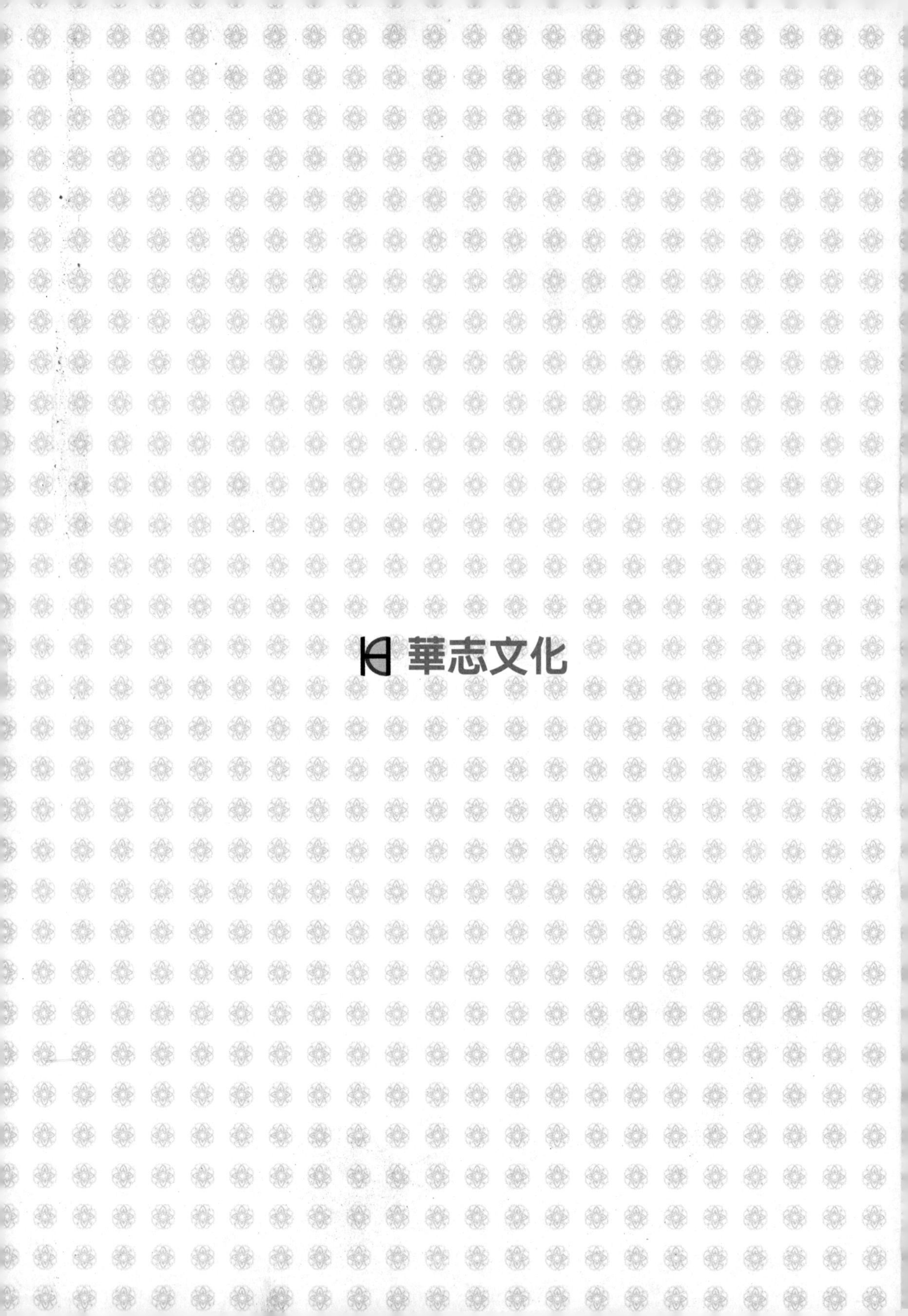
華志文化